人邮普华
PUHUA BOOK

我们一起解决问题

U0257762

Attachment - based Practice with Adults:
Understanding strategies and promoting positive change

A new practice model and interactive resource
for assessment, intervention and supervision

心理治疗中的
依恋访谈

[英] 克拉克·拜姆（Clark Baim）◎著
[英] 托尼·莫里森（Tony Morrison）◎著

王佩瑶 林秋涵 杨琳翔◎译
沈世琴◎审校

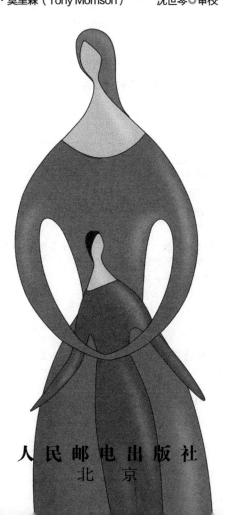

人民邮电出版社
北 京

图书在版编目（ＣＩＰ）数据

心理治疗中的依恋访谈 ／（英）克拉克·拜姆
(Clark Baim)，（英）托尼·莫里森（Tony Morrison)
著；王佩瑶，林秋涵，杨琳翔译. -- 北京 ：人民邮电
出版社，2024.4
ISBN 978-7-115-63364-4

Ⅰ. ①心… Ⅱ. ①克… ②托… ③王… ④林… ⑤杨
… Ⅲ. ①精神疗法－研究 Ⅳ. ①R749.055

中国国家版本馆CIP数据核字(2023)第248764号

内 容 提 要

　　依恋类型和依恋策略是每个人成长过程中与重要他人互动的结果，且如果不刻意改变，会影响个体一生。了解依恋类型和依恋策略有助于针对性地开展心理咨询、心理治疗及其他助人工作。

　　本书是指导助人工作者如何运用依恋理论与困境中的成年人进行工作的指南。本书分为三个部分。第一部分介绍从依恋理论的视角去理解人的发展，即依恋策略是如何在大脑神经发育、信息加工方式和人际互动的共同作用下被塑造的。第二部分是关于依恋理论在临床案例中的应用，用 5 个案例研究了如何识别依恋策略和应用 LEARN 模型。第三部分是对依恋取向助人实践工作的整合，并提供了一些实践和练习的工具。同时，本书也提供了如何运用依恋访谈开展督导工作。

　　本书适合心理咨询师、心理治疗师、社会工作师、教师及其他助人工作者阅读。

◆ 著　　　　 ［英］克拉克·拜姆（Clark Baim）
　　　　　　　［英］托尼·莫里森（Tony Morrison）
　　 译　　　　王佩瑶　林秋涵　杨琳翔
　　 责任编辑　柳小红
　　 责任印制　彭志环
◆ 人民邮电出版社出版发行　　　　北京市丰台区成寿寺路 11 号
　　邮编 100164　　电子邮件 315@ptpress.com.cn
　　网址 https://www.ptpress.com.cn
　　北京捷迅佳彩印刷有限公司印刷
◆ 开本：787×1092　1/16
　　印张：22.75　　　　　　　　　　2024 年 4 月第 1 版
　　字数：376 千字　　　　　　　　2025 年 4 月北京第 4 次印刷
　　著作权合同登记号　图字：01-2023-2771 号

定　价：108.00 元
读者服务热线：（010）81055656　印装质量热线：（010）81055316
反盗版热线：（010）81055315

依恋，亲密关系的底色

依恋是我们的本能反应，是人人都有的一种人际关系的心理基础模型，也是每个人亲密关系的底色。

20 世纪 70 年代，约翰·鲍尔比提出依恋理论，揭示了婴儿通过吮吸、黏附、跟随、哭泣和微笑等行为与母亲建立最初的情感联结，是婴儿为了适应人际环境而发展出来的生存策略。20 世纪 80 年代以后，其他研究者基于鲍尔比和安斯沃思的工作，在成年人与其伴侣 / 配偶的关系中发现了类似的行为模式，解释了人类在幼年时期与照料者之间的关系是如何对其此后乃至一生的人际关系产生影响的。几十年来，依恋理论研究的生命力和生产力仍有增无减。该理论最具魅力之处就在于，它能让人们的人际关系和情感变得更有意义，因此无论是在心理咨询和心理治疗的临床应用中，还是在发展心理学领域的研究等方面，它都得到了迅猛的发展。

依恋与适应动态成熟模型（Dynamic-Maturational Model，DMM）是依恋理论最前沿的研究成果之一。

DMM 认为，依恋理论是关于我们如何在面对危险时获得保护和安抚的理论，即我们作为个体如何生存下来的理论；它也是关于我们如何形成和维持亲密关系并繁衍下一代的理论，即我们作为一个物种如何生存下来的理论。个体早期与依恋对象的互动在很大程度上塑造了其神经激活的模式及行为反应的倾向，但早期经验并不能决定后来的发展，神经激活的模式及行为反应的倾向可以被新的环境、新的体验动态地修正。DMM

还强调适应是一个复杂的过程，适应是指在当前的情境中，采用最有利于保护自己的策略，同时有能力在不同的情景中使用不同的策略。作为一名长期从事婚姻和家庭治疗的专业人员，我对依恋及 DMM 理论的核心理念高度认同。因为每个家庭系统都是通过体现联结的互动确定彼此的关系的。换句话说，家庭成员通过彼此间的依恋使家庭成为个体最重要的关系系统。当阅读本书时，我极为兴奋。本书不仅对依恋理论及 DMM 的核心理念进行了深入、详尽的解读，还通过独特的方式，将理论知识转化为实际可操作的互动式指南，为心理健康工作者开展复杂的临床工作提供了宝贵的指导。

本书的第一部分是理解整本书的关键，也是最吸引我的部分。该部分深入探讨了依恋理论、记忆系统，以及话语分析和 LEARN 模型，为读者呈现了一个多维度的心理学框架，也为读者提供了一个坚实的理论基础。本书对依恋理论做了全面的概述——不仅阐述了其起源和重要性，还细致分析了不同依恋策略如何影响个体的自我调节和人际关系。关于记忆系统的部分探讨了不同记忆系统的发展和功能，以及它们如何影响思维的连贯性、精神健康和整合能力。在阐述话语分析时，作者提供了一种被称为"话语标记表"的实践工具，以帮助临床实践者对不同依恋策略的言语和非言语交流进行话语分析。随后，该章还介绍了成年人依恋访谈指南，详细说明了如何根据来访者表现出的话语类型理解来访者并与之进行有益的合作。此外，作者还引入了 LEARN 模型，即倾听、探索、接触、修改和命名五个步骤，为专业人员提供了一个实用的操作框架，以帮助专业人员更好地理解和处理依恋问题。通过使用 LEARN 模型，从业者可以更深入地理解服务对象，并为其提供更为有效的支持。

第二部分和三部分通过五个案例研究，将依恋理论、LEARN 模型与实际案例结合起来，让读者能够更加具体地理解依恋理论、LEARN 模型在实际工作中的具体应用。针对每个案例，作者都提供了详细的背景资料和指导性实践练习，使读者能够更好地理解理论，并思考如何将其应用于自己的生活或职业实践中。作者不仅提供了 10 个实用的工具和练习，还深入探讨了从业者的持续支持与督导，强调了依恋取向督导的意义及其重要性，举例揭示了调谐与非调谐的督导对从业者的影响，并展示了如何将 LEARN 模型应用于临床督导。该书不仅详细探讨了依恋理论如何帮助我们理解人类在生活中的适应和成长，还提供了丰富的案例研究，以及非常实用的实践工具和练习指导，帮助从业者提高实践能力。

　　本书是集理论深度和实践广度于一体的互动式实践指南，可以广泛应用于各种治疗方法，不仅适用于直接与陷入困境的成年人工作的社会工作者、心理健康工作者和教育工作者，也适用于为这些从业者提供培训和督导的专业人员。可以说，本书为上述各领域的工作者提供了一个共同的理论框架，有利于促进跨领域和跨学科的合作。同样，希望深入了解自己和对个人成长感兴趣的读者也能从中获得宝贵的知识和启发。总而言之，这本《心理治疗中的依恋访谈》是一个宝贵的资源，不仅是一本关于心理咨询和心理治疗的教科书，更是指引我们理解人类行为和心理的灯塔，是一本对心理健康工作者、教育工作者、社会工作者及普通读者都具有极高价值的书。

孟馥

同济大学附属东方医院临床心理科主任医师

中国心理学会临床心理学注册工作委员会常务委员、首批注册心理督导师

中国心理卫生协会心理治疗与心理咨询专业委员会副主任委员

中国女医师协会心身医学与临床心理学专业委员会主任委员

互动式学习的范本

这是一本基于依恋理论的成年心理咨询实践指南。它以依恋与适应动态成熟模型（DMM）为基础理论框架，从理论到方法阐述了临床实践工作，同时反映了当代心理咨询与治疗的最新进展，既全面，又新颖，而且言简意赅，容易上手。作者不但对生理心理学基础理论的最新进展（如人际神经生物学、镜像神经元和神经再生理论等）谙熟于心，还从心理咨询和心理治疗的当代热点（如成年人依恋、系统取向、话语分析与叙事治疗、心智化和生态交互模式心理学等）择取精粹，更重要的是作者那深切的人文关怀，为弱势群体（如被惩教者、行为被矫治者或创伤后修复人群等）赋能的投入和积极乐观的态度。本书是近年来国内翻译的代表心理咨询和心理治疗领域新进展、新思路、新操作的一本难得的好书。

作为一名曾经从事研究和教学，之后多年在临床实践工作，目前临床和培训并重的实践者，我与同道们常常苦思冥想，如何更有效地将现代专业进展与具体临床实践、培训教学结合起来，即自己和学员如何能够从"所思"（理论构想），进而能有"所见"（看到依据理论而呈现的临床现象），从而有效地"所行"（取得实际工作的效果）。如何能够找到一条成年人学习和教学相长的路径，本书给了我们很大的启发。

推荐本书的另外一个理由是，它的编排和撰写特别注重成年人学习的特点。例如，每章开篇都有本章提示，中间有关键词指引（诸如记忆的分类、具体而灵活的会谈策略与促进叙事整合的 LEARN 模型等），分栏或分门别类地介绍重点内容，每章的结尾都有小结和思考题。最具实效的地方是，书中总会在恰当的时刻贴心地给出具体的问句提示或实例，还专门用几章具体讲述了五个人物（类型）的依恋故事，并辅以插图这类视觉呈现，帮助读者识别、评估和处理依恋问题。同时，本书还归纳总结了 10 种实践练习、活动、评估与干预的工具，以便实践者练习和使用，从而尽量达到"互动式学习"的效果，而不只是"坐而论道""纸上谈兵"。最后，作者还介绍了如何在理论指导下进行督导，完善了整个互式工作实践的过程。

沈世琴博士和她的团队经年累月深耕依恋与适应动态成熟模型（DMM），致力于在国内推广这个行之有效的、从理论到实践的临床工作方法。同时，她也学习了家庭治疗等相关领域，不断扩充专业理论和实践的工具箱。这些都给本书的精准翻译带来了保证。

特向希望学习以依恋为导向的临床心理健康工作者推荐此书。

陈向一
家庭治疗师
华中科技大学协和深圳医院精神科前主任
中国心理卫生协会家庭治疗学组前组长

通过谈话使另一个人的性格、心理组织和行为发生变化是非常了不起的。但这就是"谈话疗法"的作用。依恋理论是一种基于亲密关系的心理社会发展的人格理论，它还主张，如果关系是问题的所在，那么聚焦关系才能使问题得到解决。依恋理论作为一种人格、行为和关系理论，其成效体现在它愿意关注其他发展科学的进展。从一开始，约翰·鲍尔比（John Bowlby）在试图理解儿童的早期发展时，就表现出愿意整合来自广泛学科的观点。他热衷于研究动物行为学和进化理论，并对系统理论和认知心理学着迷。他终生对客体关系理论和发展心理学保持兴趣。尽管鲍尔比于 1990 年去世，依恋理论仍然受到最新研究进展的影响，特别是在发展神经科学和情绪及其调节的心理学研究方面。

因此，不难发现，现代依恋理论是一个繁荣而令人兴奋的探索和研究领域。它对亲子关系及其在整个生命过程中行为和关系的影响有很多解读。的确，心理学的两大传统——发展心理学和社会心理学——已经认识到孩子和他们的主要养育者之间的早期关系是如何持续影响人们直至成年的。现在，依恋理论对成年人的互动、恋爱、养育子女、工作中的行为和与专业人士打交道的方式有很多见解。但就像所有的新思想一样，在理论和实践、解释和应用之间，都不可避免地存在时间滞后。

发展心理学家一直热衷于将依恋理论应用于对父母和儿童的临床工作。我们需要记住，鲍尔比是一名儿童精神病学家，他的工作涉及儿童、父母和家庭。他认为亲子关系的质量对帮助我们理解发展和心理健康具有深远的意义。因此，多年来，以依恋为基础的实践一直在稳步积累，以求帮助精神病学家、心理学家、社会工作者、卫生专业人员和教师在儿童与父母（或主要养育者）的亲近关系这一情境下评估、支持和治疗儿童。当然，在将依恋理论应用于成年人的临床工作方面也有相应的发展，但这些努力的基础总是较为薄弱。然而，变化正在发生。克拉克·拜姆（Clark Baim）和已故的托尼·莫里森（Tony Morrison）所写的这本书，是对新兴的、以成年人为中心的支持和干预文献的绝妙补充。

克拉克和托尼一直都是实践伙伴。多年来，他们从理论和研究中获得了最好的想法，并着手研究如何将其应用到实际工作中。对理论上非常好的想法，健康和社会关怀工作者总是会——当然这非常正确——问："但是我们如何把它付诸实践？"回应这类问题的挑战一直是克拉克和托尼大部分工作的决定性特征。他们总是与实践者紧密合作，不仅对理论有了深刻的理解，而且具有将理论转化为实践的罕见能力。因此，他们的教学和培训总能以惊人的独创性和令人羡慕的创造性切中要害。他们的新书《心理治疗中的依恋访谈：理解依恋策略，促进来访者改变》将所有这些完美地结合在了一起。书中生动的案例可以帮助读者理解不同依恋类型的个体与周围人互动时如何采用一系列典型的防御和策略。基于这些理解，作者向实践者展示了如何引发来访者的思想、情感、记忆、反思、解释、互动和行为的改变。所有这一切都是通过所说的、所诊查的、所观察的、所分享的和所思考的来实现的。它是引人入胜且巧妙的。它让你能真正地理解那些在过去的关系中遭受拒绝和丧失、伤害和痛苦、虐待和忽视的成年人，知道如何与他们交谈并建立联结。实践规律显示，人们能够在一种调谐、专业的关系中得到帮助，从而享受更平衡、更安全的心理状态。

《心理治疗中的依恋访谈：理解依恋策略，促进来访者改变》是一本"如何做"的最佳实践手册。阅读本书，你会发现你的工作将就此改写。

戴维·豪（David Howe）

于东安格利亚大学，诺里奇

前言与使用指南

没有什么比一种好的理论更实用了。

——库尔特·列文（Kurt Lewin，1951：169）

欢迎阅读本书——互动式实践指南

在过去的几十年里，继约翰·鲍尔比的开创性工作之后，社会服务专业人员对依恋理论和基于依恋的实践保有持续增长的兴趣。

依恋理论不仅被视为理解儿童发展和人们如何生存、适应和成长的基础，也被认为是理解伴侣、父母和养育者提供安全和持续照顾的能力如何形成的基础，特别是在焦虑、受威胁和危险的条件下（Howe et al.，1999；Karen，1998）。这使依恋理论和基于依恋的实践成为所有专注于改善伴侣、父母/养育者与儿童之间关系的安全性和质量的从业者的重要资源。

如果我们更全面地研究依恋理论的含义，我们就会发现该理论有多么实用。事实上，约翰·鲍尔比一直希望他的理论能够为一线临床实践提供参考。

"有点出乎意料的是，依恋理论是由临床医师提出的，用于诊断和治疗情绪障碍的患者和家庭，但迄今为止，它主要应用于促进发展心理学的研究。虽然我对这项研究的发现表示欢迎，因为它极大地扩展了我们对人格发展和精神病理学的理解，因此具有极大的临床意义，但令人失望的是，临床医生在检验该理论的应用方面一直进展缓慢。"

——John Bowlby（1988：ix）

迄今为止，从业者能获取的资源主要分为三种类型：关于依恋理论和基于依恋实践的教科书；依恋评估程序；主要针对儿童和家庭直接工作的实践工具。

本书为理解基于依恋的成年人治疗实践增加了一种新的途径，即互动式实践指南。通过整合五个人物及其依恋故事的音频、插图和书面文字，本书旨在反映实践者识别、评估和处理依恋问题的过程。本书还反映了我们如何利用个人故事来创造和分享意义，并促进生物－心理－社会层面的整合。我们希望这本互动式实践指南能够以一种概念清晰的、动态、可参与、易上手的方式再现基于依恋工作的理论和实践，从而激励读者使用基于依恋的实践。在这篇介绍的后面，我们将更详细地阐述读者如何能从理论、案例研究、音频转录的逐字稿、插图、互动练习和访谈指南中获得最佳效果。

本书的由来

本书源于我们对基于依恋的思考和实践的力量的共同信念，以及我们对为一线从业者开发有效的基于实践的知识和资源的共同承诺。本书的由来还可以追溯到一个非常具体的场景：2000 年到 2001 年，我们在曼彻斯特北部参加了由发展心理学家和依恋理论家帕特里西娅－克里滕登（Patricia Crittenden）博士讲授的为期 18 天的成年人依恋访谈（Adult Attachment Interview，AAI）培训。这是我们职业生涯中罕见的和具有开创性的时刻之一，因为它以一种不同的视角，解释了长期以来令人困惑或在某些情况下被卡住的实践经验。通过关注行为的功能而不是行为本身，以及在面对危险时大脑如何处理想法和感受，为理解、共情那些迄今为止被认为是不合理、不可预测、不能交谈或无法应对的案例提供了可能，带来了希望。

在反思这次深刻的学习及让与陷入困境中的伴侣和父母工作的一线从业者获得这些思想的重要性时，我们清楚地知道，很少有从业者有机会参加这样密集而昂贵的培训。然而，作为结合了大量培训和治疗经验的专业人员，我们意识到有可能创建一门容易理解的、以实践为导向的课程，使一线从业者能够以更注重依恋的方式去理解和实践。

于是我们开发了一门名为"基于依恋的成年人治疗性访谈"的课程，到目前为止，我们已经向英国、爱尔兰和澳大利亚的法定、志愿和私营机构所属的成年人，以及儿童服务部门的众多卫生、社会保健和刑事司法专业人员提供了该课程。通过与大量经验丰富的受训专业人员讨论，以及对我们自己的实践进行反思，我们开发并完善了本书中的模型、工具和方法。此外，学员一致反馈，通过对专业人员与虚构人物互动的展示，以及从不同依恋策略的视角来回顾关键的生活事件，可以引发深度学习。这促使我们创建并完善了"LEARN 模型"，即倾听（Listen）、探索（Explore）、接触（Access）、修改（Revise）和命名（Name），并在第三章中进行了解释。这是一个实用的、跨理论的模型，从业者可以用它来帮助个案对他们的生活及他们的心智在压力下如何运作形成一种更连贯的理解。在第四章到第八章中，我们用五个案例展示了"LEARN 模型"的实际应用。你将在本书的帮助下去分析他们依恋策略的性质，反思访谈者对他们的态度，并思考如果他们变得更加整合可能会带来怎样的好处。我们也会鼓励读者在实践中尝试使用"LEARN 模型"。

因此，撰写本书的动因在于这些理念在不同专业、领域及司法管辖区的实践检验取得了成功并得到了发展，同时我们希望让从业者更容易接触到这些理念。然而，这门课程也证明了互动式的、以实践为导向的学习形式的必要性，这种学习形式不仅会调动我们的智力，还会调动我们的感官系统，让我们的情感和认知都参与进来，从而使学习更丰富、更深入、更适合大脑。如此注重认知和情感互动的理论需要用一种整合的、多感官的方法进行教学。我们希望本书能够满足这一需求。

本书的读者

根据我们教授本书内容的经验，我们相信它对社会保健、卫生和刑事司法部门等多个领域中与陷入困境中的成年人工作的专业人员具有重要意义。这些人包括社会工作者、家庭支持工作者、收养和寄养工作者、健康访视人员、助产士、家庭护士、心理学家、精神病学家、缓刑监督官、心理治疗师、辅导员，以及处理儿童和青少年情绪与行为问题的教育专业人员，或者任何与家庭一起工作的人。

此外，本书也适用于为从业者提供资格认证前和资格认证后培训的人员，以及为一线从业者提供督导、支持、培训和指导的人员。发展一种关于依恋的共同言语至关重要，需要所有与从业者的准备、支持相关的人员参与。最后，虽然本书是我们在英国、爱尔兰和澳大利亚的工作背景下编写的，但它对其他地区的专业人员也有意义，尽管其应用需要考虑当地文化、组织和服务提供的差异。

本书的目标

本书试图提供一份理论上连贯的、基于实践的依恋理论应用说明，供与陷入困境中的成年人工作的从业者参考。考虑到这些从业者的需求和兴趣，我们列出了本书提供的内容清单。

- 这是一本实用的、易于掌握的、互动式的一线从业者工作手册，以帮助他们了解成年人依恋理论及其与自己工作的相关性。
- 提供工具和其他资源，以帮助想要使用基于关系和依恋方法的从业者。
- 提供以实际工作为基础的资源，可供个人、团队、合作者、督导师、教师和培训师使用，以便在实践中反思和促进对基于依恋的思考方式的准备、使用和支持。
- 为提高从业者的能力提供框架，使其能够以调谐和包容的方式与来访者建立关系，从而提高其实践的有效性。
- 具体但灵活的会谈策略，以建立从业者对使用基于依恋的方式开展工作的信心。
- 基于依恋的思考方式是对现有治疗方法的补充而不是竞争。

- 一种与不同专业群体和不同工作模式对话的方法，可由成年人和儿童服务从业者在多学科环境中使用。

- 一种包含多种媒介的资源，通过文字、图片和故事，最大限度地提高从业者的参与度。

- 一本增强从业者信心，从而推动来访者改变的指南。

本书的局限

由于篇幅所限，我们无法对依恋理论进行全面的阐述。不过，本书为繁忙的从业者提供了必要的关键理论，以便于他们理解和使用书中的材料。参考资料部分为其他阅读提供了清晰的向导。

此外，本书的目的不在于将从业者训练成依恋取向的治疗师。相反，它强调的是促进基于依恋的实践，并在来访者谈到依恋相关的信息时，以知情的方式倾听其依恋模式。本书并不是为了让从业者能对访谈进行"编码"或"分类"（即鉴别和命名具体的依恋策略），因为这需要大量的培训和可靠性测试。如果你想参加这种培训，我们建议你访问国际依恋研究协会的网站。

最后，本书不能替代高质量的培训、督导、支持及持续的专业发展，这些对每个从业者的信心、胜任力和工作效率都至关重要。

本书的理念

在编写本书的过程中，我们遵循了六个简单而深刻的理念。

1. 依恋理论是理解人及其如何行事的基础

依恋理论解释了人类如何在一生中发展和演化其自我保护策略，以适应环境，增加生存机会。依恋理论帮助我们理解早期被照顾（或缺乏照顾）的经验对个体后期发展和行为的影响，以及这些经验是如何增加或限制个体的人生机遇。重要的是，依恋理论帮助我们把行为看作——无论它是有问题的还是危险的——一种具有内在目的和意义的适应策略。总而言之，依恋理论帮助我们理解为什么调谐和可预测的依恋体验是人际、情感、心理和身体健康的基础。

2. 依恋理论是一种用于理解的框架，而不是一种治疗模式

依恋理论并不要求我们使用某种特定形式的治疗干预。相反，它有助于我们理解个体或群体对焦虑、变化、威胁或危险的反应本质和来源。这种理解可以为多种治疗方法提供信息并丰富其内容，以帮助个体发展更多的适应性反应，特别是在养育角色和养育责任的背景下。这些方法包括家庭工作、团体工作和个体工作，既关注过去，也关注未来，既关注技术的提高，也关注内省及治疗过程中的实际支持。

3. 依恋理论是基于关系工作的基础

各个领域的从业者都可以运用这些资源。所有基于关系的实践形式都隐含地基于依恋理论，因为人类是在有意义的关系背景下发展社会心理的。同样，依恋策略是在关系的背景下形成的，特别是在应对压力、关系破裂或修复的时刻。

依恋既是一种内在过程，也是一种人际过程。也就是说，它帮助我们理解一个人的思想和身体之间的联系（这是个体内在过程的部分），以及这与他们和他人的互动之间的联系（这是人际过程的部分）。因此，使用以关系为基础的方法来帮助陷入痛苦或给他人带来痛苦的人时，必须在基于依恋实践的工作场所进行。

本书将帮助从业者反思各种工作关系和组织任务的性质和有效性，其中依恋理论提供了重要的基础理论，包括与服务对象建立关系、评估和观察、决策和计划、干预和反思性实践、协作和合作、管理和监督，以及应对压力和增强复原力。

4. 连贯的叙事是幸福的核心

人类是叙事的生物，故事是我们赋予生活意义的一种方式。从很小的时候起，孩子们就可以——在适当的鼓励下——开始成为自己故事的作者，并开始采纳不同的观点和扮演不同的角色。我们选择的故事反过来帮助我们解释这个世界，引导我们关注某些事情而忽略其他事情。故事帮助我们理解我们如何成为现在的自己，以及为什么我们会以这样的方式思考、感受和行动。故事塑造我们是谁，我们要做什么。因此，心理健康的一个关键指标是我们个人故事的连贯性和整合性，因为这是我们自我意识的基础。

有些人很难建立关于自己的一个连贯故事。他们在整合事实和感觉方面有困难，结果他们的故事要么只关注事实而不关注感觉，要么只关注感觉而不关注事实（在两者之间有多种变化形式）。这样的故事缺乏整合，也就是说，故事涉及某种程度的异化、扭曲、夸大或对虚假信息的依赖。然而，设计、反思和修改我们故事的能力是我们拥有的最重要的培养韧性的能力之一。本书的重点是帮助人们识别他们的故事可能受到损害之处，并促进创建更有利和更整合的故事。

5. 组织机构的包容性对支持基于依恋的实践至关重要

组织机构的一个关键功能是容纳焦虑和不确定性。这在公众服务、社会关怀、卫生部门和刑事司法部门尤其如此，这些部门的工作往往涉及为弱势群体和遇到困难的人提供服务，以及在监管、检查和媒体监督的环境中进行风险管理。不可避免的是，提供此类服务的机构是需要情感的地方。然而，很多时候，组织机物发展的官僚主义和实践文化往往回避情感，并将其视为工作的无益副产品，而不是将情感视为有效实践和组织机构成功的关键。

因此，依恋思维不仅与实践和临床问题相关，而且与理解机构和跨机构对不确定性和风险的反应及这些对从业者工作环境的影响有关。机构如果能提供明确的目标和价值观，交心的领导（mindful forms of leadership）和监督形式，努力与员工沟通，并努力提高员工的技能和知识，就可以创造包容的环境，让基于关系的实践能够蓬勃发展。

在第十章中，我们专注于督导在提供安全和包容的基地方面的关键作用，从业者可以从中得到支持并能够以基于依恋的方式进行练习。

6. 依恋理论关乎我们所有人

基于依恋的实践要求我们反思自己的故事、假设、应对策略和关系模式。 基于依恋的实践是一种关系性的实践，如果我们选择以这种方式工作，我们需要考虑我们可能也将我们各自的优势、障碍、盲点、未解决的问题、假设、缺陷、"敏感领域"和"被禁止的领域"带进了与来访者一起工作的房间。

如果我们能保持良好的自我觉察，并获得良好的督导、支持和训练，我们就有机会将所有这些看似不足的地方转化为财富。

如何使用本书：路线图

本书围绕着核心问题"这将如何提高我的实践能力"组织内容，分为三个部分（见下面的图 0.1 ）。

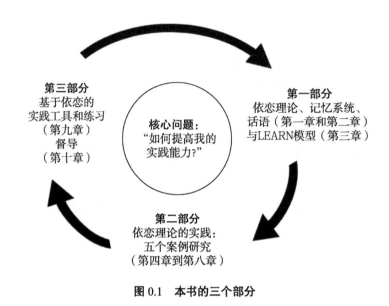

图 0.1　本书的三个部分

第一部分：理论

第一部分包括第一章到第三章。前三章提供的理论框架将帮助您理解和使用第二部分和第三部分中基于实践的框架和工具，内容包括以下几点。

● 依恋理论和依恋对生物 – 心理 – 社会发展的影响概述（第一章）。

● 不同的记忆系统在依恋策略形成中的作用，以及记忆中包含的信息是如何反映在言语和非言语交流模式中的（即"话语标记"）(第二章)。本章还包含了访谈指南，其中描述了话语标记的性质和功能，并提供了如何回应它们以促进来访者的反思和整合的建议。

● 用于识别和处理依恋问题的 LEARN 模型，目的是促进来访者在脑海中形成一个更整合的故事（第三章）。LEARN 是倾听、探索、接触、修改和命名的意思，这五个步骤在第三章有充分的阐释。LEARN 模型可以应用于评估、干预 / 治疗和督导。

第二部分：依恋理论的实践：案例研究、音频转录逐字稿和指导性实践练习

在第四章至第八章中，你将看到五个人物，阅读他们的生活史及他们与各种专业人员进行的基于依恋的访谈。这五个人物是：

- 贝丝（第四章）；
- 安妮（第五章）；
- 亚当（第六章）；
- 卡勒姆（第七章）；
- 克里斯蒂（第八章）。

每个人物都代表着不同的依恋模式，这在每一章中都有解释。他们的访谈也会让你看到不同的依恋策略在言语和非言语交流中是如何表达的，这也被称为话语。这将让你有机会练习识别"话语标记"模式。为了支持你完成这项任务，每一章都包含了访谈录音的逐字稿。这允许你"冻结"时间，并仔细考虑各类交流的意义和功能。

在每个访谈中，你会看到访谈者使用基于依恋访谈的 LEARN 模型中部分或全部五个步骤。每个访谈结束后都有一些问题需要思考，还有一个思考与练习，让你把这些材料和你自己的个案联系起来。

第三部分：整合基于依恋的实践

本书的第三部分包含两章，都侧重于将基于依恋的方法用于工作。

第九章总结了与不安全型依恋的来访者合作的治疗潜力，还提供了用于评估和干预的 10 种实用工具和练习。

第十章涉及基于依恋的督导，由布里奇特·罗思韦尔（Bridget Rothwell）和克拉克·拜姆共同撰写，借鉴了托尼·莫里森的著作。这一章提供了关于依恋理论如何指导督导工作，并支持从业者以基于依恋的方式工作，还包含了几个简短的访谈（见逐字稿），展示了调谐和非调谐的督导。这些访谈旨在促使读者思考自己的督导风格，它的功能是什么，以及它从何而来。

　　给从业者和督导师的说明： 第十章还包括了一些简短的逐字稿，展示了访谈者对"亚当"和"克里斯蒂"的不良访谈。加入这些逐字稿是为了展示当访谈者 / 工作人员陷入自己没有觉察到的策略时对来访者的影响。因此，这些逐字稿将是从业者及其督导师感兴趣的。

给不同读者的提示

一般性提示

- 你如何使用本书将取决于你的学习风格、已有知识、工作环境和职业角色。然而，我们强烈建议，为了很好地利用第二部分（第四章到第八章），你需要熟悉第一部分（前三章）的概念。你可能想在读完第二部分后再回到第一部分，因为当理论与人物故事和真实人物联系起来时，往往会更有意义。
- 录音逐字稿是本书的一个组成部分，请勿将它与本书的其他部分割裂开使用。

给个人从业者及其合作者的提示

　　如果我们在学习时与他人分享，学起来通常会更轻松，也更容易记忆。所以，在阅读本书之前，想想你愿意与其分享自己探索的同事、合作者、导师或督导师。例如，通过一起工作，你可以做到以下几点。

- 反思你目前对依恋理论的了解：它是什么，它的起源是什么，你目前如何在实践中使用这个理论。
- 当你反思第四章到第八章和第十章的内容时，或者当你开展第九章的一些练习时，分享你的想法。
- 在阅读这些材料的过程中，找出让你在阅读时想起的那些来访者。
- 找到新的基于依恋的方法与你的来访者开展工作。
- 反思你自己的依恋策略，这些策略如何帮助或阻碍了你的工作，以及你如何利用这种觉察来更有效地工作。
- 寻找其他人、机会、资源、培训或文献，以促进基于依恋的实践工作。

给督导师的提示

无论怎样评价良好督导的重要性都不为过，对于从业者来说，他们既要评估遭遇或制造麻烦的个体在其生活中情绪化的、通常是未解决的议题的影响，还要与之工作。这类问题是风险评估、安全规划和风险管理的核心，在专业和情感方面都有很高的要求。良好的督导包括帮助从业者明确自己的目标和任务，反思自己工作的情绪、动力和意义。换句话说，使用基于依恋的方法的督导师需要提供一个可预测的、专注的、包容的和反思的机会，让受督导者不仅探索来访者的情况，也探索他们自己的情况。对于督导师来说，这是一个深具价值但又充满挑战的角色。本书为督导师提供了以下机会。

- 反思你目前对依恋理论的了解：它是什么，它的起源是什么，你目前如何在督导中使用它。
- 发展一种基于依恋实践的通用言语，这可以提升受督导者的工作效果。
- 通过共同使用本书中的实践工具，积极参与提高每位受督导者的技能。
- 能与受督导者分享的案例更加调谐，甚至与他们自己作为从业者的"故事"更加调谐，并帮助他们成为更加整合的实践者。

第十章的重点是依恋理论如何为良好的督导提供参考。你可能想先读一读本章，以便了解本书整体上如何与督导实践相结合。

给教师、培训师、导师和辅导员的提示

依恋理论的教学——在资格培训和职业培训中——差异很大或根本没有进行，特别是对成年人的评估。我们课程的许多受训者报告，他们只上过一堂关于鲍尔比的课，还有一些人说他们根本没有接受过依恋理论的培训。本书为一系列学科提供了丰富的潜在学习资源，以使学生和取得资格的从业者在知识和实践层面都提升对依恋理论的理解，提升他们对依恋理论与其工作角色相关性的理解。以下是一些需要思考的问题。

- 你目前对依恋理论了解多少？作为一名教师、培训师、导师或辅导员，你目前是如何使用依恋理论的？
- 依恋理论及其实践目前在你所在机构的实操知识和技能框架中占据什么地位？
- 本书将如何提升你的教学、培训、指导或辅导方案？
- 你可以如何使用第四章到第八章和第九章的互动材料进行小组学习或一对一学习？

给机构的提示

如果你的工作对象是可能对自己或他人构成危险的弱势群体，或者是可能受到伤害的弱势群体，那么你需要在明确的政策和实践框架内工作。换句话说，你的机构需要提供一个明确的安全基地，让从业者在此进行实践。因此，你的机构需要确保你清楚地认识到以下几点。

- 你的角色和责任，特别是任何法定责任。
- 个案评估、制订计划、干预及回顾总结的架构。
- 你在评估、制订计划、干预及回顾总结过程中的角色。
- 如何在转介、评估、制订计划、干预及回顾总结方面与其他机构或学科合作，特

别是在法律规定或风险管理情况下。

- 你可以得到的督导及你如何对自己的工作负责。
- 你胜任工作所需的知识、技能和价值观，以及机构将如何支持你发展这些知识、技能和价值观。

现在你已经准备好启航了

我们希望你会发现本书发人深省、引人入胜，最重要的是，具有真正实际的用途。在你出发的时候，这里有一些开篇的想法和提醒。

- 在帮助他人时，我们最宝贵的资源就是如何利用自己；关系是促进改变的主要工具。
- 关系、思想和大脑是紧密相连的；大脑是一个与他人的大脑相连的社会器官。
- 大脑是一个适应和变化的器官，在整个生命周期中都有变化的潜力。
- 每个人都有改变的能力，但我们无法改变任何人。

一路顺风！

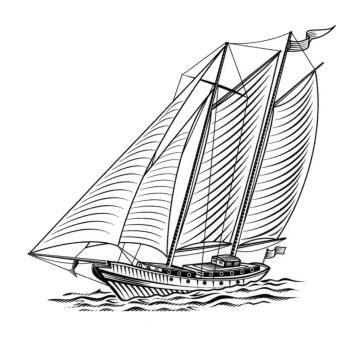

目 录

PART
1

第一部分
依恋理论、记忆系统、话语与 LEARN 模型

第一章

依恋理论概述

"我的过去不是我的命运。"

——治疗中的囚犯，英国格林顿皇家监狱

本章将会帮助你理解以下内容：

- 依恋理论的起源及其重要性；

- 依恋理论如何与人类发展的生态－交互模型相结合；

- 信息处理模式如何影响依恋策略；

- 三种主要的依恋策略（"A"型、"B"型和"C"型）如何发展，如何发挥
  作用。

依恋理论的起源及其重要性：谁能活下来

依恋理论是关于我们在面对危险时如何获得保护和安抚的理论，换言之，是关于

我们作为一个个体如何生存下来的理论。它也是关于我们如何形成和维持亲密的性关系并繁衍下一代的理论，换言之，是关于我们作为一个物种如何生存下来的理论（Crittenden，2008）。

在建立依恋理论时，约翰·鲍尔比（Bowlby，1971）借鉴了进化理论、生物学、系统理论和发展心理学。他认为，一个物种要想生存下去，幼小的生命需要得到充分的保护，使其免受危险，以便其能够成熟、繁殖并抚养自己的后代成长到生育年龄。由此可见，依恋理论已经深入到物种生存的基本原则中。

该理论有助于我们理解为什么人类婴儿——像所有灵长类动物和许多其他物种一样，具备一系列（最大限度地提高他们生存机会的）本能行为，寻求依恋的行为就是其中之一（Goldberg et al.，2000）。

这种寻求依恋的本能使婴儿倾向于从依恋对象那里寻求亲密和安抚，特别是当婴儿察觉到危险并变得焦虑和不安时。当感到痛苦时，婴儿会本能地展现出哭闹、依附和接近依恋对象等信号。这些信号是婴儿为满足四种基本的依恋需求而做出的尝试。

1. 面对危险时，婴儿会寻求**安全**。

2. 面对痛苦时，他们会寻求**安抚**。

3. 面对孤独时，他们会寻求**与自己的依恋对象亲近**。

4. 面对混乱时，他们会寻求**可预测性**。

因此，在试图理解儿童在这些形式压力下的行为时，我们可以问：为满足对安全、安抚、与依恋对象亲近及可预测性的基本依恋需求，这些行为是如何发挥作用？

这些行为从出生开始，随着婴儿的成长逐渐发展出与特定依恋对象最匹配的新能力和适应行为。换言之，人类婴儿不仅天生具有通过发出痛苦信号求生存的强大本能，而且同样具有根据他们从依恋对象那里得到的反应模式来组织和调整信号的本能。

寻求依恋的行为也会让婴儿发展出焦虑及其他不适情绪等内部调节策略。依恋对象对婴儿的痛苦信号给予的回应是形成人际关系和情绪调节模板的基础。因为这个模板从婴儿出生后的第一周就开始形成，所以具有强大的倾向性；每次重复互动都会加强这种模式，体现在婴儿的大脑中及其与依恋对象的互动中。用一个地理上的比喻：随着时间的推移和重复互动的积累，最初的小溪最终汇聚成深邃的河流。这是理解为什么早期经验如此重要的一种方式，不一定是因为它们是最"戏剧性"的，而是因为它们形成了最早的反应模式。即使这样的反应是轻微的和试探性的，也会促使每次回应时出现连锁反应（David，2000；Sroufe et al.，2005；Brandon et al.，2008）。正如丹·西格尔（Dan Siegel）在唐纳德·赫布（Donald Hebb，1949）的工作基础上观察得出的发现：

> "同步放电的神经元之间会建立连接"（Siegel，2008）。
>
> "总之，依恋他人的天生本能有助于人类的生存。它让人类婴儿做出一系列本能行为，以此做为表达痛苦的信号，而这些信号被回应的方式为我们形成'识别和调节情绪及与依恋对象互动'的早期模板打下了基础。"

依恋与自我调节

帕特里西娅·克里滕登（Crittenden，2008）讨论了父母和养育者的三个主要依恋任务：

- 在孩子还不能保护和安抚自己时提供保护和安抚；
- 引导孩子保护和安抚他们自己；
- 让孩子承担与他们的发展相适应的责任。

父母和养育者完成这些任务的能力取决于他们的协作能力、应变能力（例如，与孩子的需求和气质一致），以及与孩子协调沟通的能力，特别是在早期阶段。如果父母自身存在童年时期未解决的依恋问题，那做到这一点会特别困难。

调谐的父母对孩子的信号很敏感。当孩子无法自己应对面临的情况时，父母会关注孩子的心理状态，并以一种安抚孩子情绪和容纳孩子焦虑的方式做出反应（Cassidy and Shaver，1999）。这就是所谓的协同调节，即一个人（如养育者）的心智和大脑影响另一个人（如孩子）的心智和大脑，以帮助他们调节思想、情感、认知和行为。成功的协同调节帮助孩子发展自我调节能力，并逐渐让他们为自己承担越来越大的责任（Prior and Glaser，2006）。协同调节的原则也适用于治疗/咨询这种关系中的治疗师/咨询师和来访者者之间，以及督导师和受督导者之间的关系。

相比之下，不调谐的养育方式会导致孩子严重缺乏安全感。如果父母不能以调谐的方式回应孩子的需求、安抚孩子的焦虑，那么孩子对父母回应的性质或可预测性就会缺乏信心。所以，孩子必须发展出满足自己依恋需求的策略，而这些策略在外界看来往往是可怕、危险、怪异、自我否定或神秘化的。这些策略的一个极端可能表现为隔离、冻结、僵化、控制或解离，另一个极端则是被愤怒、恐惧、无助或悲伤等情绪淹没。虽然这些策略在痛苦发生的当下可能是有效的，但常常会导致日后生活中的生理－心理－社会功能问题。

识别依恋模式

继鲍尔比提出依恋理论之后，玛丽·安斯沃思及其同事（Mary Ainsworth and Colleagues，1978）开发了"陌生情境实验"，用以分析婴儿与母亲分离时的反应。陌生情境实验使安斯沃思发现了三种主要的依恋模式，通常被称为**平衡型**（"B"型）、**疏离型**（"A"型）和**先占型**（"C"型），我们在本章后面详细探讨这些模式。第四种反应不能被归类，因其似乎没有任何有组织的反应模式。玛丽·梅因和朱迪思·所罗门（Main and Solomon，1990）的后续研究将这些婴儿归类为反应混乱型，并认为这些孩子的母亲大多有未解决的丧失和创伤（Main and Hesse，1990）。

相反，克里滕登（Crittenden，2008）发现，被其他理论家归类为"混乱型"的许多儿童的依恋行为具有策略性功能（这在下文有更详细的讨论）。克里滕登挑战了"对危险的恐惧不可避免地会扰乱心智"的观点。相反，危险应该被视为常态化的，而且在一定限度内是必要的；如果我们在童年时期完全不需要面对任何危险，那么当以后的生活中出现不可避免的危险时，我们可能无法做好保护自己的准备。大脑是一个自我组织的结构，它需要来自环境的刺激，用这些信息进行组织。因为生活中充满了潜在的危险，有些是显而易见的，有些是不可预测的或具有欺骗性的，所以婴儿、儿童和青少年需要以循序渐进的、匹配其能力发展的方式接触某种程度的危险或风险，以便能够最好地适应成年生活（包括为人父母）带来的全部挑战和威胁。调谐的父母了解这一点，并鼓励他们的孩子在他们的最近发展区扩展他们的能力（Vygotsky，1978）。

人际神经生物学和心智化——情绪智力和社会智力的基础

神经生物学研究已经越来越多地将依恋视为早期大脑发育的主要影响因素（Schore，1994；Cozolino，2002；Gerhardt，2004；Hug，2007）。我们在第二章中将会看到，这些研究有助于描绘依恋策略的重要神经过程。正如丹尼尔·西格尔（Daniel Siegel）所观察到的：

> "对于婴幼儿来说，依恋关系是在其发育最迅速的阶段影响大脑发育的主要环境因素。"

（Siegel，1999，p.85）

因此，依恋关系对大脑的发育有持续重大的影响。事实上，心智、大脑和人际关系之间的影响是如此之深，以致这一观点开辟了一个新的探索领域：人际神经生物学，即研究心智、大脑和人际关系是如何相互关联的（Siegel，2008；Cozolino，2002）。作为一种生理–心理–社会方法，一些研究人员和临床医生将熟悉这一概念。

依恋关系也是理解我们心智化能力发展的关键（Fonagy，2001；Pfafflin and Adshead，2004）。心智化是种能力，让我们理解自己和他人的内在状态，并根据我们对人际交流和人际关系中相互依赖性的理解不断调整自身的行为。这种能力是通过养育者和儿童之间情感调谐的关系获得的，是情绪智力和社会智力的基础（Goleman，1996 and 1998）。心智化能力及运用情绪智力和社会智力与人互动的能力是与他人建立和保持亲密的积极关系的基础；如果我们能够心智化，就有能力反思、观察自己，思考自己的想法，以及调谐自己和他人的情绪。心智化也使个人能够回答以下问题："我有多了解自己？""我是如何成为今天的自己的？""是什么塑造了我的动机、情绪反应和关系模式？""我怎样才能让我的生活以一种整合和平衡的方式向前发展？"

依恋理论的主要优势

对从业者、督导师、来访者 / 接受服务者而言，依恋理论具有以下优势。

1. 依恋理论是一种基于经验的基础理论，用于理解早期的养育经历如何影响一生中心理的自我保护策略发展及相关心理障碍的形成（Howe，2011a）。患有发展性心理问题的人群在生命早期往往面临依恋的中断、虐待、忽视、丧失或创伤，所有这些都会构成威胁生命的危险，从而影响个体的大脑发育、自我组织和心理过程（Holmes，2001；Perry，2008；de Zulueta，1993；Siegel，1999）。

2. 依恋理论不仅关注行为，还注重理解行为在心理层面的意义或功能。依恋理论特别关注行为在满足安全、安抚、亲近和可预测性需求方面的功能。理解一个人的行为对他们有什么意义，特别是在伴侣、养育子女或照料他人的关系背景下，对识别他们行为的驱动因素、回报和风险而言至关重要。例如，一个微笑可以有多种含义：高兴的微笑，安抚的微笑，恐惧的微笑，尴尬的微笑，或者隐藏着愤怒的微笑。在评估父母如何解释其子女行为的意义时，这一概念尤为重要。依恋理论也有助于解释行为模式。例如，为什么一个人可能会反复破坏自己的亲密关系，以及如果这个人改变自己的行为可能会有什么风险。与仅关注行为本身相比，关注行为下面潜在的模式和功能，即行为的原因，我们更可能有效地帮助来访者改变其行为（Senge，1990；Crittenden，2008）。我们也更有可能抱着对来访者的同理心工作，因为我们会更好地理解他们行为背后的原因。相反，如果我们只关注改变当下的行为，即症状，那我们可能会错过潜在的模式和功能，导致问题重新出现（见图1.1）。

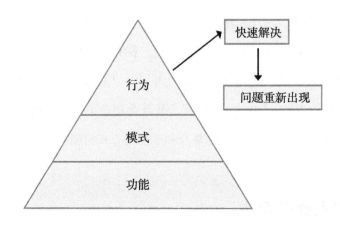

图 1.1　行为、模式和功能三角（adapted from Senge，1990）

3. 作为一种人际、系统导向和生态学的理论，依恋理论提供了一个可以应用于各种治疗和治疗方法的框架。依恋理论为评估、干预和治疗工作提供了一个基础框架，并可用于指导个体、家庭和团体治疗工作。该理论还可用于对从业者的支持和督导中（见第十章）。

4. 依恋理论的使用可以帮助从业者与他们的来访者建立更深入理解的、更具同理心的、更具心理学意义的咨访关系，这反过来更有可能促进来访者改变（Crittenden，2008）。因为依恋理论是一种深刻的人际关系理论（即关于人与人之间发生了什么及他们如何互动的理论），它让我们对"来访者与他们生活中的重要他人之间发生的事情"和"我们与来访者之间发生的事情"形成理论化的解释。西格尔（Siegel，1999）认为，父母对自己目前和过去依恋关系的心态是预测亲子关系如何发展的最有力因素。因此，理解来访者的依恋策略对制订治疗计划和选择干预技术至关重要。

5. 拥有一种坚实的、充分论证的发展理论至关重要，因为它为理解来访者提供了一个可靠的参考，也为从业者在解决具体的心理问题及理解其发展根源时提供了决策和技术选择的理论依据。

生态 – 交互发展模型：我们的生活背景

依恋理论虽然重要，但并没有为解释儿童的发展提供全面的模型，因为还有许多其他因素影响儿童的发展。这些因素包括社会、经济、环境、文化和历史因素，以及儿童的气质。一个好用的理解框架是生态 – 交互发展模型（Cicchetti and Valentino，2006）。这个模型描述了健康发展需要个体在环境的支持和压力下成功应对一系列挑战和人生的阶段性过渡（如婴儿期、青春期、离家、为人父母等）。正如作者所说：

"生态 – 交互的观点认为：儿童发展是一系列适合年龄和阶段任务的渐进序列，要想成功解决每个发展水平上的任务，必须使之与环境和随后出现的贯穿整个生命周期的问题相协调和整合。这些任务包括情绪调节的发展、依恋关系的形成、自主性自我的发展、象征性的发展、道德的发展、同伴关系的形成、对学校的适应及人格的组织。（……）如果发展阶段的核心问题没能得到很好的解决，可能会导致长期的适应不良，因为先前的历史会影响以后经历中的选择、行动和解释。"

（Cicchetti and Valentino，2006：143，cited in Brandon et al.，2008）

运用生态－交互发展模型，我们可以看到，一个人会做出某种行为的根本原因可能是其一生中逐渐累积起来的经验，包括影响他们的压力和支持性因素，以及他们在许多环境中成功和失败的经验。例如，一个在社会贫困或危险环境中长大的孩子，其发展可能会面临更多的压力和风险。不安全的依恋关系可能是压力因素之一。此外，依恋关系虽不能预测儿童的发展轨迹，但因其在儿童发展的早期形成，所以具有很特殊的影响。因此，影响儿童形成其发展阶段能力的关键因素是早期养育的质量，及其父母和养育者为这个复杂而艰巨的任务带来的资源。对为人父母者，如果我们将依恋理论与生态－交互发展模型相结合，我们可以更好地评估每个父母的养育能力并帮助其加以提升，因为这些能力是他们自己的关系史和依恋经历，以及他们过往所处社会、文化和环境的产物。因此，理解父母经历的性质、影响和意义是提高他们的养育能力，以便让其能提供足够好的养育的关键任务（Brandon et al.，2008）。

理解一个人生活史的一种方式是将其视为一个自传故事，包括重要的地点、人物、事件、互动、关系、情感及其所面临的冲突。这些故事很重要，因为我们叙述自己的生活和周围人的故事有助于为我们的生活赋予意义（White，2007；Dallos，2006）。这些故事塑造了我们是谁和我们会做什么。因此，心理健康的一个关键指标是我们自己故事的连贯性和整合性，因为这是我们自我意识的基础。生态－交互发展模型和依恋理论都表明，与遭遇麻烦和制造麻烦的成年人一起工作时，构建连贯的生活故事是一项关键任务。第三章将详细阐述这一主题，并描述促进整合性叙事的 LEARN 模型。

信息加工如何构成依恋策略的基础

如前所述，依恋研究描述了安全、调谐的关系如何促进大脑的健康发育和功能。反过来，大脑处理信息的方式为依恋提供了神经学上的基础。我们将在第二章描述大脑分区和记忆系统时更详细地探讨这个问题。然而，对信息处理的一些主要特征进行介绍将有助于理解本章后面描述的三种主要依恋策略。

克里滕登（Crittenden，2008）提出，大脑通过对内部刺激（即个体内部发生的事情）和外部刺激（个体周围发生的事情）的处理将我们与环境联系起来，从而组织我们的行为。大脑通过形成表征或心理模型来处理信息并影响行为。从依恋的角度来看，有两种信息对安全和繁衍至关重要。

1. **认知或外部信息**，指按时间、地点和人物进行排序的信息。这些信息告诉大脑危险发生的时间和地点，以及可能再次发生的场合。

2. **情感或内部信息**，指触发自主神经系统的信号强度，包括心率、呼吸、血液循环、出汗、瞳孔扩张、肌肉紧张及各种其他生理过程和感觉。

这两种信息在大脑中的处理方式不同。一般来说，认知信息通过大脑的左半球处理，而情感信息通过大脑的右半球处理（我们在第二章中对此有更全面的解释）。积极的依恋体验促进了大脑左半球和右半球的信息整合，也有助于大脑上脑和下脑的整合。换句话说，早期的关系实际上塑造了负责内部模型的神经结构，而内部模型反过来又塑造了我们的动机和行为。因此，依恋关系既影响大脑处理信息的性质，也影响大脑处理信息的方式。

我们已经介绍了心理表征这一概念，它有时又被称为内部工作模型、心智模型或预置表征，因为它们体现了大脑通过激发某些神经序列对刺激做出反应的倾向（Tulving，2000；Siegel，1999）。这些术语描述了当下环境中的自我，换言之，即我们对自己是谁及我们与周围发生事件的关系的觉知，这种觉知源于神经激活模式，这些模式基于记忆、经验、感受和人际关系中的反应模式，特别是在有压力和需要时的反应模式。这些神经网络在大脑中以复杂的序列连接，帮助我们对感知到的世界进行整理并赋予意义。没有这些神经网络，我们对世界的体验将是一种不可理解的、被淹没的、无差别的感觉。据估计，我们的大脑中可能有一亿个这样的神经网络，规模从 50 到 10 000 个神经元不等（Ratey，2001）。这些连接的神经元簇帮助我们的大脑组织进行感知和预测，并根据新的经验和学习修改神经网络。这些神经网络的保护功能在于增加可预测性，降低复杂性。因此，它们加强了个人的效能感和掌控感。

这些神经网络包括对关系如何运作的表征，以及重要依恋对象可能如何行动的表征。当儿童发展出父母可能如何行动的内部工作模型，他们便组织自己的依恋行为，以便最大限度地吸引父母的关注，提高可接近性和可预测性（Howe，2005；Howe et al.，1999）。正是通过这种过程，依恋关系被儿童内化；互动模式促发神经元激活模式，这些模式被转化为心智模型，即儿童对关系的理解。人们相信，随着时间的推移，这些心智模型不仅会反映儿童的经验，而且会影响儿童及其成年后在所有重要关系中（特别是在感受到威胁或焦虑的情况下）的期望、信念和行为。这样的模式也会出现在焦虑的从业者对敌对或痛苦的家庭情境的反应里。

心理表征不是静态的，它们随着生活经验的变化而持续地被修正。至少在儿童早期，通常直到成年后，这些模型是无意识的。许多人，也许是大多数人，都没有意识到自己对世界的心智模型是如何影响自己在关系中的感知、诠释、动机和决策规则的。这并不奇怪，因为我们的大脑活动多达 85% 是在意识之外运作的，直到我们有意识地关注并对大脑中发生的事情感到好奇（Restak，1991；Winston，2003；Cozolino，2002）。这表明，如果我们希望帮助某人改变行为，我们必须首先帮助其识别并修改无益的心理表征。换言之，我们可以帮助当事人识别有关他们自己和他们的关系的故事，以及他们如何根据这个故事做出反应和行动。我们可以帮助他们修改这些故事，从修改后的故事中产生出新的存在方式，并付诸实践。我们还可以提供自我反思的工具，使他们能够继续这个过程，并自己做出进一步的修改。

在第三章，我们将会提供 LEARN 模型，通过这个模型，我们可以协助来访者识别并改写他们的故事。

小结

- 依恋发生在与重要养育者或依恋对象的关系中。
- 依恋是我们用来应对感知到威胁或危险时的自我保护策略。
- 依恋是人类、灵长类动物和许多其他哺乳动物生存的基础。
- 依恋行为的目的是最大限度地提高安全、安抚和可预测性，以及调节与依恋对象的接近性。

- 依恋是围绕三种主要的自我保护策略（"A"型、"B"型和"C"型）组织的。本章后面会有更多介绍。
- 合作的、环境响应性的、调谐的养育对发展情感智力、社会智力及心智化能力至关重要。
- 依恋是生态－交互发展模型所涵盖的广泛影响因素之一。
- 依恋是情感、生理和神经发育的基础。
- 依恋塑造了大脑和心智的发展，也被其塑造。

我们将会在下文中再次探讨其中的一些主题。

"A"型、"B"型和"C"型模式

一个关于健康的警告

在下一节中，我们将概述各种依恋模式，这可能会使你反思自己的依恋策略和自己生活经历中的依恋、关系和情感应对模式。这并不是要让你为自己不是一个"完美"的父母、伴侣、朋友、兄弟姐妹、儿子或女儿感到自责！在考虑下面的内容时，"够好"的概念是非常值得记住的。事实上，"够好"意味着我们有时会做错事。如果我们犯了错，并以一种调谐的方式修复关系，修复的过程具有很大的价值和学习空间。这不仅适用于个人关系，也适用于职场关系。请记住："真实胜于完美。"

为什么我们使用标签"A"型、"B"型和"C"型

不同的作者使用许多不同的术语来描述依恋模式。玛丽·安斯沃思试图理解陌生情

境实验中出现的模式时，约翰·鲍尔比给她的建议是使用中性标签"A"型、"B"型和"C"型，直到对它们的意义和它们在人类生存策略方面的功能有更多的了解（Crittenden and Claussen，2000）。在本书中，我们也采用了鲍尔比的建议。

这是个有用的提示：不要急于下结论，也不要认为其中一种策略比其他策略更有用；作为自我保护策略，它们各自都有自己的位置。

策略不能定义一个人

当我们描述"A"型、"B"型和"C"型模式时，你也许会发现自己会想到认识的人或一起工作过的人可能符合这些模式。我们鼓励你这样做，因为这可以帮助你吸收所学内容。然而，在得出结论或给个人贴上标签时，请务必谨慎。依恋理论有个普遍的常识，就是你对依恋理论了解得越多，你给人贴标签时就越要谨慎。这包括"不安全型依恋""反应性依恋障碍""混乱型依恋"等标签。这些标签往往定义不足，或者仅基于症状而不是对症状背后功能的理解，却常常被过度使用。因此，请把关于人与人的依恋模式的任何想法视为一种工作中的假设，并准备好在任何时候接受自己的假设被证明错误的情况。

另一个相关的提示是，人们可以有一个以上的自我保护策略，他们可以有混合的"A"型、"B"型和"C"型策略。尤其是成年人，他们经常使用多种策略，这些策略不能完全划归到一个模式，因为他们有更多的时间和机会来发展一系列应对生活挑战的方法。事实上，正如你在下一节将看到的，"B"型策略整合了"A"型和"C"型策略。这提醒我们，不要太专注于找到一个明确的模式，而忽略了帮助来访者了解自己和自我保护策略的整体过程。

平衡型（"B"型）依恋策略和目标导向的伙伴关系

认知/思维   **"B"型途径**   情感/感受
          可预测的和恰当的养育者反应

婴儿/儿童学习整合，并给思维和
感受赋予同等价值
（认知和情感的平衡）

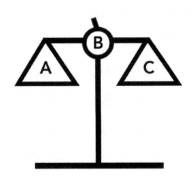

图 1.2 平衡型（"B"型）依恋策略的发展

可预测性和调谐性：发展平衡型（"B"型）依恋策略的基本要素

我们从"B"型策略开始，而不是按字母顺序"A""B""C"来排序，因为"B"型策略代表"A"型策略和"C"型策略的整合。如果你先了解"B"型策略，你就能更好地理解"A"型策略和"C"型策略是如何通过遗漏或转换"B"型策略所涵盖和整合的信息来发展的。

对"B"型或平衡型策略最简单的描述是，它是整合准确的认知和情感信息的策略。换句话说，使用这种模式的人在应对生活中的挑战或与情感上亲近的人互动时，对自身的想法（认知）和感受（情感）给予同等的重视。"B"型策略有时被称为"平衡型"策略，因为它代表了思维和感受的平衡。

什么样的养育方式为这种策略的发展创造了条

> 依恋理论认为，在新生儿生命的早期，两个关键因素（可预测性和养育的调谐性）共同对婴儿心智的发展及其对他人的依恋产生决定性影响。

件？依恋理论认为，在新生儿生命的早期，两个关键因素（可预测性和养育的调谐性）共同对婴儿心智的发展及其对他人的依恋产生决定性影响。

当婴儿哭闹时，如果他们能从一个理解他们的需求且爱他们的人那里得到可预测的、调谐的照顾，那么他们的心智就会有一个最佳的发展环境（Gerhardt，2004）。调谐包括养育者不但能敏感和准确地解读婴幼儿发出的信号及其心理状态，而且给出的反应能够减轻婴幼儿的痛苦并满足其需求。调谐是通过养育者的面部表情、语气、声音、身体姿势和眼神接触的敏感性来体现的。当调谐发生时，养育者和婴儿会有"一致的"心理状态，并进行密切的、合作的、情境响应性的交流（Stadlen，2004；Stern，1998；Hughes，2007）。这就产生了一种相互的共鸣，允许双方（如母亲和婴儿）都觉得自己的感受被对方感受到了，"协同调节"的过程就此发生（Siegel，1999）。在这种情况下，婴儿会习得，他们的想法（例如，他们对因果关系的理解，"我哭，就有人帮我"）和他们对感受的表达（例如，我饿了/累了/生气了/不舒服了/害怕了，需要被安抚）都具有同等的自我保护价值。他们可以同样信任自己的思维和感受，因为这两种形式的信息对于他们如何及在哪里能获得安抚、安全和保护都具有有效的预测价值。婴儿的思维和感受可以用一种连贯的方式整合，因为它们被证明在获得保护和安抚方面是有价值的（见图1.2）。换句话说，婴儿所接受的不同类型的信息之间不存在冲突或不一致。因此我们可以看到，调谐的照料是如何帮助婴儿发展更连贯的信息处理能力，这反过来将帮助他们应对随着年龄增长而遇到的更复杂的社会状况（Bowlby，1979/2000）。图1.3举例说明了这一过程如何运作。

正是通过这些方式，婴幼儿将发展出一种"平衡"或"安全"的依恋类型（Ainsworth et al.，1978）。拥有平衡的依恋类型意味着，随着这个婴幼儿成长为成年人，他们会发展出信任感、自我价

你可以在第四章中找到"B"型策略的详细例子，在那一章，我们聚焦于"贝丝"这一人物。

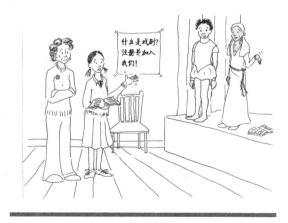

值感和效能感。西格尔（Siegel，1999）指出，调谐会促进积极状态和感受的强化，并减少消极感受。它还使孩子能够反思他们自己和他人的情绪、想法和行动，因为他们已经内化了养育者的可预测的、调谐的方法。你可以在第四章中找到"B"型策略的详细例子，在那一章，我们聚焦于"贝丝"这一人物。

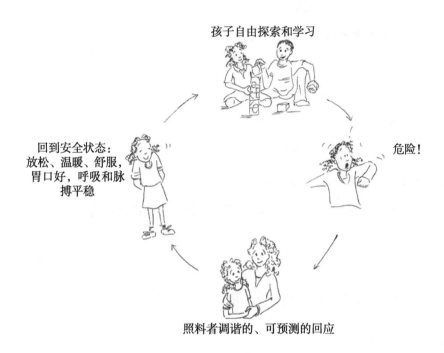

孩子自由探索和学习

回到安全状态：
放松、温暖、舒服，
胃口好，呼吸和脉搏平稳

危险！

照料者调谐的、可预测的回应

图 1.3 通往"B"型策略的依恋循环

以目标为导向的伙伴关系

平衡型依恋允许目标为导向的伙伴关系获得发展（Bowlby，1971；Marvin and Britner，1999）。此时，孩子能够做到以下方面：

- 认识到依恋对象拥有他/她自己的想法、目标、计划和感受；
- 将自己的观点与依恋对象的观点分开；
- 推断哪些因素控制着依恋对象的目标和计划；
- 评估自己的观点与依恋对象的观点是否一致；

- 以目标导向的方式影响依恋对象的目标和计划；
- 通过共同的目标、计划和感受来维持依恋关系。

在许多方面，以目标为导向的伙伴关
系是所有健康关系的模板，包括朋友、伴
侣、父母、子女、兄弟姐妹、同事和雇主。
这一概念也与本章前面所描述的心智化、
情绪智力和社会智力密切相关。以目标为
导向的伙伴关系是让分享、观点采择和协
商成为建立关系的首选方式的基础。重视
并实践目标导向伙伴关系的人能够以调谐、
整合的方式给予和接受照顾。他们能够反
思并平衡自己和他人的思维、感受和目标，并相应地调整自己的行为。

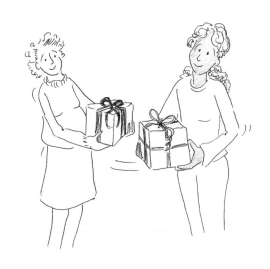

注意："B"型并不代表"最好"

我们可能倾向于假设"B"型策略始终是满足一个人依恋需求的最佳
和最优选择。诚然，在安全的情况下，"B"型策略可能的确是最优选择。
然而，我们在做出这个假设时必须非常谨慎——对一个人来说正确的事情，
对其他人来说或在其他文化背景下也是正确的。在危险和不可预测的情况
下，无论是在家庭、社区还是国家层面，不同的反应模式实际上都可能带来
生存的优势。从进化的角度来看，所有这三种策略及其子类别都有其位置和
价值。也许在技术先进的现代社会中，大部分人生活在人类历史上最安全的
时期，我们可能认为"B"型策略是"最佳策略"。然而，如果我们这样假
定，我们的思维可能会变得狭隘，我们也可能无法欣赏在危险环境中生存所
需的非凡智慧、审慎和悟性（Crittenden and Claussen, 2000）。

因此，当我们在接下来考虑"A"型策略和"C"型策略时，我们鼓励
你不要从"缺陷"的角度来考虑这些策略——即把它们视为在某些方面存

在缺陷——而要努力辨别这些策略是如何帮助人们在不可预测和危险的情况下生存的。

疏离型（"A"型）依恋策略

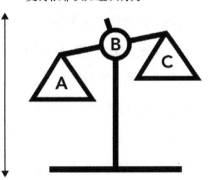

图 1.4 疏离型（"A"型）依恋策略的发展

"A"型策略有时被称为"疏离型"，因为该模式的功能是使人与亲密关系及与自己的真实负面情绪保持距离。

"A"型策略是儿童在持续经历不调谐的照料下发展起来的。在这种情况下，儿童过度依赖认知和外部信息（时间、地点、顺序和他人），而对内部信息（自己的情绪）依赖不足，特别是负面情绪，如愤怒、恐惧和悲伤等，因为这些情绪往往会唤起寻求依恋的行为。

"A"型策略代表着根据儿童所处环境中的危险和威胁程度而变化的自我保护策略连续谱。

早期／正常的"A"型策略（取悦／抑制）

策略的起源

回想一下，养育者的可预测性和调谐是形成"B"型策略的两个关键因素。相比之下，"A"型策略是在婴儿获得的照料可预测，但不调谐的情况下产生的。当婴儿在痛苦中呼救时，他们可能总是被忽视，或者总是被冷漠或粗暴地对待；或者他们的养育者可能努力想使他们平静下来，但总是误解他们的信号（例如，当婴儿受到惊吓，需要安抚和保护时，养育者却给婴儿喂食）。在被虐待的情况下，婴儿可能会受到惊吓、被掐、被骂、被攻击、被忽视、被强行喂食、被摇晃、被打耳光、被戏弄或被不调谐地回应（例如，养育者一边虐待或抽打他们一边保持微笑）。

为什么他们的父母或养育者会以这种方式对待他们？他们可能有最好的意图，只是缺乏调谐和提供安抚的技能。或者他们认为他们的孩子需要严格的教导。或者父母／养育者过于关注自己的需求、存在自我怀疑和未解决的问题。豪（Howe，2005）描述了这种情况，即父母对自己的需求和焦虑进行防御性处理，而这些需求和焦虑是由孩子展现出的依恋行为引发的。这可能表现为情感调谐较差，非言语和言语交流之间缺乏一致性，对孩子的感受或需求解读不准确，或者父母在接近孩子时身体不适或僵硬。在某些情况下，可能是父母／养育者试图过度保护孩子，对孩子安全的过度担心导致对其信号的误读。有些父母可能因为没有察觉到孩子的痛苦而导致忽视。在极端情况下，父母／养育者可能会有"危险无处不在"的妄想，从而在误导下尝试保护儿童，最终可能导致虐待。（这可能被称为"把女儿关起来"综合征）。在最极端的情况下，孩子本身可能被视为致命威胁的来源，这种形式的妄想有时会出现在父母杀死孩子的案例中。

那些内心相信自己在做正确事情的父母可能没有意识到，他们与自己的情感、与孩子的情感已经失去了联结。换句话说，在父母的心目中，以及在孩子的体验中，父母以为自己正在做的事情和他们实际在做的事情之间存在差异。不幸的是，双方可能都没有意识到这一点。

这些只是父母和养育者可能表现得不够敏感且有伤害性的部分原因。关于这些父母的反应及其背后原因的完整描述见克里滕登的作品（Crittenden，2008）。

不管父母／养育者的行为出于什么原因，在这种环境下长大的婴儿很快就会习得抑

制自己表达负面情绪，如流泪、愤怒或黏人，因为这种
表达会**增加他们的痛苦**。这种表达甚至可能将婴儿置于
引发敌对回应的危险之中。婴儿习得："当我感觉不好
时，没有人帮助我，当我哭闹时，我感觉更糟糕。"因

> "A"型策略是在婴儿
> 获得的照料虽然可预测但
> 不调谐的情况下产生的。

此，婴儿习得，他们的养育者无法满足他们的情感需求，所以寻求亲密没有意义。事实
上，由于亲密可能会使事情变得更糟糕，婴儿采取了一种疏离的策略，即与自己的真实
负面情绪保持距离，也与其他人的亲近保持距离。例如，刚出生两个月的婴儿可能会抑
制所有的哭泣。到了学龄前，他们可能会为了养育者的利益而学会把负面情绪伪装成积
极的表现（"你的微笑在哪里？让我们看看你的微笑！为我们微笑！"），以引起积极的关
注和认可，并避免惩罚。

在学会期待养育者不调谐的回应时（因为养育者的不调谐是可预测的），婴儿也学习
到某些行为会带来某些后果。婴儿学习到思考——特别是对因果关系的思考——是生存
的关键。于是，婴儿学会了信任他们的思维而不是他们的情绪，因为思考可以保护他们，
而情绪的表达——特别是负面情绪，如恐惧、悲伤、愤怒和对安抚的需求等——会将他
们置于危险之中。一些作者将这样的人称为"认知组织型"的人，因为他们更重视认知
/ 思维而不是情感 / 感受（见图 1.4）。尽管早期的"A"型策略确实涉及一些信息的扭曲，
但这些扭曲可以稳定下来，成为一种可行的儿童 – 父母关系，尽管这种关系存在不同程
度的轻微情感抑制。但是如果没有这种可行的稳定关系，依恋的破坏程度就会像我们在
下文中看到的那样，变得更加严重。

令人担忧的"A"型策略（强迫性照顾 / 顺从）

现在让我们看看，如果较温和的"A"型策略不能让人成功地获得保护和安抚，那
么这种早期"A"型策略在童年时期会如何发展。克里滕登（Crittenden，2008）提出的观
点是：如果这些早期的"A"型策略不能提高孩子的安全性或父母的可及性，这将导致孩
子发展更复杂的自我保护策略。这些策略包括照顾父母、角色倒错（亲职化）、隔离（远
离伤害）、顺从、表现良好或做一个"好男孩或好女孩"等行为。为了在这种情况下保护自
己，孩子本能地学会了猜测养育者的想法，并真正使养育者的需求和目标比自己的更重要。

第五章中"安妮"的故事描述的就是一个顺从和必须为他人着想的"好女孩"模式的孩子。

第五章中的"安妮"的故事描述的就是一个顺从、必须为他人着想的"好女孩"模式的孩子。

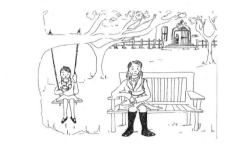

这些策略被学校的新环境进一步触发，在学校里，早期的疏远策略有被误解为粗鲁的危险。然而，照顾或顺从／表现策略的发展使这些孩子看起来聪明、能干和被社会接受。但是，在内心深处，这些孩子害怕达不到父母的期望，或者害怕承受父母反对或愤怒的风险。这样的孩子被迫表现良好，并避免与父母进行有压力的互动。他们还学会控制自己对父母反应的焦虑。这可能导致高度强迫性的行为（Kozlowska and Hanney，2002）。

毫不奇怪，这些"过分聪明"的儿童可能会承受着潜在的焦虑和强烈不安的情绪，并以躯体化的形式表现出来，如疾病、抑郁等。尽管他们竭尽全力压制自己的感受，但这些躯体反应确保了那些感受即使不能在心理上，也至少在身体上有一个出口。这些策略——强迫性照顾／顺从——是令人担忧的，即使它们并不危及生命。然而，当压力足够大，许多因素结合在一起，让个人变得更加脆弱时，这些策略就会产生严重的后果，正如第五章中"安妮"的故事所展现的那样。

危险的"A"型策略（强迫性滥交／自立）

在青春期，个体对性和性关系的意识被唤醒，个体的活动范围、自主性和尝试新行为的能力增加。克里滕登（Crittenden，2008）认为，当青少年的强迫性照顾／顺从策略仍然不能保护其免受危险或遭到拒绝时，两种新的更令人担忧的自我保护策略就会出现。这些策略是社会性的，有时是强迫性性滥交／自立。在这里，我们可以看到个体如何在"A"型策略途径中形成不同的自我保护方案。

滥交朋友或性滥交的策略反映了个人的信念：在外部世界，存在一个可以在身体上与之亲近，同时在情感上保持距离的人。当这转化为肤浅的滥交朋友时，这个人似乎有着广泛的社交圈，但出于自我保护的原因，这些交往都是浮于表面的。在一些人身上，这种滥交朋友可以转化为性滥交，甚至性虐待行为，同样遵循上述模式，即在情感上保持距离的同时，实现某种程度的与人接触，内心的感受被人际交往的表面性所保护。实际上，这个人在说："我可以和你做爱，但你不能伤害我（我也不能伤害你），因为这没有任何意义。"

相反，强迫性自立的策略是基于"我不值得拥有任何人"的信念，因此"我将避免任何亲密的关系"。对于使用这种策略的人来说，人际交往已被证明会带来麻烦和可预见的危害。

这两种策略（强迫性滥交／自立）都会使青少年面临更多的心理、社会和教育风险。在某些情况下，这些策略也可能使他人处于危险中。对认知和因果关系的强调可能导致这类儿童或青少年在成年后形成高度僵化的、刻板地遵循规则的行为方式。此外，他们在童年时期学到的强迫性照顾／顺从行为导致他们把对方的需要放在第一位。这种模式的结果是"拯救者–受害者"关系的建立，在这种关系中，个体的"A"型策略会导致他们成为"拯救者"的角色，其任务是"照顾／保护"其伴侣。然而，这种关系总是处于失败的危险中，因为"拯救者"无法识别自身的需要，无法通过协商满足自己的需要，因此关系有很高的破裂风险。在更险恶的情况下，这种策略的动态发展可能导致脆弱的成年人掉入破坏性和虐待关系的陷阱中。

另外，如果这个成年人已经有了孩子／建立了伴侣关系，当自己的孩子或伴侣表现出负面情绪时，他们可能会变得无法忍受或恶语相向，因为这种表现在过去被证明会带来这样的负面后果。这可能会引发突然的报复性言语或躯体攻击。

例如，如果孩子对他们的父亲或母亲愤怒地大喊大叫，这可能会引起父母的愤怒情绪猛烈地爆发，他们在这种情境中的心智模式——通过曾经获益的痛苦经验习得——是孩子永远不能对他们的父母表达愤怒，如果他们这样做，父母必须"像一吨砖头一样"压制孩子。

作为调节关系以保持"正确"距离的一种方式，这个人也可能变得高度控制甚至惩罚性地支配对方。这是家庭暴力的一种常见模式。这样的人也可能把自

在第六章中，我们将认识"亚当"，一个具有危险的"A"型策略的例子。

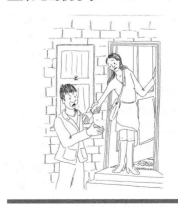

己看成是强大的、无懈可击的，以此来回避恐惧、悲伤等负面情绪和被安抚的需要。我们把这种模式中更严重的形式称为"危险的""A"型策略。在第六章中，我们将认识"亚当"，一个具有危险的"A"型策略的例子。

"A"型策略的总结

总之，"A"型策略被称为"疏离型"策略（有时也称为"防御型""抽离型""忽视型""回避型"或"强迫型"）。这种策略被视为"疏离的"，因为使用这种策略的人学会了与自己的真实情感保持距离，也与他人在情感上保持距离，相信自己对他人的情感和亲近是危险的。这种人可能最初会发现自己很难投入养育和共情的过程，或者很难表达困难或痛苦的情绪。"A"型策略也被视为一种规则驱动的、有点不灵活的策略，在这种策略中，个人坚持僵化的故事（Holmes，2001）。表 1.1 总结了"A"型策略的四个重要方面（based on Crittenden，2008）。

表 1.1　"A"型策略的四个方面

策略的功能	认知或前意识里的心理"规则"（从正常的到危险的）	行为（从正常的到危险的）	使用"A"型策略个体的"故事"（从正常的到危险的）
通过顺从、照顾他人或强迫性自立过度调节/控制自己的负面情绪，**抑制依恋行为**，以增加依恋对象的可预测性、亲近性和回应性	表现良好	表面的/社会性随和/讨好的	我不需要安抚，一切都没问题
	遵守规则	抑制/退缩	我的童年是完美的，但不要让我举例子
	有责任心	强迫性照顾	我的童年有问题，但我的父母不应该被责怪
	不要问，不要挑战，不要感受（感受是危险的）	强迫性顺从	我通过照顾父母或成为一个如此优秀的男孩/女孩解决了所有问题
通过使用"**自己是强大且坚不可摧的**"这一自我表征：**防御性地排除**内部世界（感受和情感），从而**避免**引起令人不适的**负面情绪**	你伤害不到我/我不需要安抚/这只是交易/只是性关系	强迫性社交层面或性层面的滥交（会导致冷酷无情的行为）	尽管存在一些问题，我的父母也很糟糕，但我离开了家，且我可以独自生活
	我不需要其他人/按照我说的做，不要给我带来不舒服的情绪	强迫性自立（会导致欺凌/控制行为，以便最小化或避免负面情绪）	尽管存在很严重的问题，但我通过预测所有的危险保护了自己（因为没有其他人来保护我）

先占型（"C"型）依恋策略

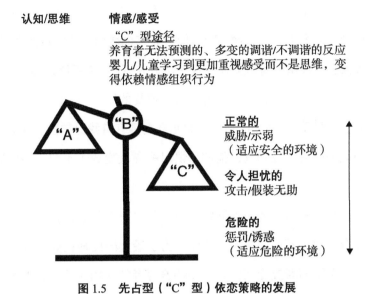

图 1.5　先占型（"C"型）依恋策略的发展

早期/正常的"C"型策略（威胁/消气）

　　"C"型策略优先处理基于情感的、内部的信息，而不是基于认知的、外部的信息。这种策略产生于婴儿感受到养育者是不可预测的、缺乏一致性的早期经验。养育者有时回应得很好，但有时会延迟回应或根本没有回应。这可能是因为养育者情绪低落、生病、没有意识到、精疲力竭、忙于照顾其他孩子、容易分神，或者正在应对危及他们自己生存的威胁。另外，养育者自身的不安全感和精神状态也可能引发苛刻的、侵入性的养育方式，在这种情况下，正在安静地自己玩耍的孩子突然被要求满足养育者安抚和安全的需要，例如，妈妈不断地、侵入性地要求孩子"给妈妈一个吻"。在这种情况下，养育行为被父母自己过去的纠缠所支配。这扰乱了儿童自我组织和关注自己心理状态的能力，因为这一过程可能会被父母以不可预期的方式侵入。

　　这样的养育模式令婴儿非常困惑，因为他们表现出

> "C"型策略产生于婴儿感受到养育者是不可预测的、缺乏一致性的早期经验。

的负面情绪——悲伤、愤怒或恐惧——有时能获得他们需要的照料，有时则不能，而且养育者的反应几乎或根本无法预测。这样的婴儿学习到认知层面的信息（时间、地点、顺序、因果关系、不同观点）在获得安全或安抚方面几乎没有什么用处。相反，婴儿变得沉浸在他们自己不安和焦虑的感受中，因为他们无法预测父母什么时候会来平息和安抚他们的痛苦情绪（见图1.5）。这种不断增加的痛苦也增加了他们对外部安抚的需求。

如果通过夸大负面情绪更有可能使养育者接近并试图解决问题，婴儿很快就会习得，当他们的负面情绪被夸大时，更有可能得到自己想要的结果。（注意，这与"A"型策略抑制负面情绪的表现相反）。关注情感对这类儿童更具有自我保护性。他们的眼泪变得非常夸张，他们的愤怒变成了发脾气，他们恐惧时的黏人变成了不顾一切地抓着养育者的脖子或腿。

此外，婴儿很快就知道，他们不能冒险失去与养育者的联系，因为他们无法预测何时会再次得到养育者的（不可预测的）关注。为了最大限度地提高养育者的可预测性并获得关注，婴儿学会了不断改变问题，以保持养育者的在场和关注。当养育者做出反应时，婴儿必须改变方向，制造一个新的问题。否则，养育者就会离开，而且他们也不会告知孩子何时会回来。所以孩子的策略有两个部分：夸大自己的负面感受，让问题一直无法得到解决。婴儿变得挑剔、抱怨和难以安抚，从而开始与激烈的、自相矛盾的、侵入性的和纠缠的误导性交流作斗争，这可能会成为未来关系模式的特征（Howe，2005；Holmes，2001）。

发展出这种策略的孩子不相信他人的想法是可预测的，因为他/她无法预测他人会做什么。因此，孩子停留在他/她自己的想法中，避免思考他人的想法，因为这不能提供有用的信息。这个孩子也学会了不信任思考的过程，如思考因果关系的顺序，因为因果关系没有可预测的模式，思考也不会带来可预测的关心或关注。因此，这个孩子重视情感远远多于重视思维，并学会了使需求得到满足的最佳方式是夸大自己的感受，直到需求得到满足为止。

如果早期夸大负面情绪的策略不能让婴儿得到足够的可预测性和安抚，那么随着儿童年龄的增长，这些策略可能会变得更加复杂。起初，孩子会大哭，试图紧紧黏着养育者，或者生气。如果这样做没有效果，孩子可能会夸大自己的抗议并大发脾气。到了两岁左右，孩子可能会将寻求关注的行为升级为更具威胁性的形式，并开始破坏家里的物品，或者做出危险的行为，如翻倒沸腾的水壶或爬上窗台等。当然，这种策略并非没有危险，因为养育者可能会以敌对的方式回应夸张的行为，认为这是一种操纵，而没有看到孩子行为背后真实的痛苦。

正是因为这一点，孩子学习到将羞怯行为作为一种消气（服软）策略的价值——当养育者因孩子的胁迫行为而感到恼怒时，羞怯行为可以消除养育者可能的愤怒反应。因此，我们看到学步儿童的"C"型策略现在变得更加复杂，涉及情感的分裂。在某一时刻，愤怒可能会被表现出来，而恐惧和对安抚的需求则被压抑。在下一时刻，随着转向羞怯／消气策略，这种分裂被反转。此刻，恐惧和对安抚的需求被展现出来，而愤怒被隐藏。

令人担忧的"C"型策略模式（攻击／假装无助）

从学步期开始，孩子可能会继续发展这种威胁与羞怯／消气行为交替出现的策略。威胁可能会变成更明显的攻击行为，而攻击行为可能与明显的无助交替出现。这两种策略结合使用，迫使养育者要么遵从要求，要么提供救赎并接手对孩子的责任。如果这种动态在重要的关系中扎根下来，可能会导致儿童无法发展关键技能，放弃自己的自我效能感和责任感，并发展成更广泛的习得性无助。

这种攻击和假装无助交替出现的策略会让父母、老师及往后生活中的伴侣、社会工作者和其他人感到困惑，不知道该如何应对。你将在第七章"卡勒姆"这个人物身上看到这种攻击／假装无助策略的详细例子。

你将在第七章"卡勒姆"这个人物身上看到这种攻击／假装无助策略的详细例子。

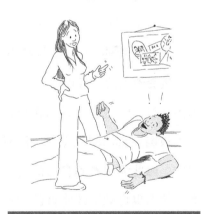

危险的"C"型策略模式（惩罚／诱惑）

在之后的下一个阶段，如果孩子仍然没有得到自己所需要的回应，那么会进入危及自我和他人的阶段。在这里，孩子（在学校期间和进入青春期时）可能会做出一些冒险行为或做些危险的事情，如放火、自残、滥用药物、离家出走、犯罪或参与其他危险活动（如性滥交），因为如果孩子的生命受到威胁，即使是忽视的或分心的父母通常也会做出反应。孩子在人际关系中可能变得越来越具有攻击性和惩罚性，如欺凌他人。通常情况下，这种攻击性的受害者不是被卷入最初困境的人，而是被转移的愤怒的接收者。这里我们看到，当大脑无法准确处理认知和事实信息，当事件、时间、顺序和责任被扭曲，导致其他人都因为这个人未解决的情绪而受到指责时，困难就出现了。最后，如果这些行为都不能促使父母做出回应，那么这个年轻人可能会变得抑郁或绝望，或者可能会实施严重的暴行，甚至自杀，以这种方式表达自己的观点并让其最终被听到。

成年后，如果他/她受到专业人员的关注，这种人可能会有各种各样的问题呈现，而且似乎会被自己的情绪所淹没。他们可能表现为交替出现的流泪、愤怒或惩罚性行为，然后是渴求安抚、羞怯或诱惑。由于他们从很小的时候就不得不使用复杂的策略使问题无法解决，因此要触及"真正的问题"是非常困难的。问题接连不断地出现，也许会显得有一丝进展，以使工作者保持专注。在第八章中，你将会在"克里斯蒂"这个人物身上看到这样的例子。

拥有危险的"C"型策略的来访者会发现，接受他人的观点很困难，甚至是危险的，因为在过去，这没有任何价值。实际上，这个人被困在自己的观点中、沉浸在自己的情绪中，因此无法看到自己的行为对他人的影响。他们也可能继续将自己的不幸归咎于他人。尽管他们专注于自我，但他们往往不知道自己的真实感受是什么，也不知道它们的来源。

> 在第八章中，你将会在"克里斯蒂"这个人物身上看到使用惩罚/诱惑"C"型策略的例子。

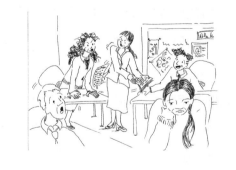

"C"型策略总结

总而言之，"C"型策略在依恋理论中被称为"先占型"策略（也被称为"胁迫型""迷恋型""纠缠型""焦虑矛盾型"或"强迫型"——如痴迷于被拯救或报复）。之所以称为先占型，是因为这个人专注于过去及自己的情绪。他们会倾向于谈论过去的事件，特别是令人不安或有压力的事件，就好像它们现在正在发生一样，因为事件的时间和顺序远不如他们对事件的感受重要。最后，这种人的头脑中几乎没有空间考虑其他人（如果他们已为人父母，也包括他们的孩子）的观点。这是因为他们从很小的时候起就完全专注于自己的观点和感受，以此作为在困境中生存和获得可预测性的一种方式。表 1.2 总结了"C"型策略的四个重要方面（based on Crittenden，2008）。

表 1.2 "C"型策略的四个方面

策略的功能	认知或前意识里的心理"规则"（从正常的到危险的）	行为（从正常的到危险的）	使用"C"型策略个体的"故事"（从正常的到危险的）
通过**夸大**"我好可怜"的感受（大声呼喊、哭哭啼啼等）或愤怒，来**过度激发依恋行为，以增加依恋对象的可预测性、亲近性和回应性**，同时对依恋对象的不可预测性感到**愤恨**	感受到规则的存在，我很生气	威胁的	我不能预测他人的行为，也不能控制自己的行为
	这不是我的错，只是事情发生在我的身上了	消气的／闷闷不乐的／黏人的／羞怯的	让我告诉你我能想到的所有事情，这太复杂了，所以我不能对责任下结论
	关注我，不然我就会……	攻击的／胁迫的	我的过去有问题，我的父母应为此 受到责怪
	照顾我，不然我就会被……伤害	假装无助的	我很愤怒／无助，因为我还在等待他们来解决
因担心被依恋对象拒绝，但又拒绝依恋对象的**安抚**，从而维持在**调节不足、情绪高度唤起**的状态并**出现认知脱节**（disconnect）：**无法将依恋对象、言语和行为关联起来**	你怎么敢……	惩罚的／挑衅的／对抗的	其他人不能帮助我，或者他们伤害了我，因此必须被惩罚（包括你）
	不要伤害我……	诱惑的／被欺负的	我想要让你挣扎于解决伪装的问题（而不是真正的问题），这个问题永远不能得到解决，但是我需要让人们关注我。我会诱惑、挑逗或恐吓你，让你不放弃我

三种策略的总结和比较

表 1.3 列出了平衡型（"B"型）、疏离型（"A"型）和先占型（"C"型）依恋策略在心理功能上的一系列区别。虽然为了解释的目的，这个表格对不同依恋策略做了明确的区分，但在现实中，人们运用的往往是各种策略的混合。这是因为他们可能在不同的情况下、对不同的依恋对象使用不同的策略，也会随着时间的推移而改变策略。

表 1.3　平衡型、疏离型和先占型依恋策略的概况

策略的功能	疏离型或"A"型策略	平衡型或"B"型策略	先占型或"C"型策略
内在策略	基于认知组织："我的思维会确保我的安全，帮助我生存。"与感受相比，他们更关心发生了什么	整合情感和认知	基于情感组织："我的感受会确保我的安全，帮助我生存。"与发生了什么相比，他们更关心自己的感受
	该策略在持续危险的环境中形成，以避开危险	组织出具有适应性的行为	该策略在不可预测的环境中形成和使用，意在使安全最大化
	忽略或摒除负面情绪（恐惧、悲伤、被安抚的渴望、愤怒），或者呈现出虚假的积极情感	整合并平衡正面和负面情绪，拥有真实的感受	被愤怒、恐惧、悲伤或被安抚的渴望所支配并夸大它们
	夸大可预测性，相信通过控制自己的行为，可以调控未来的结果	预测，同时接受不确定性	忽略/歪曲可预测性，不相信他们可以通过控制行为来调控未来
	远离过去	与过去保持联结，但不沉浸在其中，保留过去的相关内容	与过去保持联结/沉浸在过去，让过去保持生动和亲近——可能会混淆过去和现在，从而让自己知道如何根据感觉做出反应
	创伤：保留过少的信息。例如，阻断、置换或摒弃关于事件的信息/记忆。优先考虑他人的观点，所以可能会谈论他人的创伤，而不是自己的	创伤：提取和未来相关的信息，舍弃冗余的信息，即某个事件中的与未来保护自己无关的具体信息	创伤：保留过多信息，不往前走，沉浸于过去的创伤或预期/想象中未来可能会到来的创伤
	最小化/模糊问题，保持远距离观察问题	承认并评估问题	最大化/强调问题，过分专注于问题

（续表）

策略的功能	疏离型或"A"型策略	平衡型或"B"型策略	先占型或"C"型策略
人际策略	摒弃自我，站在他人的视角，并据此组织自己的行为	能兼顾自己和他人的视角	站在自己的视角并根据自己的情绪组织行为
	自我责备，为自己和依恋对象的行为负责，责怪环境而不是人或关系	在自己和他人之间恰当地承担/分配责任	完全不负责任，将自己的问题归咎于他人
	最小化人际问题	在相关的人际问题上保持恰当的关注和平衡	强调人际问题
	有严格的边界，但依恋对象被排除在外，陌生人则被包括在内	多样的、适当的边界，有区别地对待依恋对象和陌生人	松散或没有边界，无区别地对待依恋对象和陌生人
	认为受害者有责任，而施虐者不应该被责怪（因为他们可能还在为自己小时候的遭遇而责备自己）	意识到受害者和施虐者的行为可以在一个人身上共存	认为受害者完全无辜，而施虐者应该负全责；即使在实施暴力或虐待时，也倾向于将自己视为受害者
	理想化他人/否定自我；接受他人的观点，摒弃自己的观点	平衡自己和他人的观点	忽视他人/专注于自己，很难接受他人的观点
	害怕亲近，亲密感被放弃	寻求适度的亲密感，能够相信亲密伴侣，整合两种冲动——亲密感和自主权	害怕被抛弃，自主权被放弃

动态成熟模型

如上所述，克里滕登（Crittenden，2008）特别关注依恋策略如何随着儿童的发展及各个阶段特定发展任务（如上学、青春期等）的达成而变得更加复杂。克里滕登和兰迪尼认为依恋是一个终身的过程；他们开发的依恋动态成熟模型（dynamic maturational model，DMM）（Crittenden and Landini，2011）提供了一种理解人类在整个生命过程中（而不仅仅是在婴儿期）的生物－心理－社会功能的方法。正如我们在图 1.6 中看到的，DMM 沿着两个轴描述了三种依恋策略（"A"型、"B"型和"C"型）：

1. 思维和感受的整合，如每个策略是怎么平衡认知和情感的（横轴）；

2. 策略的适应范围，从正常的（即在安全的情景中具有适应性的）到危险的（在危险的情景中具有适应性的）（纵轴）。

图 1.6 也展示了本书所述的这些策略的详细案例所在章。

重要的是要记住，在安全的情景中，温和的疏离型和先占型模式是正常的。然而，在临床上，特别是转诊人群中，最常见的是令人担忧的和危险的"A"型策略和"C"型策略。如上所述，DMM 描述了在暴露于更大风险和危险的人群中，"A"型策略和"C"型策略的复杂性增加，这是特别有帮助的。通过将这些策略描述为从正常到危险的连续过程，DMM 超越了安全与不安全的争论。

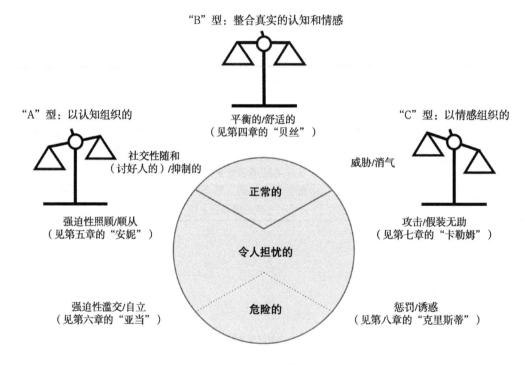

图 1.6 克里滕登的依恋动态成熟模型（改编版，相关的人物见第四章到第八章）

DMM 的另一个优点是强调适应和变化，这反映了鲍尔比（Bowlby，1971 and 1988）对理解关系的系统视角和理解行为背后环境重要性的强调。DMM 的动态特性也提供了可改变的、充满希望的信息，特别是通过包容的和调谐的关系。制定基于 DMM 的心理治疗目标的思路是：朝着整合的"B"型策略方向"重新组织"大脑（靠近"B"型策略也是一种进展，即使从未完全整合为"B"型策略）。

最后，应该记住，这些更严重的模式在危险情况下可以被视为具有策略性和适应性，无论这种危险是由人际因素引起的，还是由战争、被迫移民、饥荒、疾病、地震或飓风等危机引起的。这反映了克里滕登（Crittenden，2008）的核心理念，即依恋策略是个体应对危险或不可预测的环境时的自我保护性反应。因此，所有依恋行为在首次表现出来的时候，对使用它的个体而言，都可以被认为是有目的或有功能的，即使同样的行为后来给他人造成了问题或带来了伤害（即当它变得不适应的时候）。

图1.6中的DMM版本是本书简化后的版本。DMM的完整版本（见图1.7）包括更多特征，如对"A"型、"B"型和"C"型策略的子分类提供了更完整的细节，且更详细地描述了模型中"令人担忧的"和"危险的"策略部分的信息转换方式。事实上，克里滕登还提出了几个比我们在这里列出的"危险的"类别更极端的子类别。在"A"型策略这一侧，这些策略被称为"妄想型理想化"（对依恋对象的）和"外部组装自我"。这些是"A"型策略的最极端形式。在"C"型策略这一侧，策略变得高度扭曲，并以极端的恐吓和妄想型偏执为特征。这些是"C"型策略的最极端形式。

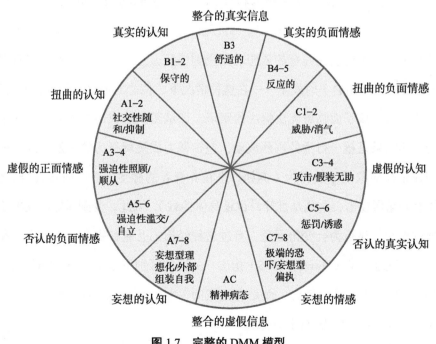

图1.7　完整的DMM模型

特别值得注意的是，DMM允许个体高度灵活地"混合"使用各种策略，要认识到人和他们的策略是复杂的，许多人都会混合使用"A"型和"C"型策略，只是一些人的使用方式比其他人的更加整合。事实上，"B"型策略本身就是"A"型和"C"型策略的混合，不过是以一种整合的方式。该模型还包含了对精神疾病的基于依恋的概念化。

本书没有足够的篇幅让我们全面介绍克里滕登提出的精妙模型，特别是图 1.7"底部"的极端模式（即 A7-8、AC、C7-8）。希望了解更多关于 DMM 的读者，请阅读克里滕登（Crittenden，2008）或克里滕登和兰迪尼（Crittenden and Landini，2011）的相关论文或著作。

混乱

到目前为止，我们还没有提到未解决的创伤和丧失对依恋策略的影响。然而，要记得除了三种主要的依恋策略（"A"型、"B"型和"C"型）外，"陌生情境实验"还发现了一组"不可归类"的儿童，后来梅因和所罗门（Main and Solomon，1990）将他们重新归类为表现出"混乱"反应的儿童。当一个人的自我保护策略没有可识别的模式时，这种情况就会出现，也可能在儿童的依恋对象受到惊吓、恐惧、受到创伤或自身混乱（或所有这些情况的某种组合）时发生——在这种情况下，依恋对象既是不可预测的养育者，也是痛苦的来源。孩子面临着无法解决的困境，即试图从造成他们痛苦的人那里获得安抚和安全。其结果是孩子行为的剧烈波动，包括暴力或挑衅行为的爆发，或者试图同时接近又回避依恋对象的矛盾行为（例如，坐在养育者的膝盖上，同时转过身去做鬼脸；或者身体上的猛烈攻击，这既是推开，也是身体接触）。因此，受到深层冲突的驱使，孩子的心理过程和外显行为会变得混乱。有过这种经历的儿童特别容易出现情绪和行为问题。事实上，戴维·豪（Howe，2005）指出，关键的区别不是安全型（"B"型）和不安全型（"A"型和"C"型）依恋，而是有组织的（即"A"型、"B"型和"C"型策略）依恋模式和混乱的依恋状态之间的区别。

值得注意的是，在依恋领域中，关于"混乱"的类别应该有多宽泛还存在很大差异。一些作者在受虐人群使用的高度扭曲的策略中发现了丰富的依恋策略（Crittenden，2008）。另一些作者发现，多达 80% 的临床人群被归类为混乱型依恋。在克里滕登的依恋的动态成熟模型中，"混乱型"是一个非常小的类别，并被概念化为大脑应对未解决的创伤和丧失的方式之一。（大脑应对未解决的创伤和丧失的其他方式包括阻断、否定、置换或沉浸于过去的事件，见表 1.3。）从这个角度看，混乱不被认为是依恋的一种"策略"，而被认为是个体依恋策略的"修饰因子"。这是一个重要的区别，因为以这种方式概念化时，混乱被认为是对现有的有组织的策略的修饰，其本身并不是一种策略。这个信息可以给来访者及养育者、父母和从业者带来希望。

综上所述，我们认为依恋的动态成熟模型有很多优点，因为它提供了一个全面的模型，可以帮助我们将那些即使是最极端或最危险的人类行为和心理过程理解为功能性的和可理解的。

一些未解决的问题

虽然学界在理解依恋方面取得了相当大的进展，但在一些重要领域仍然存在争论。其中包括但不限于以下几点：不同的理论家、研究人员、学者和实践者使用不同的术语和模型；"A"型和"C"型策略对行为和关系的长期影响；基因、气质、依恋和环境风险之间的相互作用；"混乱"的发生率，以及这个术语的含义；使用不同的程序来评估依恋；使用不同的框架来解读话语；依恋策略在生活中如何变化和发展；以及来自不同依恋对象的不同依恋策略如何被整合。

更多阅读

如果你对这些问题感兴趣，请见罗斯·A. 汤普森和 H. 阿比盖尔·雷克斯（Thompson and Raikes, 2003）或海伦·巴雷特（Helen Barrett, 2006）所撰写的论文及著作。

总结

本章概述了平衡型（"B"）、疏离型（"A"）和先占型（"C"）依恋策略的起源、发展和核心要素，并且将这些策略置于生态－交互发展模型和依恋的动态成熟模型的框架内加以理解。需要记住的要点：

- 依恋是一种对感知到的威胁或危险做出反应的自我保护策略，以信息处理为基础，因此，外显依恋策略反映了内部信息的加工；
- 依恋行为的目的是使保护或安抚最大化；
- 依恋策略存在于从正常到危险的连续体上；
- 合作的、一致的、调谐的照料对于发展目标导向的伙伴关系和心智化的关键能力是至关重要的；
- 依恋关系塑造了大脑，也被大脑所塑造；
- 根据生态－交互发展模型，依恋策略受到更广泛的文化和社会背景的影响。

复习

请描述自己对以下问题的理解。

- 如何理解依恋理论的起源和重要性？
- 如何将依恋理论放在人类发展的生态－交互发展模型中去理解？
- 信息加工模式如何成为依恋策略的基础？
- 三种主要的依恋策略（"A"型、"B"型和"C"型）在个体成熟过程中如何发展，如何发挥功能？
- 拥有令人担忧的或有危险的"A"型策略或"C"型策略的成年人（包括父母）具有哪些风险？
- 依恋的动态成熟模型的核心要素是什么？它如何将子分类纳入"A"型、"B"型和"C"型策略中？
- 不同的理论家和研究者是如何看待"混乱"的？

第二章

记忆系统、整合和话语分析

"心智是老师，大脑是学生。"

—— 一名法医院的患者在一次治疗中的感悟

本章将会帮助你理解以下内容：

- 大脑结构与依恋和情绪的自我调节之间的关系；

- 提升心理和情绪健康的六种整合类型；

- 记忆系统及其功能的运作；

- 言语和非言语交流的模式（"话语"）如何为潜在的依恋策略提供重要线索；

- 如何基于对来访者话语的理解帮助他们。

导读

本章介绍了依恋策略如何被大脑、心智和人际互动所塑造，这些策略又如何影响记忆和心智模型。我们探讨不同记忆系统的发展和功能，以及它们如何影响思维的连贯性、精神健康和整合能力。这将有助于解释当个体在回忆充满情感的经历时，不同的依恋策略如何在言语和非言语的交流（"话语"）中被揭露出来。为了协助识别话语标记（即特定类型的言语和非言语交流），本章将介绍并详细探讨一种称为**话语标记表**的实践工具。最后将介绍访谈指南，详细说明如何根据来访者的话语类型理解来访者并与之进行有益的合作。

大脑、心智和关系如何相互作用以塑造我们

大脑研究的最新进展使神经过程和发育之间的联系更加清晰，也让这些联系与情绪状态、认知过程及行为的交互影响更加清晰。换句话说，我们正在创建一幅关于我们的主观体验（我们对自己的感受和对他人的感受）、行为和大脑中发生的事情三者之间关系的更好地图。其中一个例子是近年发现的"镜像神经元"，这些神经元在对他人产生同理心并体验和谐相处的感受方面至关重要（Ramachandran，2011）。另外，在创伤和创伤对幼儿及其后续大脑发育影响方面的研究也取得了进展（Perry，2008）。从这些研究中，我们能够得出一个核心理念：儿童的依恋经历塑造着其早期大脑发育中的中心组织特征（Schore，1994；Gerhardt，2004）。这些作者和其他作者指出，依恋经历是由三个互相作用的因素决定的：与养育者的关系、大脑和心智。西格尔（Siegel，2008）将这种三角关系描述为"我们的神经生物学"或"关系、心智和大脑如何塑造我们是谁"。如第一章所述，这种全新看待心智、大脑和人际关系的发展催生了新兴的人际神经生物学领域，它将社会性关怀、社会心理学和神经科学领域相结合，形成一个新的范式。这项研究大部分都在证实"人类是如何联结在一起的"这一亘古的观点；在脑科学实验室中，此观点确实得到了证实（Ramachandran，2011）。

通过理解这个三角形所涉及的基本过程（见图 2.1），我们可以了解神经通路和神经

系统如何处理信息，以及如何影响依恋策略的形成。之后，我们将研究未解决的创伤对信息处理及个人安全感和健康的影响。

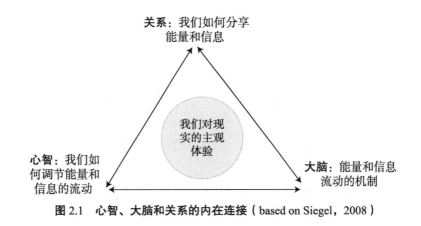

图 2.1　**心智、大脑和关系的内在连接**（based on Siegel，2008）

西格尔（Siegel，2008）使用**能量**和**信息**的概念来描述大脑、心智和关系，以及它们如何相互作用以形成人类体验的三角关系（见图 2.1）。在西格尔的语境中，**能量**代表了我们的情绪，以及我们如何将它作为情感表达出来；**信息**则代表了三角形中每个部分相互传递的内容。使用这些术语，西格尔指出以下几点：

- **关系**是我们与其他人分享能量（情绪）和信息的方式；
- **大脑**是一种内部机制，通过神经元的放电和连接模式，能量和信息在我们的神经系统中流动，这些能量和信息的神经基础是被经验激活的电脉冲；
- **心智**是我们调节能量（情绪）和信息流的方式。在第一章中，这两种信息被认为有两个来源：内部（能量 / 情绪）和外部（事实 / 认知）。

图 2.2 显示了经历（尤其是早年经历）如何塑造个体大脑的发育。这是因为婴儿的大脑仅部分形成，并且处于可塑性最强的阶段（Gerhardt，2004）。依恋经历作为一个核心要素，管理了大脑中的哪些部分会被激活，如右边的箭头所示。经历触发了数十亿神经元的产生和连接。通过这个过程，大脑会形成反应模式，这可以被认为是相互连接的神经元以某种预设的模式触发放电的过程（由此产生了**预置表征**的概念，见第一章）。这些模式以未被完全理解的方式（图 2.2 中的底部箭头）转化为信息，从这些信息中，心智——即我们对自己及对他人和周围世界的、有意识的和主观的感受——得到发展。如

图 2.2 左侧的箭头所示，这个箭头展示了我们的心智如何处理和调节内部和外部的信息流，从而产生塑造行为的心智模型。

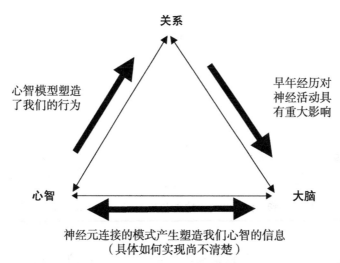

图 2.2　心智、大脑和关系的相互作用（人际神经生物学的基础）（based on Siegel，2008）

到目前为止，通过这两个图，我们可以看到关系、心智和大脑之间强大的相互联系，以及它们如何共同塑造人类经验的本质。养育者与婴儿的互动方式会触发不同的神经元活动，进而影响婴儿心智模型的发展过程及其在人际关系中的互动方式。然而，正如图 2.2 中底部箭头所示，影响是双向流动的；心智，或者说心智选择关注的内容，会影响大脑中能量和信息的流动。

将此概念应用于与来访者的日常实践中，当从业者帮助其来访者有意地专注于困难经历带来的感受——迄今为止被否定的感受——时，来访者大脑中的情绪回路被激活，新的连接被建立起来。这些新的神经元连接意味着痛苦的感受不再被"切断"，而是与大脑的其他部分更好地整合在一起，因此更易被大脑的高级部分处理（而不是引发战斗 / 逃跑 / 冻结反应）（Cozolino，2002）。这是脑科学的一个相当重要的见解，值得强调的是：心智利用大脑来塑造自己。人们常说大脑是"使用依赖性"的，就神经元的发育而言，我们必须参照"用进废退"的原则。通过所谓的"焦点关注"，心智可以帮助大脑建立新的神经连接并激活大脑休眠或失活的部分（Kabat-Zinn，2005）。这就是为什么心理咨询师、心理治疗师、社会工作者和任何助人专业工作者都可能被认为是"应用神经科学家"

（Howe，2011b）。这是一个很好的提醒：与来访者进行谈话或其他形式的互动可以帮助他们建立新的神经元通路。

基因在这个模式里扮演了什么角色呢？西格尔（Siegel，1999）、迈克尔·米尼（Michael Meaney）及其同事（McGowan et al.，2009）的相关研究显示，虽然基因决定了大脑的一般组织，但经验决定了哪些基因被表达，并触发塑造大脑的神经元连接的建立和强化（这是新兴领域表观遗传学的基础，该领域探讨了基因表达如何受环境和经验的影响）。同样，经验的缺乏（如缺乏情绪调谐的被养育经验）会消耗负责情绪部分的大脑，或者使其萎缩（Perry，2008）。发展是经验对基因潜能展开的影响（见图2.3）。一个实际的例子是身高：我们潜在的最大身高是由基因决定的，但是经验和环境（尤其是营养）将对我们的实际身高产生重大影响。综上所述，我们是先天和后天共同作用的生物。

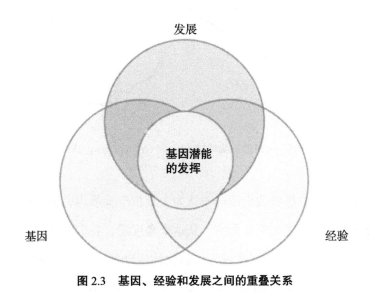

图2.3　基因、经验和发展之间的重叠关系

大脑简况

对大脑进行简单的了解有助于我们理解整合、记忆系统和话语的概念（见图2.4）。由于篇幅所限，这不是一个全面的指南。我们将介绍大脑的关键部分及其对从业者来说最重要的功能。

大脑有三个主要区域，这些区域作为相互连接的、具有潜在整合功能（MacLean，1990；Cozolino，2002）的一套子系统来发挥功能。虽然这些子系统相互连接，但它们各自专门处理不同种类的信息。例如，保持心脏跳动和肺部呼吸所需的信息（脑干功能）与你在阅读本章时所获得的信息是完全不同的，这些信息——希望如此——正在进入你的大脑皮层。

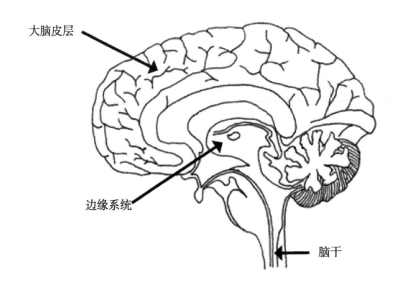

大脑皮层

边缘系统

脑干

图 2.4　大脑的三脑结构（based on MacLean，1990）

需要注意的一点是，尽管我们倾向于认为大脑位于头颅内，但它作为中枢神经系统的一部分，延伸至我们身体的所有器官。从这个角度看，我们的身体知觉可以被视为中枢神经系统的重要信号，并且应被视为大脑整体活动的一部分。事实上，许多重要的作者已经指出，许多事情被大脑遗忘后，身体如何长久地保存记忆（Rothschild，2000；van der Kolk，1996）。

从进化的角度来看，大脑最古老的区域位于大脑的底部，被称为脑干。接下来进化的是位于中脑的边缘系统，最后进化的区域位于大脑最上部的大脑皮层。我们将逐一介绍这些部分。

脑干

脑干位于大脑的底部，包含与我们的身体调节系统有关的功能：体温、心率、血压、呼吸、消化、睡眠和食欲。因为我们的身体需要在出生前或出生后立即执行所有这些功能，所以这部分的大脑是怀孕期间和生命的最初几个月里发育最迅速的区域。

脑干也参与了我们对威胁的反应，这些反应是在我们进化的最早阶段演化出来的。这些反应包括增加心率以便将血液泵入肌肉，释放压力激素（如皮质醇和肾上腺素），提高警觉，关闭消化系统及其他反应，以便为战斗或逃跑做好准备。这些基本的生存反应——可能会在几毫秒内触发——有助于我们对危险做出反应并立即采取行动，例如，躲避冲向我们的威胁（如一只豹子或一辆疾驰的汽车），或者将手从燃烧的火焰中移开。

未解决的创伤和脑干

如果个体受到的创伤性影响发生在孕期或生命的最初几个月，那么对其大脑的影响主要发生在脑干发育最旺盛的时期。如果创伤严重到足以对脑干造成持久的损害，脑干的调节能力受损，那么个体可能会遭受一系列身体功能失调的问题（Perry，2008）。

边缘系统

回到图 2.4。边缘系统协调大脑的上脑和下脑之间信息的流动，在五个方面具有特殊的作用，即情绪状态、动机、记忆、价值评价和关系。因此，边缘系统对我们的社会功能、依恋和性行为尤为重要。仔细思考一下，这是有道理的：我们需要大脑中的情感部分，以便以一种情绪敏感的方式与他人沟通。边缘系统在 1 ~ 3 岁时发育最快。

边缘系统的一个关键部分是呈杏仁状的杏仁核（杏仁核有两个对称的分支，在大脑的两侧各有一个——见图 2.5）。杏仁核记录经验的情绪性意义（包括正面情绪和负面情绪），并将经验与其他记忆系统联系起来。杏仁核的主要作用是触发恐惧反应，就像一个触发战斗、逃跑和冻结冲动的警报系统。在我们意识到是什么触发了这个反应之前，这

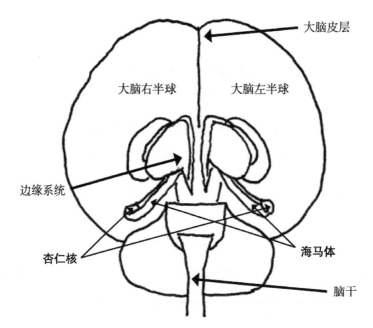

图 2.5　大脑正面图像，显示了海马体和杏仁核

些反应便已经迅速地发生。这就是为什么在某些情况下我们感到害怕但并不知道原因。

本应在面对真正危险情景时的快速自我保护反应若出现在威胁较小的情景中，则会造成问题，因为在威胁较小的情况下，我们需要三思而后行，如当有人批评我们或我们感觉受到某种侮辱时。戈尔曼（Goleman，1996）将这些情况描述为"情绪劫持"，也就是说，本应该通过大脑皮层做出反应的情境，大脑边缘系统却接管了任务。有趣的是，那些与感受保持距离的人（"A"型策略者）可能没有意识到或忽视了其身体反应的重大变化，并因此无法识别他们正在变得非常生气的内部信号。当成年人大喊"我不生气"时，他们的伴侣或子女其实能非常清楚地识别这些信号。

与单纯的事实相反，充满情绪的信息会触发更多的大脑活动（即激发更多的神经元）。杏仁核将这些事件和经历"标记"为重要的，并作为更深刻、更令人难忘的事件储存起来。相反，没有情绪意义的信息则不太能被记住。人们常常观察到，大脑是一种奇妙的遗忘工具。为了避免被经验、感受和记忆所淹没，大脑必须遗忘大多数事件，并保留那些对生存和良好功能最重要的内容。情绪是一种重要的资源，它告诉大脑哪些事件是重要且值得保留的，哪些是可以丢弃的。

情绪的意义延伸到我们作为个体和物种的适应和生存的各个方面。贾克·潘克赛普

（Jaak Panksepp，2005）认为，情绪就像一部总机，可以组织各种功能，包括行为、思维和身体反应，尤其是在有压力和需求的情况下。潘克赛普并不是唯一一个认为情绪是人类感知和行为中心的人。事实上，依恋策略可以被理解为大脑和心智调节情绪的不同方式。因此，学习识别并适当地调节我们的情绪是整合的一种重要方式（Damasio，1994）。

　　边缘系统的另一个重要部分是海马体（见图 2.5），它在帮助大脑处理新信息，确定时间、地点、顺序、人物（即谁参与其中，以及谁做了什么）和情境（即一个事件不同于另一个事件）方面起着重要作用。海马体以一种认知地图的方式进行编码，使我们能够检索信息并将其带入意识。这种记忆被称为外显记忆。如果信息不能被这样编码，大脑就无法有意识地访问记忆。创伤的影响之一是它可能会让海马体超载或受到损害，其结果是创伤事件不会被固定在某个时间和地点（van der Kolk，1996；Perry，2008；Hudgins，2002）。

　　综上，杏仁核和海马体的存在解释了为什么边缘系统作为通信总机发挥了如此重要的作用。

大脑皮层

　　再次回到图 2.4。从进化的角度来看，大脑皮层是最后发育的部分。它常常被认为是大脑中使我们成为人类并有别于其他物种的一个部分。它包含感知、言语、推理和抽象思维的功能。

　　大脑皮层前侧上部是前额叶皮层，位于前额的后侧，负责觉知和注意力运作，包括觉察、关注和思考我们的情绪状态。这个部分让我们能够组织言语，制订计划，进行创造和交流，思考生活中的挑战，了解大脑和身体其余部分正在发生的事情，以及想象其他人的观点（从而能够在人际关系和与朋友相交中融洽相处）。这些只是前额叶皮层的一些重要功能。

　　与产生情绪的边缘系统相反，前额叶皮层将情绪带入有意识的觉察中，也可以把来自我们所有不同记忆系统的信息带入有意识的觉察中，并将这些记忆转化为表征或心智模型（我们在第一章和本章前面提到了这些内容）。

　　前额叶皮层对于整合和平衡的依恋策略至关重要。相比之下，疏离型（"A"型）和先占型（"C"型）依恋模式都反映了整合来自大脑不同部分的信息时存在困难或扭曲。

大脑的左右半球

如图 2.6 显示，大脑被分为左右两个半球（Cozolino，2002）。伊恩·麦吉尔克里斯特（Iain McGilchrist，2009）解释，这种两面性或非对称性具有进化优势，因为随着人类的进化，重要的是右半球具有快速、直观地做出反应的能力，而左半球则发展出需要花费更多时间的逻辑思考能力、推理能力和反思能力。虽然这是一个宽泛的概括，并且证据表明，左右半球共享了许多大脑功能，但是大脑的左右半球似乎有两种截然不同却至关重要的感知和处理信息的方式。如果所有信息仅通过一侧大脑进行处理，那将降低我们在必要时迅速采取行动的能力，或者降低我们暂停行动从而反思并与他人交流的能力。如此，我们看到了进化如何将我们大脑结构的保护优势最大化。这可能也解释了为什么大脑右侧发育得较早，从而给予婴儿从出生起就具有哭喊、依附和发出痛苦信号的右脑直觉能力（Cozolino，2002）。在言语和其他更复杂的认知技能发展之前，这样的能力可在婴儿最脆弱时立即使用。

如图 2.6 显示，大脑的左右半球执行不同的专业功能。通常，大脑左半球的功能是"解释"，大脑右半球的功能是"描述"。大脑右半球也是下脑关于我们的身体状态、焦虑

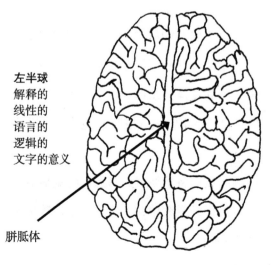

左半球
解释的
线性的
语言的
逻辑的
文字的意义

右半球
描述的
系统的——更宏观的角度非言语的（图像、声音、气味、感受）正在发生的事件的意义

胼胝体

图 2.6　大脑的左右半球

或威胁程度及其他感官信息的主要目的地。因此，大脑右半球对新奇的或非常规的情况首先做出反应。相比之下，大脑左半球通常负责信息的分类和组织，使其易于管理并可供与他人交流。通过对信息进行分类，大脑左半球建立起对熟悉和可预测事物的心智模型；由于减少了不确定性和焦虑，此类信息需要更少的情绪能量。心智模型是组织信息的一种方式，可以帮助我们预测他人将如何对我们采取行动，从而让我们能够与他人建立关系。

　　大脑的左右半球能共同工作是胼胝体在发挥作用。胼胝体具有至关重要的桥梁作用，可以让左右两侧大脑交流。事实上，正如图 2.7 所示，大脑皮层的整合正是依赖于胼胝体的这种能力。在图 2.7 中，我们看到胼胝体如何使左右两侧大脑处理的不同信息结合起来，从而产生整合或连贯的叙述或故事。这样的整合故事包含所有认知相关的信息（大脑左半球处理的信息）及所有情感、直觉和感官相关的信息（大脑右半球处理的信息）。这意味着个体将自己的一切（包括感受、想法、感知、知觉和反思）置于一个有时间、顺序和空间的个人故事中（包括事件发生的时间、顺序和地点）。换句话说，当一个人能够整合来自大脑内不同记忆系统中关于自己的所有信息时，就可以拥有一个连贯的故事。相反，基于不安全模式的依恋故事反映了在整合来自不同记忆系统的信息时存在的问题。

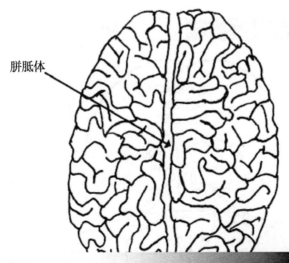

图 2.7　**胼胝体促进个人故事的连贯性**

未解决的创伤对记忆和连贯性的影响

　　未解决的创伤可能是威胁性的经历超过了大脑的应对能力而导致的，也可能是在单一事件或长期威胁生命的环境中产生的。未解决的创伤会严重损害大脑运作及其信息处理的能力，从而导致情绪和行为功能出现问题。压力和创伤会导致杏仁核和海马体的改变，导致个体高度警惕，更倾向于将线索和互动解释为威胁，并过度激活战斗、逃跑或冻结反应。创伤还会影响大脑左右半球的整合，从而增加创伤后应激障碍的解离或去抑制方面的可能性。这可能导致个体迅速转变为冻结 / 关闭状态（解离）或生气 / 攻击状态（去抑制）（Briere and Scott，2006；Cairns，2002）。根据西格尔（Siegel，2008）的观点，尽管大脑有潜在的整合驱动力，但当这种驱动力受到破坏时，它可能会朝着僵化或混乱的方向发展。

　　如图 2.8 显示，威胁生命的危险会激活下脑的逃跑、战斗或冻结反应，下脑迅速释放出肾上腺素和应激激素，使身体动员起来立即行动。这些应激激素对海马体进行猛烈而持久的轰击，尤其是在幼儿身上，损害了其处理内隐记忆的能力，从而使这些记忆保留在前意识里而不被整合。整合的缺失也可来自胼胝体受损，因为这种极端的危险——尤其是在慢

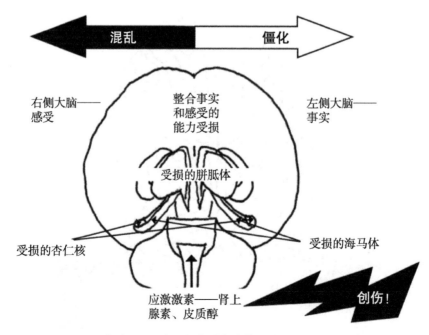

图 2.8　大脑正面图像：创伤对大脑的影响，僵化或混乱倾向

性（长期）和持续危险的情况下——削弱了胼胝体整合大脑左右半球信息的能力。这可能会导致创伤，如果创伤未被解决，则可能会在完全不同于原始创伤的情况下重新被激活，表现为闪回（Herman，1997）。这些闪回被体验为发生在此时此地，而不是来自过去，因为与创伤事件相关的内隐记忆仍然未被海马体处理，创伤发生的时间和地点也没有被锚定。凯瑟琳·赫金斯（Katherine Hudgins，2002）将这些与创伤经历相关的分裂记忆称为"创伤泡沫"，也就是说在这些"泡沫"中，个体的记忆、感受和躯体感知处于分离状态，导致其出现高度扭曲、迷失方向和未整合的反应，即使在原始事件发生多年后仍是如此。未解决的创伤被重新激活时会产生混乱或僵化/冻结的精神状态，在这种状态下，创伤的所有事实可能会被回忆起来而没有任何感受，或者感受被唤起但不会回忆起相关的事实。简单地说，大脑的左右半球无法以整合的方式沟通，同样，上脑、中脑和下脑之间也无法沟通。

豪（Howe，2009）描述了父母未解决的心理问题（如有关他们自己的依恋及遭受创伤和丧失的经历）如何对他们的孩子构成重大的风险。这可能表现为敌对的养育方式（即父母可能恐吓、威胁或虐待孩子）或无助的养育方式（即父母在面对孩子的依恋需求时变得完全无能为力）。

如果你有兴趣进一步阅读这些主题，不妨访问"创伤研究所和儿童创伤研究所"的网站（该网站提供了大量有关创伤问题和大脑的资料）、国际依恋研究协会的网站，以及丹·西格尔博士的网站（该网站的内容为人际神经生物学及相关主题）。

不同记忆系统的发展和功能

在描述不同的记忆系统之前，需要澄清一些常见的误解。

记忆不是静态和固定不变的。记忆不是像图书馆或相册这样的静态信息库。大脑不会"存储"记忆，而是根据经验和学习让相关神经元形成网络。当神经网络被激活时，就会产生记忆的感觉。因此，大脑保留的不是实际的"事物"，而是对"事物"的神经和心理表征。这就是为什么两个目睹同一件事的人回忆起来的内容会有很大的不同。

记忆是可以被修改的。 大脑中表征记忆的神经网络可以不断被修改。例如，个体在安全、支持和包容的环境中回顾令其苦恼的记忆过程为其表达被压抑的情绪提供了机会。同时，回顾这样的记忆让我们有机会引入积极的新信息、见解、感知并修复经验，从而减少记忆的危害性并改变神经结构。

大脑拥有不同的记忆系统来储存不同种类的信息。 从我们的童年时期到青年早期，这些记忆系统在不同阶段得到发展，并且在很大程度上与大脑的不同物理结构和区域相关。例如，回想一下，杏仁核如何对情绪记忆进行编码，以及海马体如何对情景记忆进行编码。

大多数记忆都是在意识之外进行编码和回忆。 我们并不能总是觉察到自己经历过的事情，同样，我们并不总是有意识地觉察到一段记忆何时被重新激活。这在一定程度上解释了为什么经历创伤性闪回的人会将过去的记忆体验为好像当下正在发生一般（Herman 1997）。

西格尔（Siegel，1999）将记忆定义为过去事件影响未来功能的方式。从这个角度理解，记忆的主要作用是帮助我们预测将会发生的事情，并为此做好准备。在第一章和本章的前面，我们描述了经验如何通过复杂的神经回路的放电和连接来触发大脑活动（回想一下"同步放电的神经元之间会建立连接"）。因此，记忆可描述为神经元重复放电的一种特定模式，该模式被编码和存储。

频繁的再激活和强烈的刺激都会加强神经元的这些连接，进而使它们更有可能被触发。一个恐惧系统长期被激活的孩子会预期恐惧事件会发生，因此更容易事先启动恐惧反应。此外，由于危险是一种强有力的刺激，与危险事件的实际发生频率相比，它对大脑产生的影响并不会按比例发生，特别是对幼儿来说。这样的孩子也可能很难或无法回忆起让他们感到安全的罕见时刻。

关于记忆系统的研究很多，有时同一件事会用不同的术语来描述。在本节中，我们将结合恩德尔·塔尔文（Endel Tulving，2000）、克里滕登（Crittenden，2008）及克里滕登和兰迪尼（Crittenden and Landini，2011）的研究成果，解释在依恋策略形成过程中发挥作用的五个关键记忆系统。这五个记忆系统（见图 2.9）将出现在本章后面的话语标记表和访谈指南中，也将贯穿于第四章至第八章的五次访谈。

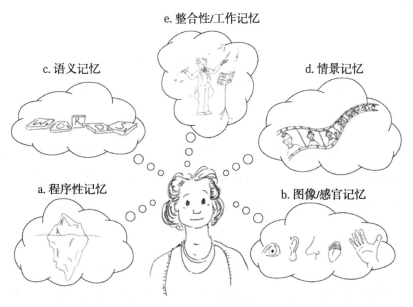

图 2.9　依恋策略形成过程中发挥作用的五个记忆系统

内隐记忆和外显记忆：概述

首先要区分的是内隐记忆和外显记忆。

内隐记忆从出生起就存在，不需要有意识地处理。它指的是前意识和前言语记忆，其中有两种主要类型：程序性／工作记忆和图像／感官记忆。

随着言语的出现，外显记忆系统从两岁开始发展。最初是以无背景信息的形式出现，称为语义记忆——使用词汇来描述我们对事件和关系所赋予的意义。大约从三岁起，我们发展出情景记忆的能力——回忆特定事件的时间、地点、顺序、人物等的能力。大约从七岁开始，我们发展出简单的整合性／工作记忆能力，然后逐步发展出越来越复杂的整合性／工作记忆能力，并在青少年期表现出更全面的能力。在成年早期，我们获得了最完善的管理工作记忆的能力，其中的一些标志是使用反思功能，以及对思考的思考（即元认知）。在下文中，我们将更详细地介绍内隐记忆系统和外显记忆系统，以及两者包含的五个子系统。

内隐记忆

从出生起，在婴儿感知身边的环境并学习对环境做出反应以提高安全性、获得安抚时，婴儿的内隐记忆便已经存在。正是通过内隐记忆，婴儿习得，哭闹会引发照料、被忽视还是会带来危险，并据此改变自己的反应，以最大限度地提高他们的安全感、获得安抚。我们在上文中提到过，婴儿在哭闹时总是被大声吼叫或忽视的情况下，他们是如何快速学会使用疏离型（"A"型）策略来抑制自己表达负面情绪的。婴儿不具备理解其经验的认知能力（例如，"我因为哭而被吼"），他们的回忆基于感官（听觉和视觉）、躯体（身体的唤起）和时间（事情发生的顺序）的信息。因此，这是一种自发和自动的回忆形式，不需要任何有意识的处理，也就是说，它不需要经过海马体的处理。这种回忆的保护性优势在于其速度：当婴儿感到痛苦时，需要能够立即发出信号。内隐记忆具有很强的主观性：它们与我们此时此刻的感受和行为相关，也与即刻经验所激发的图像／感官记忆有关。当内隐记忆被激活并影响个体的行为时，个体通常不会意识到这种情况正在发生。

从婴儿的生命早期开始，内隐记忆使他们能够进行概括，从而为心智模型提供基础。例如，关于我如何看待现在所发生的事情，接下来可能发生的事情，以及我应该如何应对，等等。因此，与婴儿拥有不可预测的、给予不恰当回应的、抛弃的甚至威胁生命的依恋对象相比，婴儿如果反复体验到被照料和被爱，将发展出完全不同的心智模型。由于心智模型的功能是寻找熟悉的体验并知道其预期的功能，这为心智可以重新创造最适合它的条件奠定了基础，无论这些经验是积极的、拒绝的还是危险的。

克里滕登（Crittenden，2008）描述了两种类型的内隐记忆，即程序性记忆和图像／感官记忆。

程序性记忆——知道如何及何时

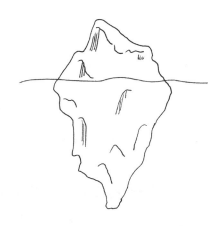

图 2.9a　程序性记忆

程序性记忆是关于感觉信息被感知到的次序或顺序的记忆。这有时被称为感觉运动表征，如知道如何走路或如何骑自行车等。在学习理论方面，这是我们发展出因果陈述的最早过程。例如，"如果那种情况发生了，那么这种情况就会发生。"婴儿可能会学到，如果他尿湿了尿不湿，然后哭泣，养育者就会过来更换尿不湿。另一个孩子可能学习到，如果他哭了，他就会被忽略，但是如果他号啕大哭，他的养育者就会过来。程序性记忆是快速、前意识和前言语的。当然，这种记忆并不总是准确的；如果一个婴儿在哭泣时，一位养育者对其大喊大叫，那么该婴儿可能会认为另一位养育者也会这样做。因此，婴儿和儿童面临的发展挑战之一是如何针对不同养育者发展出不同的策略。

由于程序性记忆在生命的早期建立，因此它奠定了行为反应的模式，这些行为可以在没有意识觉察的情况下被激活。实际上，人类的大部分行为都是程序性的，只有一小部分变为有意识的（见图 2.9 和图 2.9a，我们用冰山来表示程序性记忆，因为大多数程序性记忆是在"表面之下／意识之外"运作的）。因此，程序性行为反映了个人过去的主要经验及其未来最可能的行为。从依恋的角度来看，这是一个人的默认策略，从而让自己获得的安全感和安抚最大化。通常在来访者面对引发其焦虑或不确定感的问题时做出的反应中，或者在来访者处于有压力或冲突情况下的亲子互动中，从业者可以观察到来访者的程序性记忆。

图像 / 感官记忆——知道在哪里

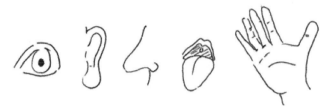

图 2.9b　图像 / 感官记忆

虽然"图像"一词暗示着对视觉记忆的关注，但实际上这是指知觉记忆，包括我们感官的所有方面。与程序性记忆一样，感官记忆不需要言语参与，并且从婴儿的头几个月就开始发挥作用。感官记忆包括视觉、听觉、嗅觉、味觉、身体感觉和疼痛，以及诸如心率和呼吸频率之类的躯体信息，所有这些都会增强感官意识。通过这种方式存储信息，感官记忆预示事件可能在哪里发生。例如，"当我听到父亲喝醉酒大喊大叫时，我就知道要躲开。"感官记忆有助于确定环境的预测性（知道安全或危险可能在哪里），并存储过去安全和危险环境的表征。它是对人、过去的经历或地点的感官记忆。例如，一间黑暗的房间，一张微笑的脸，病房的气味，苦药的味道，父母的爱抚，愤怒的声音，等等。感官记忆通常提供引发危险或获得安抚概率更高的环境信息。在身体为战斗、逃跑或冻结做准备时，感官记忆负责提醒身体，使其做好行动准备。

图像 / 感官记忆本质上也可能是躯体的，由于神经系统涵盖了整个身体，因此记忆不仅包含在大脑内部，还包含在整个身体中。我们有时会问一个人的"胃肠道反应"或"你的心脏在告诉你些什么"。

外显记忆

区分外显记忆和内隐记忆的一种方法是，当外显记忆被回忆起来时，它们会伴随着"我在回忆"的内在感觉。外显记忆有三种形式：语义记忆（以文字形式保留的知识）、情景记忆（自传体形式的）和整合性 / 工作记忆。

语义记忆——知道是什么

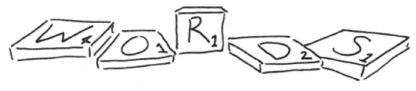

图 2.9c　语义记忆

这种记忆可以帮助我们对人和事件进行归纳并形成言语形式的理解（我们有能力知道事件以某种方式发生，人们以某种方式行为）。它可以帮助我们评估事情发生的原因，尽管在孩子很小的时候是以一种非常具体的方式进行评估。语义记忆从生命的第二年开始发展。然而，在幼儿能够对人和事产生自己的言语理解（约 5 岁到 7 岁）之前，他们必须从父母那里"借用"这种理解。父母如何解释事件并帮助孩子理解这些事件至关重要，因为幼儿缺乏自己理解这些事情的能力。因此，父母解释的方式和性质，特别是对重大事件（如祖父母的死亡）解释的方式和性质，将对幼儿解释的方式和性质产生深远的影响。与孩子调谐的父母能够帮助孩子识别和命名自己的感受，并将其与事件准确地联系起来，例如，"这真让人难过，因为我们可爱的猫咪死了，我们再也见不到它了。"当父母以体贴、感同身受的方式回应时，孩子获得成长和与他人建立联结的机会。

但是，当解释有误导性或以一种不调谐的方式表达时，孩子很容易接受他们被告知的信息，尤其当他们可预测养育者的不安全时。在这种情况下，孩子们不会问问题，因此可能会继续相信误导性的故事（"我打你是因为你不好 / 你应该被打 / 因为我爱你""我们这样相互抚摸是因为我们彼此相爱 / 你想让我抚摸你的那个部位 / 你需要了解性 / 这是一种很好的亲密方式 / 这只是一个游戏 / 你很肮脏，你活该这样"）。由于孩子缺乏挑战父母的解释所需的认知能力和权威，因此别无选择，只能接受这些解释。这可能会导致孩子在成长过程中把拒绝或虐待他们的父母理想化，或者贬低曾经努力照料他们的父母。在这种情况下，孩子可能会因语义记忆（我被告知的内容）和情景记忆（发生了什么，以及我对它的感受）之间的冲突，从而对父母产生矛盾的表征。在某些情况下，孩子最终可能会完全忽视语义解释，因为这与他们的经验无关，也不能有效预测安全或危险。有些孩子在成长过程中会习得，真相与言语的解释完全相反。

情景记忆——知道发生了什么

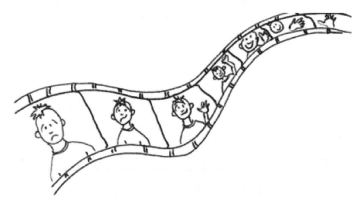

图 2.9d　情景记忆

这是我们对发生了什么和人们做什么的记忆，是更复杂的信息处理的开始。它包含以言语形式表达的程序性记忆（事件的顺序）和感官记忆（我的感受）。情景记忆系统可以帮助孩子在时间、地点、顺序和跨越时间的自我意识方面发展出更复杂的自我形象。这种心理时间之旅的能力是创造自我连续感的基础，也是这种记忆系统的自传体组成部分（Siegel，1999）。情景记忆具有三个层次：

1. 一段时间内自我的总体感觉——"小学时期的我"；

2. 站在观察者视角的回忆——"那天爸爸对校长大吼大叫"；

3. 站在参与者视角的回忆——"当我看到爸爸来到学校时，我躲在教室里，因为我知道会有麻烦"。

在儿童早期，情景记忆是与依恋对象或其他人共同构建的（例如，通过共同叙述一段情景，就像父母可能问孩子："今天动物园里你最喜欢的动物是什么？"或者"你还记得昨天在公共汽车上唱歌的那位女士吗？她对我们说了什么？"），并且通常在生命的第三年左右开始。正如我们在语义记忆中提到的那样，孩子的情景记忆的性质最初将在很大程度上取决于父母帮助孩子构造情景的敏感性和准确性。随着孩子年龄的增长，他们会发展出构建自己故事的能力，通过这些故事，他们在社会世界中创造自我意识。

根据克里滕登（Crittenden，2008）的观点，当对一个不在场的听众回忆时，一个好的情景应包含顺序（开头、中间、结尾）、人物（谁参与了和谁做了什么）、描述（位置、距离、颜色、声音等）和主要感受（我感受如何）。它也应该以过去时描述，而不是像正在发生一样被谈论。在图2.9和图2.9c中，我们使用电影胶片来代表情景记忆，旨在传达回忆的情景中应包含系列事件、人物角色、叙事的感觉等。

使用平衡型（"B"型）策略的个体会回忆整合了认知和感官信息的情景，其效果是听者清楚发生了什么，并确信事情确实是以那种方式发生的。

使用疏离型（"A"型）策略的个体倾向于强调认知信息，通常会给出枯燥的情景，虽然顺序清晰，但更像是脚本。听者最终会疑惑感受去哪里了，以及故事的某些方面是否已被清除或被淡化，从而回避令人不舒服的感受。

使用先占型（"C"型）策略的个体强调情感信息，倾向于给出生动而激发情感的情景，充满其个人感受和观点，但很少或没有连续性。这些故事的听者最终往往会对确切发生了什么感到困惑，或者会疑惑如果从另一个人的角度听到这个故事，是否会有所不同。

整合性 / 工作记忆——知道如何将各个记忆系统的信息整合在一起

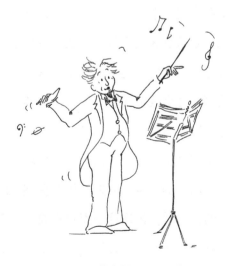

图 2.9e **整合性 / 工作记忆**

这是我们记忆系统的整合部分，即将其他四个记忆系统聚集起来，并集中注意力去权衡几个系统之间的差异，进行加工、评估，然后得出可能的新结论。通过使用这种记忆系统，我们可以在即刻意识中保存几条（可能相互矛盾的）信息，同时对这些信息进行心理加工（Woodcock et al., 2001）。在图 2.9 和图 2.9e 中，我们使用乐队指挥的形象来代表整合性 / 工作记忆系统。我们使用这个形象是为了表达该记忆系统在保持一些信息处于"播放状态"，同时对来自其他记忆系统的信息进行协调、排序、调节和修改过程中的重要作用。进一步类比，如果没有一个有效的"指挥官"，所有其他记忆系统都会自弹自唱，彼此不同步或只是产生噪声。

虽然简单的整合形式可以从 7 岁左右开始，但是深入反思的能力直到青少年期才开始，而充分使用元认知的能力（对思考的思考）要到成年早期（20 岁到 25 岁）才能全面发挥其潜能。另一种理解工作记忆的方式是，它告诉我们一个人能否超越自己的经验和感知，以"直升机视角"探索他们对自己的了解程度，并以此来发展一个更加连贯的故事。例如，当他们回顾自己的故事时，可能会注意到类似下面这句话表达的情况：

"这很奇怪，我总是告诉自己和他人，我父亲是个温暖、友善的人。但是今天，我再次听自己谈论他时，我想不出他为我做的任何一个真正让我感觉温暖或友善的例子。我想，这让我开始思考，我们之间到底是什么样的关系。"

在这里，这个人发现了两个记忆系统之间的差异。语义系统将父亲描述为温暖、友善的人，工作记忆却注意到情景系统无法呈现一个实际的例子。然而，他的工作记忆促使他重新评估这种关系并创造了一个更加连贯的故事。理想的结果是一个整合性的、有意识地思考过的、连贯的故事。这个故事代表了他与世界的关系，以及如何在其中发挥作用以适应当前状况的真实写照。

但是，在危险情况下，个体可能没有时间进行这种反思性思考，因为延迟反应可能会使情况更加危险。当我们试图了解在童年时期经历过极端危险的成年人（尤其是那些经历过反复发生危险的人）的行为时，记住这一点很重要。对于许多面临这种极端危险的人来说，一位调谐的工作者以容纳的姿态在场可能是他们生命中第一次有机会深刻地反思自己的想法、感受和行为策略。这样的机会不局限于心理治疗或心理咨询，例如，也可以发生在一名从业者让来访者反思他们的童年早期，及其对当前作为伴侣或父母角色的影响时。我们将在第四章到第八章中看到许多此类干预的案例。

如前所述，工作记忆依赖于一个人有能力意识到，自己有两种或多种可能相互矛盾的想法，以便对它们进行评估并处理差异。根据此定义，在面对压力／危险情况时，该种能力较弱的人不太可能使用心智来权衡多个记忆系统的多重突发事件，因此更有可能依靠程序性／工作记忆和图像／感官记忆（即未经有意识地思考就采取行动）。然而，这种内隐记忆依赖于早期的功能模型，这些模型在儿童时期是适当且具有保护性的，但是如果在以后的生活中以同样的方式使用，通常会导致适应不良。这也表明，遭受过更大危险的人需要更多的帮助来发展更加平衡的策略和连贯的故事。

整合

使用我们的整合性／工作记忆系统的能力有多重要？当我们谈论与依恋相关的"整合"时，这意味着什么？简单来说，在这种情况下，整合意味着将不同的部分汇集为一个有效的整体（Siegel，2008）。从信息加工的角度来看，整合发生时，我们会集成所有与处境相关的想法和感受，舍去不相关的信息。整合的心智可以从过去和当下获取有用的信息，从而学习自我组织和规划未来。相比之下，如果重要信息被遗漏、碎片化、错误归因、夸大、最小化、扭曲或伪造，那通常会导致个人叙事缺乏连贯性，并可能导致一系列情感和行为问题。发展连贯且整合的心智是创造情绪健康和心理弹性的核心目标，这种整合与调谐的人际关系（塑造大脑神经连接和神经模式）紧密相关（Siegel，1999）。

整合的六个领域

整合包括以下六个方面。

1. 整合大脑和身体

- 将大脑与身体整合，由于神经系统延伸至身体的各个部位，大脑也延伸至整个身体。这种整合形式包括关注身体传递给自己的信息，并根据这些信息做出适当的反应。当身体信号被忽略或回避时，它们有升级为躯体症状的趋势（焦虑、外伤、溃疡、胃灼热、胃病、心脏问题、呼吸困难、极度疲劳、头痛、腰痛等）。

● 学会活在"自己的身体里"并充分融入自己的身体（即不仅是"顶在身体上的头"或一组功能器官的集合。）

● 整合我所有的感官知觉，如听觉、视觉、触觉、味觉、嗅觉及时间和空间知觉。

2. 整合心智和大脑

● 通过调节和关注心智活动来整合心智和大脑，知道自己使用心智的方式会对大脑的神经元连接产生深远影响。因此，个体可以用自己的心智来塑造自己的大脑（Kabat-Zinn，2005）。

● 将"高级脑"的功能与"中级脑"和"低级脑"的功能整合。西格尔（Siegel，2007）将这称为"垂直整合"。

● 整合自己的想法和感受。

● 整合各种情绪"状态"，如兴奋、快乐、贪玩、沉思、有趣或无聊等。理解这些都是情绪的正常状态，且每种状态都有其作用。

3. 将自我的各个"部分"整合成一个功能性整体

● 将感知中可以退一步观察心智、大脑及关系的部分与沉浸在经验中的部分整合起来。有时，这被称为"元"功能（即独立于或高于经验，客观地看待我），有时也被称为"与自我对话"。例如，我们能够有意识地关注并调整自己的行为，以便更好地与他人建立联系。对于许多人来说，"元"部分也被认为是个体精神本质的一部分——这部分自我体验到深刻的内在真理、经验，以及存在的一致性（Kabat-Zinn，2005）。换句话说，当我们用心智进行这种类型的整合时，我们对"自我"和"我们是谁"的感觉最一致。

● 整合"自我的各个部分"（有时称为内在角色），这些部分可能有相互竞争的需求。例如，将"我想逃跑并加入马戏团"的部分与"我要稳定工作以实现长期目标"的部分相整合。为了能够充分地整合自我的各个部分，一个有用的内部角色是所有内部角色的"指挥官"，这个"指挥官"能够将所有相互竞争的内部角色整合成一个功能性整体（Blatner，2007）。这个角色有时被称为执行自我或内部管理者。

- 整合创造性、直觉的（右脑）自我与理性、逻辑的（左脑）自我。
- 整合不同部分自我，使自己朝成长、发展和积极变化的方向发展。
- 以开放和好奇的态度调谐内部世界和感知的各个方面（Wallin，2007）。

4. 整合记忆，并以连续的叙事方式对其进行时间和空间定位

- 将感到熟悉和安全的部分，与记忆中过去可能是"禁区"的部分进行整合，这样心智或记忆中就没有"被排除"或"被禁止"的区域。这是一种重要的整合方式，因为如果"被禁止"或"阻挡在视野之外"的部分始终处于分离或防御的状态，它们就会习惯性地以一种隐蔽的方式呈现。"我们所抗拒的东西会一直存在。"
- 整合不同类型的记忆（例如，我对事件的记忆及事件发生当时我对事件的看法和感受，对比现在我的看法和感受），这样个体给自己讲述的关于过去的故事就充分利用了自己所有的整合能力。
- 整合过去、现在和未来，并了解事件和关系发生的时间，这包括坚持记忆中确定的部分，承认一些记忆的不确定性。这种形式的整合包括有目的地、调谐地将自己完全定位在"当下"，进而有目的地、调谐地进入未来。
- 整合现在的观点与过去的观念，并且能够追踪自己不断发展的理解力，从而区分自己的观念是如何随着时间的推移而变化的。例如，我们过去可能对自己和生活中的重要人物有一些看法，而这些看法可能会随着时间的推移而改变。这种类型的整合包括能够理解自己在不同年龄拥有不同的能力。例如，当人们感到无助，或"责备"年轻时的自己时，这一点就变得至关重要。这种类型的整合包括"宽恕"的能力，对年轻时的自己表示同情的能力，以及运用经验教训的能力。

5. 在与他人的关系中整合心智和大脑

- 整合自己与他人的观点、需求、兴趣、感受和目标，并相应地调整自己的行为，

因此可以与他人建立合作关系，实现彼此满意的目标，形成并维持有爱的关系。

- 将他人告诉自己的部分和榜样示范给自己的部分，与自己的想法和决定进行整合。对在儿童时期受到有害信息或不良榜样示范的个体，这是非常重要的整合形式。整合代表拒绝有害影响的能力，以及对情感和言语威胁及虐待说"不"的能力。

- 整合自己对以下内容的理解：自己现在的需求、兴趣和能力与小时候有所不同，其他人也是如此，包括自己的孩子（如果有）。同样，个体认识到自己的父母可能随着时间的推移而改变，自己与他们关系的性质及他们对自己的权力和权威也发生了变化。

6. 将自己与更大的世界 / 更高的意识中的其他部分整合

- 整合自己认为世界"应该"有的样子与世界真实的样子（即进行"现实检验"）（Kabat-Zinn，2005）。这并不一定意味着要被动地适应现状，而是要充分认识并接受当下的处境，以使自己最好地适应现实，这可能包括努力改变现状。

- 将自己的行为角色与周围的环境整合，以便充分发挥适合自己的处境、人际关系和目标的角色。将自己的生活定位于做贡献并鼓励他人，尤其是下一代成长和幸福。

- 将自我与生命的存在整合为一个整体，并了解自己在人类历史长河、生与死的循环、地球生命的进化及不断膨胀的宇宙中的位置。对万物之间的联系有更高的意识。

图 2.10 显示了整合的六个领域。该图展示了整合如何在系列不同的过程中发生。在任何工作环境中，你都可以使用整合的这六个方面来帮助他人成长，更好地完成整合并获得更好的生活质量。奥佳华（Ogawa et al.，1997，p871）总结了整合的重要性，甚至指出："整合不是自我的功能，整合是自我本身。"

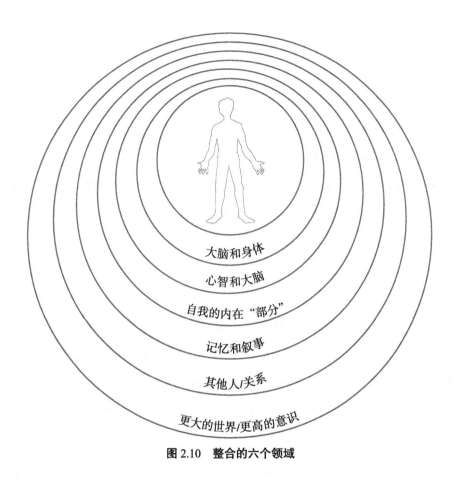

大脑和身体

心智和大脑

自我的内在"部分"

记忆和叙事

其他人/关系

更大的世界/更高的意识

图 2.10 整合的六个领域

话语和话语标记

在本节中，我们将说明如何识别言语和非言语交流（话语）的模式，以帮助我们理解受访者使用的依恋策略，从而了解什么样的方法有助于推动形成一个更完整的故事。本节以对成人依恋访谈（Adult Attachment Interview，AAI）的解释作为开篇，以此为例说明结构化自传体回忆如何通过识别话语模式来帮助我们识别依恋策略。然后，我们解释两种用于识别和理解话语的实践工具：话语标记表和基于依恋的访谈指南。

分析一个人的依恋故事

有三个主要的信息来源可以帮助识别成年人的依恋策略。

1. 直接观察成年人对其依恋对象的依恋策略（即他们寻求安抚、安全或保护的成年人），尤其是在有压力的情况下。

2. 有关个人历史和行为的信息。

3. 成年人依恋访谈（AAI）。

你可能已经将直接观察和历史记录作为标准做法的一部分，如果你的工作尚未这样做，将 AAI 用作评估过程的一部分可能会有明显的优势。虽然本书无法提供 AAI 访谈过程或编码的指导，但 AAI 研究发现的理解成年人依恋和话语的重要见解非常值得了解。

成年人依恋访谈

成年人依恋访谈（Main et al.，2008；George et al.，1985/1996；Hesse，1999；Crittenden and Landini，2011）是关于成年人的依恋对象及依恋相关经历中的心理状态的描述性评估。AAI 根据详细的条款进行分析和编码。虽然本书不教读者如何进行 AAI 编码或可靠地编码 AAI（这需要几个月的严格培训和可靠性测试过程），但解释 AAI 的核心原则和实践可以广泛地应用于工作中，包括试图了解一个人的生活故事及其如何塑造他们的思维和行为。这种自传体或叙事分析的形式所基于的观点是，个体如何与他人谈论自己反映了其内在过程。第三章所描述的 LEARN 模型基于解释 AAI 的原则，为引发和促进来访者依恋故事的整合提供了一个实用的框架。

AAI 旨在为受访者提供安全的环境，让他们回忆和反思自己的依恋经历。这是一个半结构化的自传式访谈过程，在此过程中，受访者会被问及与童年依恋相关的主题，如安抚、照顾、一致性、保护、丧失、拒绝、忽视、性、危险或欺骗的经历。在访谈过程中，受访者的依恋反应会在回忆某个特定依恋对象时被激活，或者在回应访谈问题本身时被激活。在回答问题时，受访者需要完成与访谈者合作交流和回忆重要情感信息的双重任务（Siegel，2008）。

依次探讨每种依恋关系，并从五个层面探究受访者的回应：

（1）回忆依恋关系的细节；

（2）回忆这些细节的方式；

（3）受访者评估依恋关系的方式；

（4）受访者反思自己的依恋故事及发现并矫正差异的能力；

（5）受访者与访谈者的互动和回应。

通过探索这些领域，我们可以看到受访者如何处理来自五个不同记忆系统的信息。访谈者提的问题都是针对特定记忆系统的。例如，下面这个问题便是访谈者邀请受访者使用其语义记忆系统：

"你能想到五个词或短语来描述你小时候与母亲/父亲/祖母/寄养者的关系吗？"

受访者被要求用一个具体的例子，说明其与某个特定依恋对象的关系是"有爱的/冷漠的/奇怪的……"，并使用受访者使用的确切词语。这两个问题，语义记忆（五个关于关系的单词或短语）和情景记忆（每个单词或短语都要求一个例子）都被探索和比较。此外，通过比较这些问题的答案，访谈者可以开始评估两个记忆系统的连贯程度。受访者对这些问题的回答方式被称为话语，包括言语和非言语交流。

例如，如果一个受访者称父亲是"关心自己的"，但接着举一个父亲殴打他的例子，访谈者就会看到一个记忆系统与另一个记忆系统的相互矛盾：

"一个他有多关心我的例子是：在我收到了这份糟糕的成绩单后他打了我，更糟糕的是我对他隐瞒了这份成绩单。我被打得很严重，红肿的伤口疼痛了好几个星期！（笑）但是那天我真的从他那里学到了重要的一课——要说实话。"

受访者的描述也涉及图像/感官记忆系统，"红肿的伤口"这一鲜明、有视觉冲击力的图像与"关心自己的"这一表述相矛盾。如果受访者描述自己与父亲的关系时以足够明显的方式重复了这些矛盾或差异，那就形成了一种模式。这种模式可以通过一些方式得到验证，如受访者在与特定依恋对象的关系中处理信息的方式及其心智模型。在上面的例子中，即使有明确的证据表明父亲有暴力行为，受访者依旧将父亲这个依恋对象理想化并免责化。此外，受访者否认自己的感受和观点（当他回忆起被殴打的痛苦时却笑了），所有这些都可能支持访谈者形成一个假设，即该受访者对父亲使用了一种疏离型（"A"型）依恋策略。

来自其他两个记忆系统的证据可能会进一步支持这一假设。程序性记忆将告诉受访者如何应对访谈者及他们所讨论的内容。例如，受访者对访谈者的态度可能是恭顺的，即"我希望我正确地回答了你的问题"，或者疏离的，如"我真的只记得这些了"。在这里，受访者对访谈者使用了疏离型策略，即通过讨好的方式（在第一个示例中）或回避情感的方式（在第二个示例中）。

整合性/工作记忆将在受访者回应引发反思和整合问题的方式中得到体现，例如，对"作为一个成年人，你现在回顾与父亲的关系时对此有何想法"这个问题的回应为诸如"好吧，爸爸就是爸爸，至少我有一个爸爸，不像我的一些朋友那样"这种老生常谈的方式，这往往可以让访谈者确认受访者使用的是疏离型策略。在安妮（第五章）和亚当（第六章）的案例中，你将看到两种疏离型话语的示例。

> 在安妮（第五章）和亚当（第六章）的案例中，你将看到两种疏离型话语的示例。

但是，如果受访者发现自己的语义记忆和情景记忆之间存在差异，那将是一个令人鼓舞的证据，证明他有潜力重组自己的故事，让其更加平衡和整合：

> "有意思的是，今天我第一次真正听到自己告诉你，我爸爸很关心我，尽管他打了我。我想我从来没有真正想过那是什么感觉。"

在使用平衡型（"B"型）策略的受访者中，来自五个不同记忆系统的信息将是连贯的，而不是矛盾的。尽管整合可能源于真正安全无忧的童年，但也可能来自对一段复杂而有问题的依恋关系的反思，正如下面对要求使用词或短语来描述与依恋对象的关系时，受访者的回应所示：

> 尽管整合可能源于真正安全无忧的童年，但也可能来自对一段复杂而有问题的依恋关系的反思。

> "我想说，我与父亲的关系很复杂。曾经有过与他在一起的幸福和安全的时候，但也有一些更加艰难的时期，例如，当他沮丧时，我们的关系紧张时，以及我对他非常生气时。"

让我们假设受访者随后提供了清晰的例子来说明这五个描述性的词语：复杂、幸福、安全、紧张和非常生气。之后，我们邀请受访者反思他的记忆，问他对父亲的感受和想法是否随着时间的推移而发生改变，如果有改变，是如何改变的：

> "我想在我十几岁时，我对他很生气，因为他总是陷入自己的痛苦中，以致在那段时间里他似乎对我不太感兴趣。当时我很生气——他被困在自己的情绪里，这似乎很自私。但现在回想起来，我意识到，就像其他在那段时间失去工作的所有人一样，他痛苦又沮丧——他的全部生命被夺走了，我猜他会感到无用和绝望。他最终在其他地方找到了工作，并重新变回我小时候熟知的那个父亲的样子。这让我也可以从他的角度来看待事情，并意识到失去工作对他来说是多么痛苦。所以，我为当时的我和他都感到难过，实际上我已经开始和他谈论这件事了。我想我们谁也不想让事情就这样埋在心里。"

在这段摘录中，我们可以清楚地看到受访者的整合性记忆／工作记忆如何帮助他反思和修改关于父亲的故事，其中包含从父亲的视角理解父亲，识别自己内心深处的悲伤和失落，并促使自己就此事与父亲沟通，以实现和解。尽管在青少年时，与父亲的关系有时充斥着紧张和愤怒，但受访者作为成年人，通过使用工作记忆来整合所有其他记忆系统的信息，获得了连贯的故事。换句话说，平衡型依恋策略可以在有问题的成长史中形成，正如我们将在第四章中听到贝丝谈论她的生活时看到的那样。

> 平衡型依恋策略也可以在有问题的成长史中形成，正如我们将在第四章中听到贝丝谈论她的生活时看到的那样。

重要的是要记住，策略不能定义个体。一个人可能确实有一系列策略，并在不同背景下、在不同的关系中使用它们。鲍尔比（Bowlby，1971）观察到，婴儿可能对母亲使用一种依恋策略，而对父亲使用另一种策略。这强调了依恋策略存在于特定关系的背景下，而不是仅存在于个体中。例如，如果上述受访者对母亲使用先占型策略，那么在被要求用五个词语来描述这种关系时的话语可能是类似下面这样的：

> "我的母亲——好吧……呃……我能说什么呢……我可以告诉你她不在我身边的

时候，比如她站起来离开我的时候（进入长篇大论，围绕不同的主题并且很难听明白）……所以，不，她从来没有，从来没有在那里，反正从来没有。她作为父母简直是个笑话……（嘲弄的笑）。"

在这里，受访者无法专注于自己的语义记忆，而是陷入了愤怒的情绪，这种情绪通过重复地使用同一个词（"从来没有"）而得到了加强。此外，尽管被要求使用描述性词语，但他很快开始讲述一个混淆时间、地点和人物的故事。因此，这显示了他的语义记忆和情景记忆之间的混淆，以及感受和事实之间的混淆。这些是先占型（"C"型）策略的标志。在第七章和第八章中，我们会遇到两个人物，卡勒姆和克里斯蒂，他们分别使用了"C"型策略的不同变体。

> 在第七章和第八章中，我们会遇到两个人物，卡勒姆和克里斯蒂，他们分别使用了不同的"C"型策略的变体。

总结：在让受访者回忆与不同依恋对象的关系时，访谈者可以使用有目的地探究五个记忆系统的问题，**通过关注受访者的话语来更多地了解他们**。这可以帮助访谈者更深入地了解来访者，**特别是他们如何在亲密关系中发挥功能**。为了帮助访谈者识别和理解话语模式，我们现在解释话语标记表。

话语标记表

话语标记表旨在帮助读者识别与不同依恋策略相关的重要话语模式。这些表格围绕三种依恋策略组织，按"A"型策略、"C"型策略和"B"型策略的顺序排列。我们以"B"型策略结尾，因为它代表了"A"型策略和"C"型策略的整合。

每种策略的话语标记基于五个记忆系统被进一步组织：程序性记忆、图像／感官记忆、语义记忆、情景记忆和整合性／工作记忆。

"A"型策略和"C"型策略的程序性记忆系统包含三个要素：受访者对访谈者的态度，他们如何定位自己与其所描述的事物的关系，以及他们如何表达（或不表达）负面情感。每个编号后的粗体字描述了该组话语标记的特征，即个体正在使用哪种类型的策略处理信息。接下来是关于在该标题下应该倾听和寻找什么样的信号指标，下面是一个示例。

"A" 型策略话语	备注
程序性记忆 **对访谈者的态度** 1.（特征）小心地操控自己所说的话。（话语标记）回避可能引起痛苦或愤怒的话题，切断回应，隐晦的回应，使用否定短语，隐瞒信息，口吃／停顿，审查自己的言语 2.（特征）尝试宽慰和安抚访谈者或尝试表现良好。（话语标记）顺从／给予访谈者过多的权力，与访谈者一起分析	

一般而言，当你在每个记忆系统中进行话语标记时，列表中越靠后的标记代表着越复杂、越令人担忧或越危险的依恋模式。特别重要的是任何有意欺骗、妄想或未解决的创伤或丧失的信号指标。通过理解受访者的话语模式，访谈者可以对他们与所讨论的依恋对象之间的依恋策略形成假设。

重要的在于识别模式，而不是单次出现的话语标记。话语标记的单次出现，如一次否认感受，并不代表一种策略。出于实践目的，若同时出现以下情况，则可以将模式视为显著的：

（1）在与依恋有关的访谈中至少有三个同种话语标记的例子；

（2）该模式出现在三个或更多记忆系统中。

当受访者真正反思并修改其"C"型策略或"A"型策略的故事时，在整合性／工作记忆系统将会出现重组"B"型策略的证据。例如，"现在回头看看，我发现有时候我是多么不可思议。我还有很长的路要走，但我已经开始意识到需要站在他人的角度看问题。"

提示

本书提供"话语标记表"和"访谈指南"，用于帮助你观察一个人是否表现出广义上的"A"型策略、"B"型策略或"C"型策略，或者这些策略的组合。"访谈指南"的目的还在于帮助你根据自己对来访者依恋策略的认识，思考可能对他们有帮助的反应。"访谈指南"的目的不是让你对访谈进行正式的"编码"或"分类"，因为这需要长期的培训、可靠性测试和定期的补充测试以维持信度。

　　虽然我们从克里滕登和兰迪尼（Crittenden and Landini，2011）及梅因等人（Main et al.，2008）那里借鉴并改编了编码框架的某些方面，但我们强调，"访谈指南"中提供的用于理解的概念和框架并不意味着要取代成年人依恋访谈（AAI）。如果你在工作中已经使用 AAI，则此材料可能会提供有用的辅助。如果你在工作中尚未将 AAI 作为成年人依恋评估的一部分，我们建议你将国际依恋研究协会的网站作为起点，去学习如何在与成年人的工作中使用 AAI。

使用话语标记表

熟悉这些表格和话语标记的最佳方法是使用它们。下面是如何使用它们的方法。

- 访谈后立即进行分析，即识别话语标记。例如，在右边的备注栏，你可能希望记录观察到的话语标记的具体例子，或者逐字引用原话。备注栏需要在访谈结束且你对细节记忆犹新时立即完成，在督导、汇报时再进行跟进。
- 与同事交流，汇报和反思访谈情况。
- 设置一名观察员，一边观察一边记录。
- 如果你在访谈期间做记录，这些记录可以用来帮助你在访谈结束后完成话语标记表。
- 在督导中，讨论和分析受访者的互动模式。
- 与涉及案例的其他工作人员进行讨论，如养父母或住家工作者。
- 分析访谈的录音录像。

作为学习过程的一部分，我们鼓励你在阅读第四章至第八章的五个案例研究期间和之后使用这些表格。

格莱斯准则

分析话语连贯性的最简单方法之一就是使用格莱斯准则（Grice，1975）的四个准则。它们起源于言语学和逻辑学，但在这里却非常适用。格莱斯认为，话语可以从其量、质、相关性和态度 ① 四个方面进行评估。最容易想到的是对特定问题的回答，例如，"你能用五个词或短语来描述你与母亲的关系吗？"

1.**量的准则**：回应是太多（漫无边际）还是太少（含糊其辞）还是差不多？

2.**质的准则**：证据与受访者的说法相符吗？例如，受访者说"我的母亲很爱我"，但随后给出了一个残酷惩罚的情景。

3.**相关性的准则**：受访者回答问题了吗？例如，当被问及她的母亲时，她告诉我们关于她父亲的事。

4.**态度的准则**：受访者对我们的态度是合作有序的、好斗的还是顺从的？

话语标记可以提供受访者的哪些信息

话语标记是关于受访者在回忆和评估有关依恋对象的信息时，以及在此时此刻的访谈过程中，其心智如何工作的言语和非言语信号。因此，它们为工作者提供了关于受访者如何回应访谈者的有用信息。更具体地说，话语标记表明了受访者的心智在以下 10 个关键领域整合得如何。

1.**事实和感受**：过多地关注事实（"A"型），过多地关注感受（"C"型），两者处于平衡地关注事实和感受（"B"型）。

2.**时间、地点、人物、顺序**：过度关注地点，让人困惑的，连贯的。

3.**悲伤、恐惧、愤怒的情绪**：疏离的表达，夸大的表达，真实的表达。

4.**自己的观点与他人的观点**：过于在意他人的观点，过于在意自己的观点，两者平衡。

5.**过去与现在**：与过去保持距离，沉浸在过去，整合过去和现在。

6.**关系 / 其他问题**：否认的，夸大的，承认的。

7.**责任分配**：过多地承担责任，过少地承担责任，适当地承担责任。

8.**自我意识**：不连贯 / 分裂的，不稳定 / 多变的，连续的。

9.**对未来的观点**：固守僵化规则的，神奇 / 无解的，灵活的。

---

① 态度一词英文为"manner"，该词在格莱斯准则中一般译为"方式"，但考虑到此处的上下文，本书将其翻译为"态度"。

10. **对访谈者的态度**：恭敬的，好斗的，合作的。

通过分析这 10 个关键领域中不同话语标记提供了哪些有关人际功能和个人内部功能的信息，我们不仅可以推断受访者依恋策略的大概性质，还可以推断该策略的功能。

反思

在阅读话语标记表时，请思考以下内容。

- 话语标记是否会让你想起某个特定的来访者？或者你是否会想起某个来访者，其依恋策略或话语让你感到困惑？

- 与该来访者谈论他们的生活史和依恋史后，查看话语标记表，看看你能辨识哪些标记。这些标记反映出来访者的模式有多强大？尝试使用话语标记表来帮助你了解来访者的话语并辨别模式。

- 检查不同的表格，查看是否有证据表明来访者使用了不同的依恋策略。重点在于尝试理解来访者的话语，而不是得出一个确定的答案。时刻准备着接受你的假设被证明是错误的。

- 然后，继续阅读并了解访谈指南如何帮助你理解来访者这个人并与其工作。

复习

请描述以下内容。

- 大脑的三个区域及其功能。
- 杏仁核和海马体的功能。
- "大脑的功能和发育"与"依恋和情绪的自我调节"之间的关系。
- 支撑心理和情绪健康的六种类型的整合。

- 五个重要的记忆系统及其运作方式。

- 言语和非言语交流（"话语"）的模式如何为潜在的依恋策略提供重要线索？

话语标记表

话语标记表："A"型策略话语 （此表供快速参考。关于每个话语标记的更多细节及如何处理它们，请见"访谈指南"）	备注
程序性记忆 **对访谈者的态度** 1. **小心地操控自己所说的话**：回避可能引起痛苦或愤怒的话题，切断回应，隐晦地回应，使用否定短语，隐瞒信息，口吃／停顿，审查自己的言语 2. **尝试宽慰和安抚访谈者或试图表现良好**：顺从访谈者／给予访谈者过多的权力，与访谈者一起分析 **自我与所描述内容的关系** 3. **与过去的感受、事件及依恋对象保持距离**：描述脆弱的自己或依恋对象时，遗漏自己和人称代词；缺少人称代词；使用"如果……那么……"的句式；遗漏人物；将情感名词化（"恐惧／悲伤"）；生硬的、"文绉绉的"话；假设性的短语 **情感的表达** 4. **否认／忽视自己的感受**：忽视负面情感；虚假的正面情感（悲伤／恐惧／愤怒时却表现出微笑／大笑）；最小化负性经验；贬低自我；自动否定负性事件；负面情感错置（放到本不属于它的地方） **注意**：负面情感仍可通过非言语或躯体的形式（如通过颤抖的双腿、紧绷的下巴、姿势和手势、面部表情、恶心、头痛、出汗及心悸）表现出来	
图像／感官记忆 5. **拒绝令人痛苦的图像／感官记忆**：遗漏、回避或远离图像／感觉记忆；错置记忆，使用其他人的记忆 6. **使用地点图像**：专注于视觉、听觉、嗅觉、物体、地点、自己周围的环境而非人物的信息 7. **强烈或不连贯的图像**：图像与用于描述它的词或短语隐约有联系；给出鲜明而有冲击力的图像，但否认与图像相关的情感（通常与"被禁止的"情感相关）；在极端情况下，可能会产生获得安抚／保护的妄想性图像	

话语标记表："A"型策略话语 （此表供快速参考。关于每个话语标记的更多细节及如何处理它们，请见"访谈指南"）	备注
语义记忆 8. **语义记忆比情景记忆更容易获得**：小心翼翼地给出描述性形容词，管理自己留给他人的印象 9. **绝对的或极端的**：理想化过去；一个依恋对象是全好的或不应该被责备的，另一个依恋对象则是全坏的，或者两个依恋对象都是全好的；人们"总是"或"从不"或"非常非常"好或坏 10. **即使有证据表明不是自己的责任，仍要承担责任**：错误地把时间顺序当成因果关系和责任；当有证据表明是依恋对象的责任时为依恋对象开脱，并可能使用父母的批评话语来描述自己（"我是个厚颜无耻的小混蛋"）；错误地定义依恋对象的意图，例如，"他在向我表达爱"	
情景记忆 11. **声称对童年的某些记忆缺失**：否认负性经验，对记忆的缺失未表现出担心或惊讶 12. **全是负性情景，但受访者对此并没有意识**：用负性事件来支持正性形容词；情景不支持语义描述或给出的积极"总结"；错置情景，使其与他人有关而不是与自己有关；没有正性情景，但对此没有意识 13. **通过语义推理建构记忆**：使用重复词汇（"她就是非常非常有爱的"）而不是情景；使用假设性的例子代替被删除的负性经验；将自己表现得强大、无懈可击；没有情景 14. **在负性结果出现之前切断记忆**：切断缺少安抚的情景；将注意力转移到中性话题上；没有负面情绪，如恐惧、愤怒、悲伤、对安抚的渴望 15. **扭曲记忆，以使依恋对象无须负责**：理想化依恋对象，甚至达到妄想的程度；归罪于自己而不是依恋对象；从依恋对象的视角回顾负性事件；极端：回忆起妄想性人物	
整合性记忆 / 工作记忆 16. **使用积极的陈词滥调**：使用陈词滥调对过往事件进行正性的解释，而不承认负性事件和正性事件之间的细微区别 17. **回避整合性思考**：不能整合，当被邀请反思时转移话题，仍然意识不到陈述或记忆里的差异和矛盾 18. **继续责怪自己 / 为父母开脱**：当被邀请反思时，不会吸收新信息 19. **不确定的、失败的元认知**：对自己的想法进行思考的过程失败，不对自己的想法进行思考	

话语标记表："C"型策略话语	
程序性记忆 **对访谈者的态度** 1. **表现得好像访谈者的注意力随时可能被分散**：努力吸引访谈者，使其卷入故事中 2. **寻求与访谈者的亲密感**：吸引 / 屈从 / 引诱访谈者实施拯救；用强烈的情绪引发访谈者的安抚 / 向访谈者示弱；通过不负责任的故事吸引访谈者结盟，或者联合起来对抗依恋对象或伤害性的境况	

（续表）

话语标记表："C"型策略话语	
3. **尝试与访谈者建立权力等级**：对抗 / 打断访谈者；交替地引诱和惩罚访谈者；提供引诱人的信息，如果访谈者中了圈套，就会"抓住"他们，从而让访谈者保持专注，且失去平衡	
4. **给人一种危险 / 暴力迫在眉睫的感觉**：欺骗性的威胁和背叛，偏执和极端的被害者形象交替出现；恐吓访谈者 **自我与所描述内容的关系** 5. **沉浸在情景中**：冗长的句子结构里几乎没有时间顺序或因果关系，与不在场的人直接对话 6. **否认依恋对象的安抚特征或家庭的重要性**：与依恋对象和家人之间保持距离或明显缺乏对他们的同理心 **情感的表达** 7. **嘲笑自己或他人的苦难，或者对愤怒的陈述一笑置之**：用情绪向访谈者示弱，或者取笑自己或他人（包括"捉弄"他人，即"抓到你啦"） 8. **当需要深思熟虑地反应时，爆发出强烈的情感**：说话时表现出强烈的愤怒或恐惧情绪，泪流满面和 / 或抱怨 9. **表现出扭曲的积极情感**：引发访谈者的拯救（这与"A"型策略虚假的正面情感相反，后者是为了尽量减少访谈者的关注） 10. **对仇恨和恐惧相关的主题表现出明显的冷漠或残酷**：自大，如自吹自擂、恐吓与多疑、极度害怕交替出现	
图像记忆 11. **多个图像**：回忆起多个图像，但几乎没有秩序感、因果关系或顺序 12. **鲜明而有冲击力的图像**（如通过言语和动作）：有活力的、激烈的言语和情感；使用生动的言语（"砰"）；可能会沉浸于图像中，就好像它正在发生；在描述过去的图像时，可能会转而用现在时 13. **妄想性图像**：妄想自己凌驾于另一个人身上，或者对来自某个人物（自己需要这个人的保护）的威胁存在偏执性妄想	
语义记忆 14. **负性语义思考**：对自己的人际关系做出含糊不清的陈述，无法找到描述关系的词或短语，做出矛盾或摇摆不定的陈述 15. **纠缠于单个事件上**：将所有错误和不良事件都归结于一个人 / 一件事 16. **用贬损的和负性的词语来描述父母和人际关系**：这可能表现为针对父母一方，而理想化另一方 17. **错置因果**：责备他人，而不为自己在事件中所扮演的角色负责 18. **理想化的神奇未来**：提供神奇的未来愿景，但不知道如何实现	
情景记忆 19. **将模糊的情景 / 几个情景放在一起**：模糊的、绕来绕去的情景，情景不支持用来描述这种关系的词或短语，多个的、不完整的、偏离主题的情景，情景中时间、地点、人物的边界不清，事件秩序混乱	

（续表）

话语标记表："C"型策略话语	
20. 缺乏负性情景来支持负性词或短语（语义记忆）：体现在描述重要关系时	
21. 给出了负性情景，但否认其负面影响：提供负性情景来支持负性词语，但否认其影响	
22. 准确的情景，但遗漏信息以扭曲原因：自己是无辜的，或者错怪他人；虚假的责备（报复）或无辜（诱惑——"拯救我"）	
整合性记忆 / 工作记忆	
23. 借用心理学术语：表现得有洞察力，但没有将其整合到自己的认知中；可能包括娴熟地误导访谈者	
24. 思维过程存在明显的缺失环节：忽略元认知，暗示两种不相干的想法有"神奇的"连接，否认复杂的因果关系，否认多种观点	
25. 保留错误的认知和未解决的感受：合理化过去的错误，并继续为自己的错误责备他人	

话语标记表："B"型策略话语	注解
程序性记忆 **对访谈者的态度** 1. 合作：流畅地与访谈者轮流说话，与访谈者合作，考虑访谈者的观点和自己的观点 **自我与所描述内容的关系** 2. 聚焦主题：包含自我，并愿意处理困难或痛苦的话题，因为这些话题已经解决或大部分已经解决；承认自己的感受 **情感的表达** 3. 恰当的情感：当回忆起令人不愉快或痛苦的事件时，能够区分过去的情绪和现在的情绪；可以表达恰当的正面情感。	
图像 / 感官记忆 4. 生动鲜活的图像：包含恰当的时间、地点、顺序、角色归属，以及与自我相关的情感意义；可能有多种感觉，如触觉、视觉、嗅觉、味觉、听觉；复述中不会无意间流露出古怪或生硬的方式	
语义记忆 5. 能够进行有区别的和平衡的比较：使用有区别的词汇和短语，例如，平衡正性和负性描述，并在不同的依恋对象之间适当地分布；区分时间顺序和责任 / 因果关系；准确分配责任，并考虑到事件发生时当事人的成熟度、拥有的权力和知识等多种原因和议题；对自己的行为承担适当的责任	
情景记忆 6. 情景中事件的顺序连贯且独特：包含认知顺序、事件、结果和原因，以及感受和图像；有可靠的证据支持情景；情景与描述性词语或短语（语义记忆）相匹配	

（续表）

话语标记表："B"型策略话语	注解
整合性记忆／工作记忆 **反思功能和元认知** 7. **考虑所有信息**：能够在没有提示的情况下对记忆中以往经历的过程和细节进行反思 8. **关注差异**：在有或没有提示的情况下对自己的思考进行思考，并从这种思考中获益；试图纠正矛盾、遗漏或错误的信念或情感 9. **在评估所有信息的基础上发展新的理解**：对于危险事件，丢弃仅针对某情景的独特信息，保留对未来有保护的信息；承认事件的复杂因果关系，并接受可能存在模糊或不确定的信息 10. **能够对未来构建更准确的预期**：在需要时灵活使用各种策略，包括"A"型策略和"C"型策略；能够推理出复杂的结论，容纳痛苦的感受或将感受恰当地表达出来 11. **能够同理所有人**（包括自己）：能保持童年的真实，并原谅父母／家庭成员等人的错误行为；即使在最残酷的生活故事中也能找到好的一面；接受自己和他人的不完美。拥有成熟而复杂的情感 12. **元认知**：能意识到自己的想法（及他人的想法）会随着时间的推移而变化；能意识到发展带来的变化；理解事实与表象之间的差异	

访谈指南

"访谈指南"是一个实用工具，可以帮助你对成年人进行基于依恋的访谈，其基础是理解来访者在访谈中使用的话语标记。该指南的目标是帮助访谈者理解话语的含义，并为访谈者如何回应受访者来帮助其变得更加连贯和整合提供思路。在本书的撰写过程中，我们借鉴了大量克里滕登（Crittenden，2008；Crittenden and Landini，2011）的教学和著作内容，以及她开发的依恋动态成熟模型。

让我们停下来看看"访谈指南"。（我们建议你在本页添加书签，并在本页和"访谈指南"之间来回翻阅。）

察看"访谈指南"的细节，你会看到标题——程序性记忆（"A"型策略）。在标题下方，左栏的顶部是"特征／功能"，你会发现列出的特征"小心谨慎地控制自己所说的话"，并在其下面描述了驱动该特征的深层功能。现在，遵循与此相关的分析和访谈指南通读这一页。在"与该策略相关的话语标记"一栏中，你会发现许多话语标记，例如，"回避可能引发痛苦或愤怒的话题""切断回应"等等（这些内容在话语标记表上也有简要总结）。在下一栏中，你将看到"话语标记的实例"。在再下一栏中，你会看到"对访谈者的启示"一栏。在最右侧一栏中，你会看到给访谈者的一系列如何回应受访者以促进整合的建议（"B"型策略则没有这一栏）。这些建议应仅被作为概括的指导，不应被视为"标准答案"。访谈者的回应与第三章中概述的 LEARN 模型保持一致，一旦你熟悉了 LEARN 模型的五个步骤，你就能迅速确定问题可能与模型的哪一部分有关。这通常受上下文的影响，因此，我们没有试图将模型的特定步骤与"访谈指南"中建议的问题相匹配。

话语标记表、访谈指南和 LEARN 模型共同为基于依恋的成年人治疗性访谈提供了基础实践框架。因此，为了继续学习，我们强烈建议你使用"访谈指南"来熟悉话语标记、它们的底层功能及它们在对话中的呈现方式。之后，你可以阅读第三章以了解 LEARN 模型。当你开始在自己的实践过程中使用这些材料时，你可能会发现，在每次访谈／咨询之后完成话语标记表，对识别来访者在特定访谈中使用的话语类型是有帮助的。我们建议你复印话语标记表，以便可以在右侧备注栏中记录笔记。

访谈指南

依恋策略

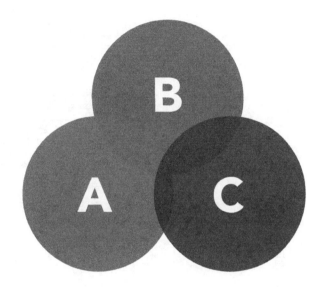

"A"型策略

特征/功能 功能=该策略的深层自我保护功能	与该策略相关的话语标记	话语标记实例（受访者）	对访谈者的启示	促进整合的可能回应（访谈者）
程序性记忆（"A"型）				"让我们在这里花一些时间，这段回忆听起来很重要" "你和……建立了哪些联系" "我在想，我们可以对那以前的事情再进行一点探索" "有时候回忆那么久以前的事情是很困难的。如果我们先尝试着回忆当时的地点，然后回忆人物和事件，再回忆你的看法和感受，这样可能会有帮助" "你能对自己应该对在回忆这些事件时所体验到的感受"

程序性记忆

对待访谈者的态度

特征	与该策略相关的话语标记	话语标记实例（受访者）	对访谈者的启示
特征 1. 小心谨慎地控制自己所说的话	回避可能导致痛苦或贬损的话题	"我想不起来了"	放慢速度；倾听；致使受访者花点时间认真反思内部过程，即使这个过程很艰难、令人困惑或痛苦；更多关注感受而不是想法
	切断回应	"我觉得，嗯……"	
	给出隐晦的回应	"你可以那样说"	
	否定短语	"想不出来……这不是个问题"	
	保留信息	"不，从没有"	
功能 我必须说正确的事情/不能说错误的事情，说错话或做错事是危险的	以结巴和停顿的方式表达当下的焦点	"从未送过我，嗯，或者说，嗯，抛弃，送……没有，除了我一次，送了我，嗯，到一个特殊学校"	
	审查自己的言语	"让我用一个更恰当的方式来说……"	

（续表）

"A"型策略

特征/功能 功能＝该策略的深层自我保护功能	与该策略相关的话语标记	话语标记实例（受访者）	对访谈者的启示	促进整合的可能回应（访谈者）
特征 2. 尝试宽慰和安抚访谈者或试图表现良好 **功能** 我必须对好专业人士并做得很好；如果我不这么做是很危险的，因为我可能会被危险拒绝	给予访谈者过多的权利 与访谈者一起分析——把自己变成一个专业同伴	"你这样认为吗/我不知道/你认为有问题吗" "这也许是忽视视模式的一个证据吧"	鼓励受访者专注在自己的感受上；拒绝成为"专家"的邀请，拒绝和他们合谋给出诊断或给他们的依恋策略贴标签	"你现在对那件事有什么感受" "试着用你自己的言语讲出来" "我想请你就这次访谈说出自己的想法" "在这次访谈中，你是如何管理自己的看法的"
自我与所描述内容的关系 **特征** 3. 与过去的感受和事件以及依恋对象保持距离 **功能** 我不重要，我的感受也不重要；我必须专注于他人和他们的感受上，不要让他们感到困难；我必须保护其他和我关系近的人；对我来说，表达悲伤、我未来说、恐惧或愤怒是危险的	描述脆弱的自己时遗漏自我 缺少人称代词	"有一次从自行车上摔下来，去了医院" "爸爸工作，妈妈在家里照顾孩子们"	仔细倾听；注意微妙的遗漏自我的部分，例如，缺乏"我"的陈述；鼓励受访者使用"我"来反思自己在这段记忆中的角色和感受	"关于那次事故，你能多说一点吗？那是怎么发生的？你当时的感受是什么" "你提到了孩子，他们都是谁，和你是什么关系" "你对拥有她们这些兄弟姐妹感受如何" "对自己的兄弟姐妹，父母和其他家庭成员或朋友，人们有时候会有不好的感受，有时候是很常见的。让我们花点时间看当时对……是否有不同的感受" "我注意到你对那里的房子描述得非常详细，我在想，我现在是否可以接着描述一下你家里的人，以及你当时（和现在）对他们的感觉"

（续表）

		"A" 型策略		
特征/功能 功能＝该策略的深层自我保护功能	与该策略相关的话语标记	话语标记实例（受访者）	对访谈者的启示	促进整合的可能回应（访谈者）
	使用"如果……那么……""当……时""……就会……"的句式（强调时间顺序）	"如果你受伤或被割伤了，那么你就会得到一个拥抱，就像你知道的那样"		
	在本该有人物的陈述中遗漏人物	"我家住在一个有两间卧室的联排房屋，属于街道上一百户中的一户，楼上有两间房，楼下有两间房，我记得厨房里的灯灰蒙蒙着，天花板中间有一个光秃秃的灯泡……"	仔细倾听；注意微妙的遗漏自我的部分；例如，缺乏"我"的陈述；鼓励受访者使用"我"来反思自己在这段记忆中的角色和感受	"关于这个，你能多说一点吗""关于这个，你能想出一个具体的例子吗""我在想，在这次访谈中是否有什么事情在阻碍你表达自己的感受"
	将情感名词化	"那时有恐惧，有焦虑"		
	生硬的、文绉绉的、不自然的谈话	"简而言之，她的行为举止之中总是透露出快乐和温暖"		
	假设性的短语	"如果有任何不开心，她就会……"		

（续表）

特征/功能 功能=该策略的深层自我保护功能	与策略相关的话语标记	话语标记实例（受访者）	对访谈者的启示	促进整合的可能回应（访谈者）
"A"型策略				
访谈中情感的表达				
	忽视负面情感	当谈到会引起难过、害怕或愤怒的话题时，没有表达出这些感受	仔细倾听，注意受访者在任用非常微妙的方式否认自己的感受（如笑着笑一下）；鼓励受访者反思自己的感受	"我注意到，在谈到你当时哭了的时候，你只是笑了笑。我在想我们是否可以花一点时间同来仔细看你当时的感受，即使是痛苦的感受，即使你当时感觉很糟糕。我们现在该如何理解这些感受呢"
	虚假的正面情感	"我那时候哭了（大笑）我对此很愤怒"		"我在想你当时的感受是什么"
特征 4. 否认/忽视自己的感受 **功能** 我表达的痛苦或困难或表达我的感受是危险的	最小化/正常化负性经验	"事情都是这样"	鼓励识别他们在当下感受到的情绪，尤其是那些"被禁止"的恐惧、渴望、悲伤和愤怒，以及这些情绪是如何被处理的；帮助受访者表面记忆之下未被处理的害怕、难过或愤怒情绪受访者预测这些隐藏在表面记忆之下的害怕、难过或愤怒情绪	"你说的'惹麻烦'，是什么意思" "你说你'总是在惹麻烦'，这是谁的看法，是你自己的还是别人的"
	贬低/责备自己	"我总是在惹麻烦" "我是废物襄废"		"对所有孩子来说，有时感到恐惧、难过、愤怒或悲伤，这都是生活中正常的一部分。我在想，是否有什么事情让你难以谈及该感受及曾经感受到何种害怕或悲伤"
	自动否定负性事件或关系特征	"我想我从来没有悲伤或害怕过" "爸爸从来没有对我们提高过嗓门""妈妈从不打我们"	安抚的；对安抚的渴望，对安抚的渴望	"关于你讲出这些感受时发生了什么？你现在能够做什么？我们能不能慢下来。我注意到当人你感到害怕、愤怒或悲伤，你有什么样的记忆？"
	情感错置（负面情感被放到不属于它的地方）	用一个安全的话题代另一个更危险的话题或人物，以表达自己的愤怒、悲伤或恐惧		"我注意到你说你不需要拥抱。我们能不能慢下来，那时候发生了些什么？你当时的内心可能受到些什么，当你的爸爸离开门并把前门址下来时的害怕？对安抚的渴望，或对愤怒。当这样的情绪时，什么会对他有所帮助？（例如，对于任何一个六岁的孩子来说，有这样，什么会对他有所帮助？当时有哪些本可以帮到你却没有发生的事情呢）"

（续表）

	"A" 型策略			
特征/功能 功能=该策略的深层自我保护功能	与该策略相关的话语标记	话语标记实例（受访者）	对访谈者的启示	促进整合的可能回应（访谈者）
				"有没有可能你确实需要一个拥抱，你的对于发生的事情感到恐惧或愤怒，但是因为妈妈自己也非常害怕，所以无法安抚你，相反，她需要安抚自己，而你需要提供了这样的安抚？带着自己的害怕或愤怒去安抚妈妈，这意味着什么呢？你觉得你是怎么处理这些情绪的？你现在可能对这些情绪做些什么" "可能是什么在阻碍你在这次访谈中谈论自己的恐惧、悲伤或愤怒的感受呢？如果你这样做了会发生什么？如果你不去担心照顾其他人，只是专注于你自己的感受，什么不会发生，讨论你的感受可能有些什么好处？我们现在可以回到那段记忆中去了吗" "这让你想起了什么" "谁真正想要听到你的愤怒，或者知道你的恐惧或悲伤"

图像记忆/感官记忆（"A" 型）

（续表）

"A"型策略

特征/功能 功能＝该策略的深层自我保护功能	与该策略相关的话语标记	话语标记实例（受访者）	对访谈者的启示	促进整合的可能回应（访谈者）
特征 5. 否认令人痛苦的图像/感官记忆 **功能** 我不能记住困难或痛苦的图像和感官记忆，因为这图像会让我感到自己的需要，如果我表达出恐惧、渴望安抚、悲伤或愤怒，我会被拒绝/抛弃/惩罚	遗漏、回避、否认 或让自己远离图像/感官记忆 错置记忆，使用他人的记忆	"我清那时很暗。我想不起来了。这不重要，真的" "……因为医生用胸片向他们展示了我的情况。他们在一个黑屋里，看到胸片的时候他们很害怕"	鼓励受访者花一些时间，试着提取自己的记忆和感受 倾听，保持稳定，抱持的关系，使受访者的记忆慢慢浮现出来	"你能想起小时候一段具体的记忆吗" "我注意到你谈了你父母可能体验到的感受。我在想，你的感受又是怎样的呢" "有什么在阻碍你识别自己的记忆吗" "你觉得你为什么可能会有那段记忆"
特征 6. 使用地点图像（视觉、听觉、嗅觉等……）作为获得舒适感和掌控感的方式 **功能** 关注地点、顺序、环境中可能存在的危险对我来说是更安全的——为了避免危险	优先考虑关于地点的信息，以及自己与地点的距离，而不是关于人物的信息	"我们在车里，我在后座上。我记得门上的皮革装饰，还有老式的把手，你可以把它拧下来，镀络的把手。红色边皮革，对，是乙烯的，镰边想对着皮革了。我现在想起来了。我背对着旁边的侧门坐着"	除了关注地点和事实之外，鼓励受访者专注于自己、他人，以及自己的感受	"你对车进行了很详细的描述，谁在车里" "你还记得什么" "还有其他声音吗？有人在说话吗？你说了什么" "当时发生了什么" "你当时的感受是什么" "你觉得你为什么有这段记忆？这可能意味着什么"

（续表）

"A"型策略

特征/功能 功能=该策略的深层自我保护功能	与该策略相关的话语标记	话语标记实例（受访者）	对访谈者的启示	促进整合的可能回应（访谈者）
特征 7.有视觉冲击力的或不连贯的图像	图像记忆各个部分之间没有联系（或者只有间接的联系）	"我有一个泰迪熊，我记得，它的头掉了。我父亲在楼上大喊。我记得晚上我把自己关在房间里"		"你说你看到父亲来打了母亲，血顺着她额伤口的手流下来。让我们花点时间来仔细看看这件事，当时它对你意味着什么，现在对它又意味着什么" "关于这个事件你还能想起些什么？（确认受访者在此时此地，没有解离）还有谁在那里？你记得有什么说话声或其他声音吗？或者人们有什么动作或在做什么"
功能 我不可能对痛苦事件有清晰的记忆，也不能把它们说成是痛苦或忧伤的；如果我讲述危险的故事或表达痛苦，那是危险的	给出有视觉冲击力的图像记忆，但是否认自己对这些记忆有情感；这常常是一种"被禁止的"感受	（回忆起他五岁时的情景）"我能看着有血从母亲额头上的伤口流出，顺着她捂伤口的手流下来。我们把他做此，我努力想让她感受好一点，因为我父来伤害她太深了。我想我不是害怕而是愤怒，我想是保护她"	认真倾听；认识到，这在当时可能是一个令人非常痛苦的事件，受访者可能需要完全隐藏自己的感受以生存下来； 温柔地鼓励受访者去处理他们对记忆的理解，它的意义，他们当时的意义，和他们现在的感受	"你觉得你当时的需求是不是有得到满足？你觉得自己当时的策略是否成功" "有哪些需求在当时没有满足" "现在回头来看这件事情，你有什么看法" "从一个成年人的视角回头来看，你现在对你当时为了生存/满足需求而做的那些事情有什么感受" "对于这件事，你此时此刻的感受是什么" "现在，你在其他情境中使用同样的策略有多频繁？在哪些情况下这些策略是适用的，在哪些情况下它给你和他人带来了问题" "你现在还用黄色灯光的图像来安抚你自己吗？什么时候会这样做？有多频繁？当时这束光对你来说有什么意义？它是怎么照顾到你的感受的？现在它仍然有效吗？你现在对它的想法是什么？它在以前更有效还是现在更有效，或者差不多"

（续表）

特征/功能 功能=该策略的深层自我保护功能	与策略相关的话语标记	话语标记实例（受访者）	对访谈者的启示	促进整合的可能回应（访谈者）
			"A"型策略	
	在极端情况下，可能会产生生抚得安抚/保护的妄想性图像	"就在那时，我感到了温暖的阳光，我把自己紧紧地裹在这黄色的光的毯里"		"有什么别的办法可以得到安抚或找到支持你的人？你能想到使用什么办法？你现在找到这一点的？哪些内部资源来处理自己的感受？让我们一起探讨一下吧" "随着时间的推移，你对这种保护的理解有什么变化吗" "你还在多大程度上依赖这种保护的光来帮助你？你对期待的平衡有什么感受" 过去的平衡、现在的平衡，以及未来你期待的平衡有什么感受

语义记忆（"A"型）

| 特征
8. 语义记忆比情景记忆更容易获取

功能
我必须把事情做得很好并以积极的方式呈现出来，不然就可能面临被惩罚或拒绝的危险 | 通常会花大量时间给出描述性形容词，十分关注"印象管理" | 和父亲的关系："……总是陪伴在我身边……是的，我想那是一个很好的词……然后……让我想想……体贴的……一个好榜样，每天起床上班，举止得体，尊重他人" | 记录受访者对描述性词语和短语的谨慎和关注；
鼓励受访者对情景记忆给予同等关注；
请注意，你可能需要"被禁止"要探究的关系部分 | "使用简单的反思性陈述和积极倾听来引出描述重要依恋关系的词或短语（从这个人生活的任何时间点开始，尤其是儿童时期的依恋对象）" |

（续表）

特征/功能 功能=该策略的深层自我保护功能	与该策略相关的话语标记	话语标记实例（受访者）	对访谈者的启示	促进整合的可能回应（访谈者）
"A"型策略				
	无限理想化过去	"那是一个非常非常开心的童年"		"我在想，你现在的感受是什么？你现在和当时的感受有什么不同呢"
特征	一个依恋对象是全好的，另一个是全坏的，或者两个依恋对象都是全好的（或者两个都是全坏的情况下，两个都是全环的）。倾向于使用刻板印象，而不是传达微妙的、有时是矛盾的人类特征	和母亲的关系："好的，有爱的、温暖的、幽默的、高标准的" 和父亲的关系："懒惰的，大部分时间都在外面的，疏离的，冷漠的，坏脾气的"	鼓励受访者对父母进行区分，或者从不同的角度看待父母中的一方；鼓励受访者注意不一致的部分（如把一致打描述成爱）；思考他们现在的观点与过去的观点有什么不同；认可早年的生存策略并鼓励发展新的策略	"你是否曾有过悲伤、恐惧、愤怒或不安并需要被安抚的时候" "我注意到你用了非常正性的词来形容你和母亲的关系。也许当你不那么积极的时候？也许当你不安、难过、恐惧或愤怒的时候"
功能 **9. 绝对的或极端的** 我必须坚持一直被告知的事情，对我过去的其他的想法将是危险的	倾向于把一个人描述成"总是"或者"从不""非常非常"好或坏	"爸爸总是……总是和善的，且总是和我在一起"		"那时候，你为什么掩盖了自己的需求" "掩盖这些感受有什么作用呢" "这当时如何帮助你满足了自己的需求" "你在多大程度上仍然觉得你们的关系看得很好" "你认为这可能是为什么？它可能会有什么目的" "如果你开始理解与母亲关系的积极和消极方面，会发生什么" "这可能对你产生什么影响" "为了看到这个可能性，你需要采取些什么步骤" "你准备好迈出下一步了吗"

（续表）

"A" 型策略				
特征/功能 功能＝该策略的深层自我保护功能	与该策略相关的话语标记	话语标记实例（受访者）	对访谈者的启示	促进整合的可能回应（访谈者）
特征 10. 在有证据表明不是自己的责任时承担责任	错误地把时间顺序当成因果关系和责任（即如果 B 在 A 之后发生，那么一定是 A 导致了 B）	"我总是在想，如果我没有等待一段时间，如果没有及时给爸爸送去一杯水。当他让我去倒一杯水的时候，我等了一会儿。他就在那个时候心脏病发作，然后去世了［在我四岁的时候］。我还在为他的死责怪自己"	鼓励受访者去验证他们关于因果和责任关系的理论；鼓励受访者思考其他理论；	"因为一个事件紧随另一个事件，并不意味着第一个事件导致了第二个事件。今天从你自己的角度回顾一下，你父亲的心脏病发作可能还有什么其他解释" "一个四岁的孩子应该对父母的生命和安全负多少责任？这和你有多大的关系" "对于要为他的死背负责任，除了对他的死感到内疚之外，你还有什么其他感受"
功能 我要为他人的行为负责。如果我伤害了，那是我的错，我不能表现出受伤或愤怒，因为如果我这样做，我就会被惩罚或受访者被点来贬低自己并免除依恋对象的责任	为他人，尤其是依恋对象开脱；可能会使用批评的、父母的言语/观点来贬低自己并免除依恋对象的责任 错误地定义依恋对象的意图	"然后她打了我，我的妈妈打了我的脑瓜，因为我是个厚颜无耻的小混蛋［笑］" "他在向我表达爱"（当证据表示并非如此时）	待问题的其他方式，并将注意力从集中在他们当时和现在对环境的感受上	"你觉得她为什么可能的原因？还有别的可能的原因吗？你当时是什么感受？现在回想起来，她还有可能以不同的方式回应你吗？在那种情况下，你觉得帮助你或纠正你的方法是什么" "你当时对此的感受是什么？现在回头看，你对他的行为有怎么理解？与你小时候相比，你现在的观点有什么不同"

（续表）

"A" 型策略

特征/功能 功能=该策略的深层自我保护功能（"A"型）	与该策略相关的话语标记	话语标记实例（受访者）	对访谈者的启示	促进整合的可能回应（访谈者）
情景记忆（"A"型）				
11. 声称没有记忆或无法提供情景				
特征 当被直接问及时，他们会公然否认负性经历，停留在语义的概述层面		"妈妈从来没有吼过或打过我们，她总是耐心又和善"	转移受访者的注意力，让其注意讲述中未包含负性事件，或者缺失了部分回忆；	"如果你对你的母亲有不好的回忆，会产生什么后果""在你的记忆中，你是否记得曾向你的母亲表达过需要、害怕或愤怒？她的反应是什么？这给了你什么信息，让你知道如何取悦她"
功能 我必须要记得开心的故事，或回忆或纠结于负性故事是危险的，因为我可能会开始感到害怕、悲伤或愤怒，这将导致被拒绝或羞耻		"这些都是在九岁之前发生的，我那时什么都不记得"	鼓励他们反思是什么阻碍了他们看到潜在的负性经历	"你是怎样让自己不敢向你的母亲表达需要，鉴于你的母亲不鼓励你表达需要、愤怒或需要安抚的感受，谁的需求得到满足了""现在回想起来，你对此的感受如何？你能做些什么""你之前的重心是取悦母亲，那么你的感受和需要在哪里？你现在有这些需求和感受吗（是什么阻碍了你觉得自己有权利拥有它们）""你觉得你有权利拥有这些需求和感受吗""可能有哪些恰当有权利拥有——在任何关系里"

（续表）

"A" 型策略				
特征/功能 功能＝该策略的深层自我保护功能	与该策略相关的话语标记	话语标记实例（受访者）	对访谈者的启示	促进整合的可能回应（访谈者）
	泄露出负性事件的证据，如用一个负性事件来支持一个正性形容词	"我认为那是一个很好的榜样，因为我需要到一个教训。当你犯错误的时候，你就应该被狠狠地打一耳光。我记得有一次我在房子外面踩树叶，他给了我一记耳光。有时这会让我耳鸣好几天。但我需要做好爱管教。我爸爸总要做好这一点，他知道"		"关于对与错，你父亲还可能通过什么方法来教育你？当他这样打你的时候，他给你传递了什么信息？他还传递了什么别的信息，即使他自己没有意识到？如果把这些暴力行为看成是对你的伤害，这可能意味着什么？从你自己的角度看待什么成是对他的行为，可能会有什么后果？回头看，当你踩叶子时，你希望你父亲怎么对待你？你对于他做但他没有做什么？这在当时对你是怎样的？你希望现在对此感受如何"
特征 12. 负性情景闯入、但受访者没有意识到 **功能** 我必须要记得开心的故事；如果我回忆纠结于负性的故事，那是危险的，因为我可能会开始感到害怕、悲伤或愤怒，这将导致我被拒绝或惩罚	受访者对事件给出了正性的总结，而不正性的情景来支持正性的描述	"我一直觉得她是充满爱意的、温暖的。比如她会用绳子把我的连指手套系在我夹克的袖子上，这样我就不会弄丢手套了。她总是那样充满爱意又温暖"	让受访者注意不一致的地方；鼓励受访者反思他们自己的感受，并专注于他们自己的需求和观点	"我在想你是否能想到另一个体现你母亲对你充满爱意又关心的例子。一个具体的情节。[如果没有：]我在想，对于她的这些特别行为，是什么让你感到了爱和关心？当时的是什么感受？回头看，有没有一些时候你想要被爱被关心却没有什么感受？如果母亲出现在看些时候不那么爱你，会有什么后果？这会如何改变你对你们之间关系的看法和感受？"
	错置情景，把发生在自己身上的故事描述成发生在他人身上的，例如，当情节中本该自己感到安抚时，却是记得妹妹兄弟姐姐得到了安抚	"我的祖父总是对我充满爱心。就像我们一起去医院看望我的妹妹，他整晚都陪着她，我还记得他让我坐在他旁边，我们都坐在医院的病床边"		"我注意到在这个情境里是你的妹妹被安抚，似乎你是帮助你的祖父照顾你的妹妹，也许你也感受到祖父的关爱和照顾。有没有其他的时候你感受到自己被祖父关爱和照顾？试着想一个具体的例子"
	没有正性情景，但对此没有意识			

（续表）

"A"型策略

特征/功能 功能＝该策略的深层自我保护功能	与该策略相关的话语标记	话语标记实例（受访者）	对访谈者的启示	促进整合的可能回应（访谈者）
特征 13. 通过语义推理建构记忆	语义的重复替代记忆	"我只记得每当我需要她的时候，她总是在我身边"	仔细倾听；鼓励受访者找出特定的记忆；如果他们不能，那就让他们注意差异，并鼓励他们理解为什么他们需要创设这样一个版本来保持安全；鼓励受访者过去和当下的感受	"你能想到一个具体的例子吗？从你的幼年时代开始，或者从尽可能早的时候开始"
	插入构建的、假设性的回应、代替遗漏的情节	"比如，当我在哭或需要建议时，我知道她总会在那里。当我在学校作业方面需要帮助时，诸如此类的事情……"		（如果没有具体例子）"可能是什么阻碍你记住一个具体的例子？如果你记不得了，那可能意味着什么"
功能 我必须要记得开心的故事；如果我回忆起或结结于负性故事，那是危险的，因为我可能会开始感受到害怕、悲伤或愤怒，这将导致我被教拒绝或延迟；如果我是强大的，无懈可击的，那么我就不会有任何有危险的、痛苦的或艰难的感受	把自己塑造成强大、无懈可击的和安全的；这可能包括否认对任何依恋对象、亲密或安抚的重要性	"我从来不需要这种东西，拥抱或溺爱；我们不需要这种无意义的东西；你必须照顾好你自己"		不同，比如，'总是在那里'或者'总是在那里'，有什么结果呢？我在想，'她总是在那里'，这个信息是谁传递的" "我想知道这是谁的意思，拥抱是自己想的，还是你听到的" "当你还小，需要一个拥抱来安抚你自己的时候，如果有一条'禁止拥抱'的规定，你会怎么做来满足自己的需求？你用了什么样的策略来满足什么需求？这些基本的需求？你现在对此有什么感受"
	缺少情景			"现在回过头来看，会有什么不同？什么会让你得到的安抚事实上却没有发生的？有什么是应该发生却没有发生的？这可能对你有什么帮助" "你现在能做些什么来处理对安抚的渴望，或者以一种舒适的方式与他人接触，一种与小时候不同的方式"

（续表）

"A"型策略

特征/功能 功能=该策略的深层自我保护功能	与该策略相关的话语标记	话语标记实例（受访者）	对访谈者的启示	促进整合的可能回应（访谈者）
特征 14. 在负性结果出现前切断记忆 **功能** 我必须要记得开心的故事；如果我回忆或纠结于负性的故事，那是危险的，因为我可能会开始感受到害怕、悲伤或愤怒、悲伤，这将导致我做我致导我做出安抚或拒绝或恐吓的	在安抚缺失的地方切断记忆 将注意力转移到安全或中立的话题上 没有痛苦或困难的感受，如害怕、悲伤、愤怒或安抚对安抚的渴望	"然后我就跑回家，由于从墙上掉下来，我的腿一直在流血，血流不止。我到了家里，然后我妈妈在厨房里，然后让她……好吧，无论如何，让我给你讲另外一次，当……" "那就像我之前说过的，当我妹妹撺掇腌猪膊的时候……"	仔细倾听，倾听表面反应下的痛苦和脆弱； 将受访者的注意力转移到不一致的部分，让他们注意到害怕、悲伤、愤怒和对安抚的渴望是如何被忽视的； 鼓励受访者思考，当不能表达出这些情绪时，他们是如何应对的，以及这可能给他们内心带来怎样的感受	"然后发生了什么呢？你在腿流血的情况下回家时，你母亲做了什么呢？你对于她的反应感受如何？[她是在安抚你吗？让人安心吗？有帮助吗？]" "我注意到你提到了你妹妹受伤的胳膊，我在想你是否可以花一些时间来谈论你自己被其他孩子霸凌的痛苦经历。你当时有这种感受时，你希望可以发生什么？你是如何应对这些感受的？你当时有这种感受时，你希望可以告诉谁，不可以告诉谁，你有什么感受" "回顾过去，当你在母亲（父亲）身边时，你需要如何处理你的痛苦或糟糕或困难的感受？这让你内心有什么感觉" "回顾过去，假如你现在重新做你当时使用的一些策略，把它们与你现在使用的策略发展出的策略相比，你有何感受" "现在开始重新考虑你当时使用的一些策略，把它们与你现在使用的策略相比，你有何感受" "你现在正处于一个阶段，你开始重新评估新的判断，更有帮助的办法来处理这些感受，这对你来说意味着什么呢" "你现在正处于一个阶段，你开始重新评估过去做出的判断，然后决定这对你来说意味什么"

（续表）

特征 / 功能　功能 = 该策略的深层自我保护功能	与策略相关的话语标记	话语标记实例（受访者）	"A"型策略　对访谈者的启示	促进整合的可能回应（访谈者）
特征 15. 扭曲记忆，从而忽略依恋对象应负责任的信息 **功能** 我必须要记得开心的故事，因为如果我的回忆或纠结于那些危险的、负性的，那是危险的，因为我开始感受到害怕、悲伤或拒绝或愤恨，这将导致我被依恋对象出现在我的回忆里；如果我的回忆里出现了不好的事情，我必须说了不好的事情，因为我成为有过错的人，自己成为责怪其他人是很危险的	理想化依恋对象，甚至到了妄想的地步 扭曲记忆，从而让自己承担所有的责任，而不是依恋对象或其他人承担责任 从依恋对象的角度来回忆负性情景	"在我住院的整整两周里，妈妈都一直在陪床。每次我睁开眼睛，都能看到她在看着我，眼里满是关切"（当证据表明并非如此时） "我本应该告诉妈妈，爸爸已经忙着照顾其他五个孩子了。我都做了些什么，保持沉默是我的错" "我是一个很顽皮的男孩，总是惹麻烦让妈妈生气。比如有一次，我趁着冰鞋爬上了一辆公共汽车，她不得不去警察局接我。我总是做坏事"	鼓励受访者考虑其他可能性，花一些时间反思自己的观点，权衡这两个观点； 鼓励受访者评估他们和依恋对象之间的责任分配，考虑年龄、成熟度、资源等； 当家遭虐待时，准确地将其标记为虐待，然后帮助受访者看到他们自己的（依恋）行为在哪里可能被施虐者滥用 / 利用来对付受访者；	"你自己对这个事件有什么感受？被打的时候，你有什么感受？（任何孩子被打时会有什么感受？）在那之后呢？你可能还有什么别的感受？回顾过去，你现在对此有不同的行为方式，仍然可以帮助你理解'你和他的立场'？你能想到任何替代方法吗？权衡一下，你认为哪一个最好" "有什么别的可能？在这个情景里谁是那个应该负责任的成年人？你在描述的是一个你被虐待的情景。你的哪些需求被满足了，哪些需求没有被满足？你因为有哪些需求没得到满足而被虐待？你需要从父亲那里得到什么？当时是什么阻碍了你告诉别人你被虐待了" "当时那对你有什么帮助？那件事情发生时你有什么感受？这两种感受有什么相同或不同？你现在对此有什么感受？假如你现在面临生活的压力和事件，你现在的策略会有什么相同或不同" "你自己对这个故事有什么看法？对于你那天的行为方式和原因，你自己有什么想法和感受"

（续表）

	"A" 型策略		
特征／功能 功能＝该策略的 深层自我保护功能	与该策略相关的 话语标记	话语标记实例 （受访者）	对访谈者的启示	促进整合的可能回应 （访谈者）
	（极端）：把妄想中的人物当成情景的一部分	"当我独自回到房间时，我的保护天使来到我身边，坐在我身边，告诉我一切都会好起来的"	鼓励受访者对年轻时受虐的自己（他／她谁都不能告诉）表达宽容和同情	"这个（虚拟的）人物对你还有帮助吗？如果有，如何帮助，何时帮助？这个人物扮演的角色在当时和现在对你的帮助有什么不同？这个人物对你来说有多真实？这个人物是在什么样的情境下，如何出现的呢？他们做了什么，说了什么？他们有哪些生理特征？这个人物是如何提供你早年生活中无法获得的安抚和保护的？这对你有什么启示？关于当时不得不采取的处理方式，你现在还需要这样处理吗"

整合性／工作记忆（"A" 型）

（续表）

特征/功能 功能＝该策略的深层自我保护功能	与该策略相关的话语标记	话语标记实例（受访者）	对访谈者的启示	促进整合的可能回应（访谈者）
特征 16.使用积极的、大家耳熟能详的话 **功能** 我必须要保持积极的态度，向世界展现一个积极服从的面孔，不然就会很危险；重新思考我的生活和应对策略也可能很危险，因为我有可能会出现不舒服的感受，我需要安抚/需要安抚或那恐惧/悲伤/愤怒，如果这发生了，那我会被抛弃或受惩罚	用大家耳熟能详的话对历史事件进行积极的解释，拒绝承认正性和负性事情之间的微妙区别	"那只是一个快乐、正常的童年，我想这让我明白了家庭有多重要"	鼓励反思	"关于这个，请多说一点，你已经谈到了一系列记忆和观点，而且你也谈到了一些发生过的好的和不好的事。我想想知道，你是否可以尝试花一些时间在你的脑海中权衡一下这些事件，并尝试权衡一下你从这些经历和你表现出任何愤怒或经历中挫折中学到些什么。比方说，你的父亲总是在你表现不良时威胁你，或者成绩不良时威胁你，通过你的观察和理解，你学到了什么？这对你有什么影响"

"A"型策略

（续表）

特征/功能 功能＝该策略的深层自我保护功能	与该策略相关的话语标记	话语标记实例（受访者）	"A"型策略 对访谈者的启示	促进整合的可能回应（访谈者）
特征 17. 避免整合性的思考 **功能** 我必须要保持积极的态度，向世界展现一副积极的面孔，不然就会很危险；重新思考我的生活和应对策略也可能很危险，因为我有可能会出现不舒服的感受，我可能会变得恐惧/悲伤，如果这发生了，那愤怒/需要安抚或我会被抛弃或惩罚	忽视整合 当被邀请反思时，转移话题 意识不到矛盾的陈述或记忆	"不太确定，真的。我从没想过会从生活中学到什么教训。你就只管活着，看看每天会带来什么……" "好问题，我喜欢这次访谈，这让我想起……" 未发现差异	鼓励整合性思考；把受访者的注意力引到差异上	"如果你愿意，请继续说下去。请慢慢来。根据你所说的，以及你在这次会谈中所获得的新见解，你从早年经历中所获得的最大的人生教训是什么？例如，你谈到了（X）。根据你所说的这件事如何影响了你，你想从那次事件里学到些什么" "我注意到，你刚才形容自己的童年是完美无瑕的，我还记得你在这次谈话中几次告诉我，你有时感到孤独或绝望。关于这两种观察结果，你是怎么看的，它们是怎么在你的生活中呈现的"

（续表）

特征 / 功能 功能＝该策略的深层自我保护功能	与该策略相关的话语标记	话语标记实例 （受访者）	对访谈者的启示	促进整合的可能回应 （访谈者）
			"A" 型策略	
特征 18. 继续责怪自己或为父母开脱 **功能** 我必须要保护我的母亲/父亲/依恋对象不受自己的愤怒、悲伤或害怕的影响；如果安抚的渴望的对象犯了错误，那我必须要保护自己；我必须要保持积极的态度，向世界展现一副积极的面孔，不然就会很危险；重新思考我的生活和应对策略也可能会出现危险，因为我有可能现在不舒服的感受/悲伤/需要会变得恐惧，我可能安抚或愤怒，如果这发生了，那我会被她羞辱或惩罚	当被邀请反思、整合和评估时，如果新的信息和当前的策略相冲突，则不会被整合	"我的妈妈即使在临终前也告诉我她有多爱我，我告诉她我知道，我仍然认为从未在我身上犯过任何错误，所有的错误都是我造成的"	鼓励受访者考虑关于他们情绪的不同观点，并检验的不同证据	"在这次访谈里，你已经观察到自己的感受随着时间的推移发生了怎样的变化，以及你和所有的家庭成员有过怎样的美好时光。现在不那么好的时光，你去医院看望你母亲时，你的感受是怎样的？你母亲的感受可能是什么？你们两个人是如何互相照顾的？现在以你成年人的视角回头看，你对这些怎么理解？对于你保留积极的和消极的记忆，有没有可能在记忆里同时保留正面感受的同时谈论该记忆的负面感受"

（续表）

		"A"型策略		
特征/功能 功能＝该策略的深层自我保护功能	与该策略相关的话语标记	话语标记实例（受访者）	对访谈者的启示	促进整合的可能回应（访谈者）
特征 19. 不确定的或失败的元认知 **功能** 重新思考我的生活和应对策略可能很危险，因为我有可能出现不舒服的感受，我可能会变得恐惧/悲伤/需要安抚或愤怒，如果这发生了，那我会被抛弃或被惩罚	对自己的想法进行思考的过程失败 不对自己的想法进行思考	"等等，我之前是怎么说的？好吧，反正都一样"	放慢速度，鼓励受访者更全面地思考他们自己的想法和感受；为他们提供支持，帮助他们形成自己的评估	"我注意到你刚刚对你之前说的话有反思：这和你之前说的有什么关系？你现在是在说同一件事情吗？还是在说不一样的事情"

（续表）

特征/功能 功能＝该策略的深层自我保护功能（"C"型）	与该策略相关的话语标记 话语标记	话语标记的实例（受访者）	对访谈者的启示	促进整合的可能回应（访谈者）
程序性记忆（"C"型）				
对访谈者的态度 **特征** 1. 表现得好像访谈者的注意力随时可能被分散 **功能** 我必须让这位专业人士保持卷入（这可能我会失去对方的关注，否则我必须消除她的戒备，让她始终与我在一起，以维持她对我的关注，否则就会很危险，因为我可能会成为孤单单的一个人	努力使访谈者卷入故事或话语中（这可能会消除访谈者的戒备，并对访谈者具有诱惑性）	"我知道你的意思……" 或者 "那就是另一次我的母亲……"（访谈者完成句子）"批评你？"	避免帮受访者完成工作；避免干扰他们的工作	"请继续……" "是的……嗯嗯" "慢慢来"

（续表）

"C"型策略				
特征/功能 功能=该策略的深层自我保护功能	与该策略相关的话语标记	话语标记的实例（受访者）	对访谈者的启示	促进整合的可能回应（访谈者）
	引诱/屈从	（流着泪）"你是第一个听的人……"		"你是怎样想的" "你利用了自己哪些内在优势来完成这次访谈" "我注意到你在哭，我想问问：关于你为什么哭，你是怎样理解的？（过一会儿）很多时候，眼泪可以掩盖其他的感受。对你生气、难过或害怕的事情有关谈中，还是与你哭泣时正在讨论的事情有关的事情？有什么想法" "你怎么看？什么是你的最大利益，什么是你身边他人的最大利益？你想做什么决定？你能做出任何一个例子吗，关于那些即使在他们完全成熟的时候，也会做出改变并发展新技能？你能想出任何例子吗，关于一个人可以做出改变并发展新技能，即便他们已经很成熟了（退休者、前罪犯、新手父母、螺丝/篡妇、为新工作接受再培训的被裁人员）" "让我们一步一步地探索，我们会考虑你想在那段时间里的想法和感受，也考虑（对方）的想法和感受，以弄清楚为什么会发生这样的事情。我们会一步一步来" "感觉你想得到保证和一个解释。让我们一起来解决问题"
	强烈的情感，以引发访谈者的安抚或消除访谈者的戒备；访谈者被卷入进去提供拯救	（泪如雨下）"你听我说就像打开了我的心扉，看到了我的内心。这一切都让人很痛苦去"（低下头，转过身去）		
特征 2. 寻求与访谈者的亲密感 **功能** 我必须成为无助的受害者，才能维持与这个专业人士和其他专业人士的关系；我必须表现为无能且需要被拯救的样子，否则就会很危险，因为我无能就会被抛弃；我必须让这个问题无法解决，否则我就会被孤单地留下或被惩罚	诱使访谈者与其共谋一个不负责任的故事（假装无助或诱惑访谈者拯救）	"我想过，但是江山易改本性难移啊，这就是我。老狗学不会新把戏，对吧"	维持中立的态度，运用成年人对成年人说话的语调，鼓励受访者反思自己的心理过程，平衡想法和感受，注意到受访者的眼泪想法和感受；注意到受访者的眼泪并推动反思性思考；拒绝共谋的邀请；避免共谋成为拯救者	
	受访者企图与访谈者结盟来对抗自己的家庭，或者其他有过拯救的人/令人受罚的情景	（屈从地）"你是专业人士，你能告诉我为什么要对抗自己的家庭/来对抗那对我吗"		

（续表）

"C"型策略

特征/功能 功能=该策略的深层自我保护功能	与该策略相关的话语标记	话语标记的实例（受访者）	对访谈者的启示	促进整合的可能回应（访谈者）
特征 3. 尝试与访谈者建立权力等级；可能具有高度欺骗性 **功能** 我一定要掌控这个访谈者，确保对方给予我想要的东西——很多的关注、安抚和支持，让我自己不能让对方挑战我，因为这可能意味着我必须改变我的方式；我并不想这样做，但即我的确想要很多关注（且不被抛弃），所以，如果我控制了访谈者，对方就会给予我关注，我也不需要感到焦虑，如果我让对方感到焦虑，那我就不需要改变，我会提供一点点，然后转换策略，就会诱人要接数；我会提供一些专业信息，然后在对方提出建议时表现出烦躁或生气的样子	对抗访谈者（对访谈者进行攻击或惩罚） 打断访谈者 交替地引诱和惩罚访谈者，让访谈者处于激烈的状态中，争论目益年年地错制住者的状态中，争论者保持专注。提供诱人的信息，然后躲避访谈者的回应	"你很直接，不是吗？我不认为这个问题与此有任何关系" （访谈者）"然后现在你可以……"（受访者打断）"谈谈我父亲那边的家庭情况吗" "我说他攻击性强，性欲过度，我没有说他侵犯了我"	把受访者拉回到话题中；认识到受访者在努力争夺访谈中的主导地位；避免陷入这样的争夺	"考虑什么对你会有用" "你认为提出这个问题的最好方式是什么" "你对于我们正在这里讨论的内容有什么看法" "你对你自己了解这个问题的动机有什么想法" "对你来说，做这项工作可能有什么好处和坏处" "用你自己的话来说，怎样描述他所做的才是合适的"

（续表）

特征 / 功能 功能＝该策略的深层自我保护功能	与该策略相关的话语标记	语语标记的实例 （受访者）	对访谈者的启示	促进整合的可能回应 （访谈者）
"C" 型策略				
特征 4. 给访谈者一种危险 / 暴力迫在眉睫的感受 **功能** 没有任何人可以可靠地给予我想要的安抚和保护；我想要的安抚和保护；我能够得到帮助和关注的方法就是表现得极度恐惧和危险；这是我表达自己需要关注、安抚和保护的方式；如果我不这样展现现自己，那我将被抛弃，并将处于极度危险之中	恐吓访谈者（"欺骗性"的威胁和好斗形象"与"偏执和极端的被害者形象"交替出现）	（单调低沉）"我就这样躺在浴缸里，有时我只是迷迷糊糊的，血涌上我的脸，灌满我的耳朵和眼睛，直到我觉得我要么被淹死，要么要爆炸"或者（实事求是地）"当我要爆发的时候，我通常会安静下来。过去几天我一直很安静……（长停顿）"	认识到他们可能正处于了解离状态，把对话锚定在此时此地	"你现在觉得那段记忆对你有什么意义？你当时想要满足什么需要？有什么可以帮助你？" 谁应该在那里看到你的沮丧" "从你成年人的角度回头看，你现在的想法与过去安静时候的想法有什么不同" "你现在有了哪些过去未曾使用过的方式来改变和整制你自己的行为、想法和感受"

（续表）

特征/功能 功能=该策略的深层自我保护功能	与该策略相关的话语标记	话语标记的实例（受访者）	对访谈者的启示	促进整合的可能回应（访谈者）
"C"型策略				
自我与所描述内容的关系				
特征 5. 沉浸在情景之中	经常使用不停顿的句子结构，没有时间顺序或因果顺序；时间和地点的界限都被打破；经常使用重复重申来澄清自己的感受是什么	（提高音量，猛击拳头）"……但每次他进屋都是同样的声音，同样的呼吸，那个混蛋，他应该在我母亲之前死掉，这就是为什么我们所有人都生活在恐惧之中，我从学校回来照顾我的母亲，还有弟弟妹妹……"	鼓励受访者放慢速度，理清他们自己的想法并区分时间、顺序、地点，过去和现在	"很明显你对父亲/母亲的这些记忆仍然令你感到不安。我们可以回到一开始描述你与父亲/母亲关系的部分吗"
功能 我必须说话，以了解我的感受；如果我愿意识到自己的感受是什么，我就能更清楚地沟通，并引导我顺利地完成这次会谈；我记不清事件的具体顺序了，但我知道自己的感受	与不在场的人直接对话来澄清自己的感受	（愤怒地）"你现在不在这里，是吗，妈妈"		

（续表）

特征/功能 功能＝该策略的深层自我保护功能	与该策略相关的话语标记	语语标记的实例（受访者）	对访谈者的启示	促进整合的可能回应（访谈者）
特征 6. 否认依恋对象的安抚特征，或者否认家庭的独特性和重要性 **功能** 这让受访者可以完全基于自己的观点行动，而不必考虑事情的复杂性和模糊性；只有自己的观点是重要的，对于我来说考虑他人的观点是危险的，因为他人是无法预测的；我相信的是我自己的感受，它告诉我所有我需要知道的东西；如果我继续抱怨我的母亲，那我就会和她有关的同题得不到解决，这会让我就可以获得她或访谈者的持续关注	与依恋对象疏离，或者对依恋对象表现出缺乏同情心；否认依恋对象的正性特质；否认家庭成员的独特性/重要性	"我想我可能从妈妈那里得到了一个拥抱，但我并不需要""我们就是一群孩子，全都一样。男孩们变得像爸爸，女孩们变得像妈妈，就这样"	鼓励反思性思考和不同的观点；专注于思考和换位思考	"你说你可能从妈妈那里得到了一个拥抱，但你并不需要。关于你的妈妈，你是否有什么信息？现在你是个成年人了/现在你比过去的自己年长了，你能从不同的角度去看同题，从她的角度及你自己的角度来承担什么责任" "可能有什么别的方式来看待这个问题吗？你和你的兄弟姐妹看这个同题可能有什么不同？你们的年龄有什么不同？你们每一个人又有什么不同"

"C"型策略

（续表）

"C"型策略

特征/功能 功能＝该策略的深层自我保护功能	与该策略相关的话语标记	话语标记的实例（受访者）	对访谈者的启示	促进整合的可能回应（访谈者）
访谈过程中的情感表达				
特征 7. 嘲笑自己的苦难或他人的苦难，或者对愤怒的陈述一笑置之 **功能** 我交替使用看起来很危险的方式和迷人的方式来摆脱别人的挑战。我得对付我针对我想要的节奏，身边的人也会跟随我的节奏；如果他们感到被我置之不理、诱惑、甚至威胁或担心我，那他们就会钩住他们；如果我不这样做，那我将处于极大的危险之中，因为那样我就得不到关注、安抚和保护	示弱的情感（包括在有威胁和愤怒的陈述中尴尬地大笑或策略性微笑。可能包括噘之以鼻、咕哝、废话或孩子气的话语，以及其他无言语） 嘲笑自己 嘲笑他人（"捉弄他人"）	"如果这变得太困难，我就会把这个地方炸掉。砰！吧什！波什！"（一堆拟声词构成的顺口溜，形容做事顺利有效率） （嘲笑地）"我是一个可怜的、孤单的、弱小的、没有朋友的比的小的，可悲的，真的" （捉弄他人）："……然后那个愚蠢的傻X就从屋顶上摔下来了，还摔断了腰！他说我我推了他，那个傻瓜（大笑）"	意识到这些策略对你的影响；它们是用来向听众作为影响示弱或警告你，并诱导你采取照顾行为；不要因为共谋和被裹挟卷入冲突之中，受访者试图让你担心他无法应对（比实际能力更差），或者担心他大发雷霆，对他自己、你或他人构成危险；无论哪种策略，都会诱使你提供安抚和保护；这是他的期望。聚焦于受访者对策略的思考，以及他对自己行为和改变过程的责任；避免聚焦于受访者的感受，直到他发展出更高的认知和灵活度（如换位思考，否则受访者就会合在原地踏步）	"我在琢磨这可能会带来什么结果？你为什么认为这个申明很重要呢" "从你成年人的角度去看那件重要的事情" "你的想法有什么改变" "对于你现在和过去的不同，你是如何理解的？你现在会承担哪些你早年没有承担的责任" "你现在还在使用哪些过去使用过的策略来获得安抚或保护？这会如何影响你和他人之间的关系" "我要邀请你从受到你行为影响的人的角度去看待问题……"

（续表）

"C" 型策略

特征 / 功能 功能 = 该策略的深层自我保护功能	与该策略相关的话语标记	语语标记的实例（受访者）	对访谈者的启示	促进整合的可能回应（访谈者）
特征 8. 当需要深思熟虑的反应时，爆发出强烈的情感 **功能** 我让自己紧张起来，这样我才知道自己的感受；我只相信自己的感受，因为我的感受总是能带给我想要的——关注、安抚和保护；如果我不让自己紧张起来，那我就不知道自己的感受，如果我不知道自己的感受，如果我的需求就得不到满足；如果我在谈论它永远不会被解决，那我必须确保我遇到的问题会被解决，否则我可能会被抛弃，并处于巨大的危险之中	唤起负面情绪，可能是强烈的愤怒、恐惧、泪流满面和/或拥抱怨（对谈论的人可能是惩罚）	（愤怒的声音持续升级）"我不知道，他们总是……总是……在这件事或那件事上烦我，当我只想要（脏话）一个人待着。但我只想要，他们不会停下来，他们一直一直不让自己紧张使自己一直烦我（继续使自己陷入紧张状态，以持续产生愤怒的感受）"	让受访者慢下来；鼓励他们整理自己的思考并专注于他们自己的心理过程	"让我们在这里暂停一下，一步一步来，这样我才能确保我听懂了你说的话。我们一步一步来，我会鼓励你谈论那天自己的想法、感受和行为，以及其他人的想法、感受和行为" "你现在的感受是怎样的？这如何影响你叙述你故事的能力"

（续表）

"C"型策略

特征/功能 功能=该策略的深层自我保护功能	与该策略相关的话语标记	话语标记的实例（受访者）	对访谈者的启示	促进整合的可能回应（访谈者）
特征 9. 在显然应该引发负面情感的情景下，表现出正面情感 **功能** 面对痛苦，我装出一副勇敢的样子，这样专业人士就会关心我的感受；当他们关心我并给我安抚、保护和安慰时，这种感觉特别好；如果这个策略起效，那我就会一直使用这个策略，因为我不能承受失去安抚和保护 **注意**：这与"A"型策略虚假的正面情感相反，后者是为了减少对访谈者的关注	扭曲的正面情感，邀请访谈者的拯救	"所以她为了我最最好的朋友离开了我，我撞见他俩在床上。我像兔子一样扑上去。但是呢，（拍拍手大笑）你能说些什么？生活还得继续"	这里的欺骗在于受访者邀请你为他们的行为表现到担心，而他们自己却表现得漠不关心；避免掉入他们的陷阱，进而去拯救和安抚受访者，鼓励他们承担起反思的责任，而不是依赖他们去保护他们，使他们不能独立思考；专注换位思考	"你当时是怎么想的" "是什么导致她为了你最好的朋友离开你，你当时对此是什么想法" "你觉得你在这件事里有什么责任？有多少责任是她的或你朋友的" "你现在对此有什么想法？和那时相比，你现在的想法有什么变化"

（续表）

"C"型策略

特征/功能 功能=该策略的深层自我保护功能	与该策略相关的话语标记	语话标记的实例（受访者）	对访谈者的启示	促进整合的可能回应（访谈者）
特征 10. 对仇恨和恐惧有关的话题表现出明显的冷漠或残酷 **功能** 没有任何人或任何地方能可靠地给予我安抚和保护。如果我把自己表现得极其危险，那我就会持续获得我需要的关注、安抚和保护。如果我表现得如此危险，那么其他人就会去关注其他地方，关注其身边的人士和我身边的人，这对我来说是很危险的，因为这意味着我会被抛弃、拒绝并处于极端危险之中 **图像记忆（"C"型）**	冷漠或残忍的说话态度（表现出恐吓，或者交替出现多疑和非常害怕），包括自大、如自吹自擂和恐吓	（伸出双手）"……我只是飞快地扇了他一巴掌，只是为了让他明白，然后就是这样。他后来因此进了医院。不管怎样，就像我刚才说的那样……"	这里的欺骗在于受访者邀请你感受被威胁、被他令大的愤怒和残酷所惊吓，这样你就会安抚他，并避免有挑战性的话题； 专注在受访者的想法和观点上，避免被他们在表面上的愤怒和残忍所惊吓	"你对于自己处理这种情况的方式怎么看？你还可能会采取什么不同的应对方式" "在那种情况下，你对自己的行为是承担多大的责任？可不可以用其他方式来看你那天的行为" "我要邀请你重述这次事件，但这次是从你殴打并进医院的那个人的角度，你觉得从他的角度看，事情可能会有哪些好处" "这和你过去的行为有什么相似的地方？在未来遇到挑衅的时候，你会选择怎样的行为方式" "如果你做出改变可能会发生什么？如果你不做出任何改变，可能不会发生什么"

（续表）

	"C"型策略			
特征/功能 功能=该策略的深层自我保护功能	与该策略相关的话语标记	话语标记的实例（受访者）	对访谈者的启示	促进整合的可能回应（访谈者）
特征 11. 多个图像 功能 我可以回忆起我过去的一些事情，但我不能够在我的头脑里对它们排序，因为对我来说记忆一片混乱；秩序和顺序对我来说都没有太大的意义，因为事情从来都无法依据顺序进行预测；只有用我的感受（即害怕、悲伤和愤怒）从其他人那里才是可以被预测的东西	多重图像感官（视觉、听觉、嗅觉、味觉、触觉的）记忆几乎没有意义或因果关系或顺序	"我回想起我的房间，夜晚，房内漆黑一片，只有时钟的滴答声。有时如果你生病了，你会闻到按摩膏和热毛巾的味道……冬天，当天气变暖或变冷时，煤气炉会发出响声"	鼓励受访者慢下来，评估这些图像记忆背后的意义，聚焦于感受和想法	"你提到了黑暗的房间和滴答的钟声，你觉得为什么会有这样的记忆？这段记忆对你未来可能是说意味着什么，你觉得这些需求是如何被满足的被满足的" "为了让这些需求被满足，你可能已经制定了什么样的策略" "随着时间的推移，这些策略是如何发生改变的或是如何保持不变的" "对于你想继续使用哪些策略，或者改变哪些策略，你做出了什么决定"

（续表）

特征 / 功能 功能 = 该策略的深层自我保护功能	"C" 型策略			
	与该策略相关的话语标记	话语标记的实例（受访者）	对访谈者的启示	促进整合的可能回应（访谈者）
特征 12. 强大而生动的图像 **功能** 我不太确定危险发生在何时何地，所以我把过去的事情放到现在，以便知道它们是否危险，这样我就能知道对它们的感受，并找到保护自己的方法，获得我需要的安全和保护	受访者用生动、激烈的言语和强烈的情感来关联图像，这可能能用于不安全或危险的地方 / 人群；图像让过去的事件真实地存在于当下，并让人们持续关注危险	"那是很陡的楼梯，几乎是垂直的，我记得我那时每次爬楼梯时都想（模拟尖叫）'啊啊啊' 地叫"	让受访者专注在此时此地； （极端情况下）帮助他们控制解离状态，并从此时此地反思他们的记忆； 专注在想法和感受上	"你对于这段记忆是怎么理解的呢？你觉得为什么你会记得这件事情或那个地方，这件事情对你来说有什么重要之处呢"
	受访者使用生动的言语（啊！）来描述图像	"我们在火车上，（移动手臂发出呜当声）呜当呜当，在去我祖父母家的路上"		"在这个房间里，当我们此时此刻在这里交谈时，我想邀请你去想想那段记忆对你来说有什么意义。当你这样做的时候，我鼓励你不要回到那段记忆本身并开始与你妈妈谈话。相反，留在当下，让我们一起考虑这段记忆对你有什么意义"
	受访者沉浸于图像之中，好像它正在发生一样；描述过去的图像时，转入现在现在进行时语态	"这就好像我看到她还站在厨房水池旁，她低着头在削土豆皮，她在哭，我记得她，我总是对她说，'妈妈，我还在，会没事的。我还在这里'"		

（续表）

"C"型策略

特征／功能 功能＝该策略的深层自我保护功能	与该策略相关的话语标记	话语标记的实例（受访者）	对访谈者的启示	促进整合的可能回应（访谈者）
特征 13. 关于权力／威胁的妄想性图像 **功能** 对我来说，没有人，也没有地方是安全的；如果我所在的地方变得无所不能，那我仍然可以感到安全，可以让自己安全，或者如果我表现得非常害怕，以至于其他人不得不拯救我，想伤害我的人不再伤害我，那我也可以感到安全	（极端情况）：对他人权力的妄想，或者对来自某个人物（自己需要这个人物的保护）的威胁的偏执性妄想	"我能让他们的脑袋爆炸！""哐当""我能让他们像战战兢兢就"或者（恐惧的眼泪）"他们无处不在！他们就是不会停下来"	倾听受访者试图通过谈论他们对另一个人的权力或他们的恐惧来表达什么；帮助他们立足于现实，调谐身心	"让我们想一想，为什么你觉得对他人拥有权力是很重要的。这对你来说意味着什么？你感受那么强大，可能好处是什么？是什么感受使你有复仇的愿望（如无力感、恐惧、羞耻、内疚等）？你还能从其他人其他哪些角度来看待这种情况？性和观点……" "你在脑海里看到了什么，或者看到了谁？他们在说什么，做些什么？让我们在这个房间周围，看看现在在这个房间里有些什么，让我们一起来检验一下。（稍后）他们的这些言语和声音对你来说意味着什么？你认为它们来自哪里？这让你想起了谁？这和你对自己的哪些信念产生了共鸣（如自我怀疑、自我厌恶、感到不可爱、感到自己无价值、想死等）"

语义记忆（"C"型）

（续表）

"C"型策略

特征/功能 功能=该策略的深层自我保护功能	与该策略相关的话语标记	话语标记的实例（受访者）	对访谈者的启示	促进整合的可能回应（访谈者）
特征 14. 负性语义思考 **功能** 我不相信文字能帮我理清思路，保护我的安全，因为文字具有误导性，且没有预测价值，我相信自己的感受，并且会跟着这些感受走	弱化人际关系或对人际关系做出含糊不清的陈述 缺乏语义描述 无效的语义描述 做出矛盾或摇摆不定的陈述	"我不记得了" "我想不出任何词语或短语……" "有点儿/稍微" "妈妈是……担忧的……不，我不是这个意思……害怕……或者让大家害怕……她……我不知道"	鼓励受访者慢下来，试着想出能准确描述对象的关系（如与早期依恋对象的关系）的词或短语。承认这可能很困难，因为他们可能对这段关系有不同的感受；鼓励受访者使用不同类型的词或短语，获得不同的观点	"现在，你有机会让自己真正想清楚，找到字词来描述真实的样子。所以慢慢来。一个可能帮助你的方法是把好的情况和不好的情况都考虑进去。在大多数家庭关系中，都会有好的部分和不好的部分。让我们来谈谈其中的一些情况" "你父亲会如何看待你们之间的关系？他会怎么看你呢？他的观点可能和你的有什么不同？他现在会怎么想"
特征 15. 纠缠于单个事件上 **功能** 我的恐惧、痛苦和愤怒都是别人造成的，他们一直试图伤害我或抛弃我；如果（X）没有发生，那么一切都会很好；这是永远无法弥补的，所以我要把它当成是我所有问题的原因	责任归因最简化；把所有的错误和不良事件都归因于一个人/事件	"当她扇我时，我就知道我再也不能够相信她了。从那以后，我总觉得在她身边不安全"	拒绝接受受访者的邀请——给其母亲贴上全坏的标签；给其贴上全好的标签；鼓励受访者权衡自己在事件序列中所扮演的角色，并评估这一事件是否足以改变整个关系；关注想法和换位思考	"看待这件事的另一种方式可能是什么？你觉得自己的什么行为可能引来了这样一个事件？你当时在做什么或说什么？这将如何影响你现在对母亲的看法又母亲的关系？你现在有哪些恰当时没有这种新视角的决定呢？基于这种洞察力，你想做什么样的决定呢"

（续表）

"C" 型策略

特征/功能 功能＝该策略的深层自我保护功能	与该策略相关的话语标记	话语标记的实例（受访者）	对访谈者的启示	促进整合的可能回应（访谈者）
特征 16. 用极度负性的和贬损的词语来描述父母的一方及其与自己的关系 **功能** 我必须对父亲有这样的态度，母亲才会安抚我和保护我；看见父亲的多面性会很危险，因为母亲可能会抛弃我或惩罚我	贬低（注意：贬低可能只针对父母一方，而对另一方则理想化）	"我的父亲是个酒鬼，基本上是个废物"	鼓励受访者考虑他们自己对正在描述的关系的感受；确定受访者是在反映他们自己的想法和感受而不是另一方父母的想法和感受；鼓励受访者用具体的事件佐证他们的描述	"你对你父亲的行为有什么看法" "你怎么知道你父亲是这样的" "当他这样行事的时候，你能想起哪些和他一起的一个具体的经历？你能想起他这样行事的一个具体的时刻吗" "他在你的眼中是否有过不同的时刻？还是他总是这样" "在你们的关系中有什么是你渴望得到却没有得到的" "你对这段关系的未来有什么看法" "你可以如何处理你对父亲的感受及你们之间关系的能力呢（不管父亲本人是否改变）？你可以用什么策略来保证自己的安全，并满足你对保护和安抚的需求"

（续表）

		"C"型策略		
特征/功能 功能＝该策略的 深层自我保护功能	与该策略相关的 话语标记	话语标记的实例 （受访者）	对访谈者的启示	促进整合的可能回应 （访谈者）
特征 17. 错置因果关系 功能 别人从来没有给过我所需要的安抚和保护，除非我生气，或者试图吸引、诱惑他们，或者通过变得偏激让他们害怕；向这个专业人士展示我的真实愤怒太冒险了，我会试图吸引或诱惑他们（或者他们面前变得偏执），因为那样也许能获得我需要的安抚和保护	责备他人，但不为自己在事件中所扮演的角色负责；在极端情况下，这可能包话强迫性的错误认知，认为自己是一个受害者或想要复仇的人	"这是他们第三次把我赶出学校了。因为他们都认为我是一个行动莽撞的人，我来自一个粗暴的家庭，所以我还没到学校名单里就把我列入了，他们就想要我。没有人想要我。他们这样看着我，然后后说他们不想要这样的人渣。因为我不想要我的家庭，我被赶出了学校"	警惕共谋的陷阱；受访者在寻求拯救；鼓励不同的观点，鼓励受访者认识到自己在事件中的角色；专注于想伴顺序中的感受法和感受	"看待这些事件的另一种方式可能是什么？你自己在被开除的事件中可能扮演了什么角色？是什么阻碍你意识到这可能意味着什么？如果你在这些事件中扮演了某些角色，那么为在被学校开除这件事上扮演你一定的角色" "如果你确实认识到自己扮演的角色可能会给你带来什么好自己的角色可能承担你对自己的行为会负有责任和决定负责有什么好处" "最近有什么例子可以证明你可以为自己的行为和决定负责？你是如何做到比以前承担更多的责任？你现在对自己的行为，这说明了什么呢" "此时此刻你为自己的行为和决定承担了这么多责任"

（续表）

"C" 型策略

特征/功能 功能=该策略的深层自我保护功能	与该策略相关的话语标记	话语标记的实例（受访者）	对对谈者的启示	促进整合的可能回应（访谈者）
特征 18. 理想化的神奇未来 功能 我非常需要安抚和保护，如果我制订一些计划，并专注于这些计划会带给我什么安全和安慰，那么我就会感到安全和安慰；我不能够整理我的思路来实现计划，但这不重要，因为我仍然能从计划本身中带给我的感受中求得安慰	提供神奇的未来愿景，但不知道如何实现	"等我把这一切都解决了，我们就会开心了，因为我已经有了自己的创业计划，然后我们就不会有任何资金问题了，我们也不会有任何争吵了"	鼓励受访者想一想他们对未来的想象，并把它分解成可实现的阶段；专注于思考和现实的计划；意识到受访者在用一种一次性解决问题的方法	"让我们再仔细地考虑一下" "你对此有什么具体的目标" "让我们一个一个地列出来，哪一个对你最重要" "你对实现这一目标所需的步骤有什么想法" "你已经利用了哪些资源来帮助自己实现这个目标" "你需要开发什么样的内在资源来进一步实现这个目标？你会怎么做呢"

情景记忆（"C" 型）

（续表）

	"C" 型策略		
特征 / 功能 功能 = 该策略的 深层自我保护功能	与该策略相关的 话语标记	话语标记的实例 （受访者）	对访谈者的启示	促进整合的可能回应 （访谈者）
特征 19. 将模糊的情景 / 几个情景 放在一起 **功能** 我知道事情很糟糕，因为这 就是我一直以来的感受；我 只是想不起一个具体的例子	模糊的、绕来绕去的情 景；受访者提供多个、 不完整、偏离主题的情 景，但这些情景不支持 用来描述这种关系的词 或短语；可能漫不经心 地描述一些情景，但突 然切入情绪高潮；事 件秩序混乱，情景中时 间、地点、人物的边界 不清；更多专注于自己 的感受而非秩序	"我记得我们在动物园，我 们所有人都在动物园。然 后我们每个夏天都会去这 里，她又疯了——我记得 动物园是我妹妹最喜欢的 地方但不是我最喜欢的，我 想去海滩，我们去过一次， 但当时下雨了。你知道那 种你在沙滩上戴的精糖帽 子吗？我爸爸即使是在餐 厅里面也戴着它，我妈妈 那以后都很痛苦！每 个人都在大喊大叫。还有 一次……"	鼓励受访者专注于一个特定 的情节，聚焦于分清人物、 地点和时间的界限	"你能举出一个去动物园的具体例子吗？那是 什么时候？谁在那个场合，你记 得那里关于那个人的事情" "当你描述你和你母亲的关系时，这段情景在 哪些方面反映了（X）的呢"

（续表）

特征/功能 功能＝该策略的深层自我保护功能	"C"型策略			
	与该策略相关的话语标记	话语标记的实例（受访者）	对访谈者的启示	促进整合的可能回应（访谈者）
特征 20. 缺乏负性情景来支持负性字词 **功能** 我知道事情很糟糕，我只是想不起来一个具体的例子；我想要专业人士也因他们对我做的事情感到愤怒	当受访者用负性的字词从语义上描述自己与依恋对象之间的关系时，无法提供相应的负性情景	"就像我说的，他总是批评我。即使我只走错了一步，他也会跟我纠缠——如果我没有得到合适的分数，他就会瞪我或者限他顶嘴，不断地批评我"	意识到受访者可能是邀请你在他们的关系里站在他们所描述的那边，容举一个具体的例子；如果他们不能，让他们注意差异，并鼓励他们找到差异的意义；鼓励受访者详细阐述一个特定的情景，并对比他们当时和现在的想法；对访谈中不断出现的不满和与依恋对象的持续斗争保持警惕	"当你觉得你在和你父亲的关系里'他总是批评你'时，你能想出一个具体的例子吗？对一个特定情景进行具体描述是很重要的（如果没有情景。对于你的困难。对于你认为'他总是批评你'这一点，这可能告诉了你什么" "作为一个成年人回头看，你会以什么新的方式看待你的父亲，看待他是如何对待你的？有没有可能他有时对你的态度和其他时候不一样？从他的角度和你自己的角度来问题会有什么好处" "你能想到一个感到被母亲抛弃的具体时刻吗？你已经提供了一些详细的细节，如果可以，专注在一个情景上，这样我们就可以考虑你在当时和此刻此时的想法" （如果给出了情景：）"那你对你母亲的看法是什么？她当时可能有什么想法？有没有其他人当时是如何回应你的？有哪些事情本该发生却没有发生？从你现在的视角来看，对于母亲当时所做的事情，你现在的想法与当时的想法有什么不同？对她的行为还有其他的看法吗" （或者：）"是什么阻碍了你从不同的角度去看待他人的行为呢"

（续表）

		"C"型策略		
特征/功能 功能 = 该策略的 深层自我保护功能	与该策略相关的 话语标记	语篇标记的实例 （受访者）	对访谈者的启示	促进整合的可能回应 （访谈者）
特征 21. 给出了负性情景，但否认其负面影响 **功能** 面对痛苦，我装出一副勇敢的样子，这样专业人士就会关心我和我的感受；当他们关心我并我给安抚、保护和安慰时，这种感觉特别好，如果这个策略起效，那么我会一直使用这个策略，因为我不能承受失去安抚和保护的危险。 **注意：**这与"A"型策略相反，后者是相反的正面情感的关注。为了减少对访谈者的关注，这个策略会诱使受访者拯救受访者	提供负性性情景未支持负性字词，但否认其影响	"他像个混蛋一样对我——把我打得青一块紫一块！那天，当我回家晚了，他就把我踢到大街上。我记得那个特别的时刻，他在衔上朝我扔我鞋！他还把路边的一根金属棒扔向我的头！他喝醉了——完全失去了理智。不过，我不在乎，这对我来说无关紧要，他很多时候都会失去理智，我只是跟着他"	受访者是在邀请你对他父亲的行为感到震惊，同时也为他感到担忧——为他感到震惊，即使他不承认自己被父亲的行为伤害或造成情感创伤；小心不要被他吓到；保持成年人之间的对话	"带我一段一段地回忆那个情景。让我们探讨一下你的想法、情感和行为，还有你父亲的想法、情感和行为。让我们试着把注意力集中在你昨天的经历上" "在多大程度上，你与你父亲之间的战斗仍然在继续？这种战斗有什么变化吗？你说这对你没有影响？对你来说，事情还能有什么不同？事情本应该有什么意思？什么事情是你希望你父亲做但他没有做的"

（续表）

"C" 型策略

特征/功能 功能＝该策略的深层自我保护功能	与该策略相关的话语标记	话语标记的实例（受访者）	对访谈者的启示	促进整合的可能回应（访谈者）
特征 22. 准确的情景，但遗漏信息 **功能** 我会把自己变成无辜的受害者，这样会来惩罚我，我就能复仇了；我得到了我需要的安抚，安全和保护	扭曲/虚假的责备（报复）或无辜（"拯救我"）；删除自己的原因以回避责任；碎片化情景，如无辜的自我	"就是那时，他把我锁在门外。当时正值隆冬季，我只穿了一件薄夹克。没有帽子也没有围巾，站在外面一片黑暗中，人们隔着窗帘看着我。他说我18岁之前不能回来，除了圣诞节！你能相信吗？我那时只有12岁"	受访者在邀请你对他依恋对象的行为感到震惊，并忽略他自己在事件中的作用； 他自己在情景中的角色是什么能负什么责任； 鼓励受访者谈谈他自己在这个情景中的角色和忽略，以及他自己对于被留在冷风中可能要负什么责任； 鼓励他对比他当时的想法和现在的想法；避免帮助他表达他在冷风中的感受——他已经把这些感受表达得很清楚了； 请记住，"C"型策略可能是在持续危及生命的情况下出现的，而非在受访者感到自己即将被抛弃或置于危险中时出现的	"想想这个情景，你能想起是什么让你被父亲关在门外吗？你还记得自己当天的反应吗？努力想想你能是什么激起了你父亲做了什么？可能做过的具体事情" "如果你站在你父亲的角度呢？他可能会怎么看待你那天的行为？如果你意识到你在激发你父亲的行为方式中扮演了一个角色，你会如何以不同的方式看待这件事？这对你和他当时的行为方式可能会有什么意义呢" "以这些新的方式去看待你父亲可能会有哪些好处/坏处"
整合性/工作记忆				

（续表）

特征/功能 功能=该策略的深层自我保护功能	与该策略相关的话语标记	话语标记的实例（受访者）	对访谈者的启示	促进整合的可能回应（访谈者）
特征 23. 借用心理学术语 **功能** 我听说过一些专业人士用这些字词来描述我的情况，所以我要借用它们，尽管我不知道它们真正的含义是到什么，这会给他们留下深刻的印象，认为我在努力工作；这很好，因为这意愿咪着他们会让我继续回来，将着他们需要的东西——安全和保护；或者我觉得将得到我需要的东西，安全和保护；这些字词描述了我正在经历的事情，尽管我不知道它们的意思，我还是要用它们	使用其他人的元认知（尤其是专业人士的情况（尤其是医学/心理治疗的诊断和术语），但没有将其整合到自己的认知中；表现得有洞察力，可能包括娴熟地误导访谈者	"我想我可能压抑了这些感受，但现在我已经克服了。我觉得我对自己的障碍有了更多的见解。我知道这有（X），这就是这一切背后的原因"	仔细倾听这些陈述的意义和功能；思考这些陈述是否只是为了让你保持专注，或者是在多大程度上借用术语是为了获得真正的理解和整合	"你能解释一下那是什么意思吗" "你对于那些你压抑的想法有怎么理解的" "压抑那些想法可能有什么目的" "在这次访谈中认真考虑那些人和事，可能有什么样的好处和坏处呢" "你可以利用哪些资源来采取下一步行动？什么能让我们了安全地思考这些想法"

"C"型策略

（续表）

"C"型策略

特征/功能 功能＝该策略的深层自我保护功能	与该策略相关的话语标记	话语标记的实例（受访者）	对访谈者的启示	促进整合的可能回应（访谈者）
特征 24. 思维过程存在明显的缺失环节 **功能** 我永远无法确定威胁来自何处，也无法确定何时我可能会得到我需要的安抚和保护；会得到安全再到危险之间跳去，就像我一生中在恐惧、愤怒和悲伤之间跳来跳去一样，这就是我沟通的方式	忽略元认知；暗示两种不相干的想法有"神奇的"连接；否认复杂的因果关系；否认多种观点	"然后警察来了，把我的继父带进了监狱。自那时起，我没有太多流血的经历了。但从那以后，我和母亲过得非常幸福——过着我们一直想要的生活"	在这个例子中，受访者神奇地从痛苦的画面跳转到了和母亲的幸福画面；鼓励受访者注意到的缺失及为什么这种注意到并处理信息缺失是重要的	"除此之外，你还记得什么" "关于这段记忆你还能多说一点吗" "对于这段记忆你是怎么理解的？你觉得发生了什么让你和你的母亲转起来了？你能想到一个具体的例子来说明你和母亲感受到幸福吗？为什么这是重要的" "如果你有别的一些时刻不那么幸福，这意味着什么？从你母亲的角度来看，她可能会怎么看这些事情呢" "从你继父的角度来看，他可能会怎么看这些事情呢"
特征 25. 保留错误的认知和未解决的感受 **功能** 我对所发生的事情的感受一如现在，因为我对自己的错误负责，这可能会是一种巧妙的误导。真正能够预测则未来危险，预测在哪里可以获得安抚和保护唯一方法	合理化过去的错误，并继续为自己的错误责备他人；这可能会是一种巧妙的误导	"这就是我生火的原因，因为我母亲让我在柴炉子里生火。那地方着着火又不是我的错。她不应该让我负责——14岁的我还太小，不能一个人待在厨房里，而且她从来没有教过我在生火时着着火时该做什么。成年人应该负责真正的火灾——连消防队员也这么说"	鼓励受访者厘清事件的先后顺序，准确地识别和分配责任	"你在那件事上可能扮演了什么角色" "火是怎么着起来的" "你觉得你本可以采取哪些不同的做法" "现在回头看，你此刻对那件事的想法和那时的想法有什么不同"

（续表）

"B"型策略		
特征/功能 功能＝该策略的深层自我保护功能	与该策略相关的话语标记	话语标记的实例（受访者）
程序性记忆（"B"型）	程序性记忆	
对访者的态度 **特征** 1. 合作 **功能** 我有意识地和这个人合作	流畅地与访谈者轮流说话；与访谈者合作；考虑倾听者的观点，有哪些信息是倾听者可能知道或不知道的）及自己的观点	（访谈者）"你能告诉我那时你家里还有谁吗" （受访者）"好的，可以。这有点困难，因为一开始有三个兄弟，然后是同父异母的兄弟和一个同父异母的姐姐，我父母都再婚了，并且我们经常搬家。所以请你耐心听我解释……"
自我与所描述内容的关系 **特征** 2. 聚焦主题，即使是痛苦或困难的主题 **功能** 我可以谈论过去痛苦的话题，因为我理解它们已经成为过去，我已经有意识地处理过我在回想这些事情时的感受和想法	他们的叙述包括自我，并愿意解决困难或痛苦的话题；"拥有"他们自己的感受	"我记得我的父亲，我仍然非常想念他，我树立的榜样，并努力实现他所代表的我的形象。在某种程度上，他仍然活着，因为他仍在一些方面对我有着积极的影响"

（续表）

特征/功能 功能＝该策略的深层自我保护功能	与该策略相关的话语标记	话语标记的实例（受访者）
"B"型策略		
访谈中的情感表达		
特征 3. 表现出恰当的情感 **功能** 我认识到想法和感受的重要性，我认为正面和负面感受同等重要；如果我在谈论一些悲伤的事，那么我表现出一些悲伤是可以的；如果我在谈论开心的事，那我也能表现出开心；我也能在必要时表现出愤怒，并且当和我信任的人在一起时，我也可以表现出恐惧和困惑	表现出恰当的正面和负面情感；能够区分过去和现在的情绪	"我想有时候我对自己的孩子也是这样！（笑）这很有趣，因为无论我告诉我自己要父母犯过同样的错误，但我最终还是对自己的孩子说了同样的话。这不总是这样吗" "这段时间对我和我的家人来说都很艰难，我还有很长的路要走。我失业了六个月，有段时间我迷失了方向，非常沮丧。（叹气。）但是，经过大量的自我反省，与妻子商量，我成功地获得了几次面试机会，并在一个全新的领域找到了工作。这是一个挑战，但我正在努力。最主要的是我得是有收入，我的家人得到了照顾，我可以看到隧道尽头的一些光明"
图像记忆（"B"型）		

（续表）

特征 / 功能	与该策略相关的话语标记	话语标记的实例（受访者）
"B" 型策略		
功能 = 该策略的深层自我保护功能		
特征 4. 生动鲜活的图像 **功能** 我不害怕重温很久以前的事情，我喜欢记忆的过程，我试图把事情搞清楚，并在事件、人物和地点之间建立联系；运用我的图像/感官记忆可以帮助我记住发生了什么，以及这些意味着什么	受访者回忆起图像时可能包括所有的感官记忆——视觉、触觉、嗅觉、味觉、听觉，并用一种生动鲜活的方式传达出来；例如，回忆的图像里有意想不到的生硬或怪异的感觉	"我记得在我自己的床上，听到从厨房里传来声音——我的房间就在厨房旁边。我记得厨房经常有味道飘到我的房间里来。我的房间墙上有漂亮的小丑壁纸。我会花好几个小时小心地去看不同小丑的不同面孔"
语义记忆（"B" 型）		

（续表）

"B"型策略

特征/功能 功能＝该策略的深层自我保护功能	与该策略相关的话语标记	话语标记的实例（受访者）
特征 5. 能够进行有区别的和平衡的比较，如对于不同依恋对象的不同归因 **功能** 当我思考我所面临的情景时，最好的方式是想到多个观点和可能做出我的决定，然后做出我的决定；当我回顾我生活中的记忆时，我试着用同样的方式评估他们，从中吸取教训；我认识到事件和情景可能由多重原因引起	• 合格的评估 • 平衡的评估 • 多个因素 • 能够区分时间顺序和责任 • 在事件发生时能够将责任与成熟度、权力和知识联系在一起 • 能够区分发生了什么，以及谁对什么负有不同的责任	"在我青少年晚期时，我经历了一段非常叛逆的时期。我有一些吸毒的朋友，我也染上了一些行为。留哥特式的头发，穿皮衣，有着整套装备。我的父母对这件事的反应很糟糕，在我16岁之前，他们都想把我关在家里，我因为非法持有毒品被逮捕，试着反抗我父母那样的无聊生活——他们典型的，中庸的生活方式。回想起来，我觉得这对于那个时候的青少年来说是一件很正常的事情。我们都有点叛逆——这是音乐，服装和青少年文化的一部分。这把我们的父母快逼疯了。这都是它的一部分，用很偏听的话语写了我的父母——那是我16岁时候的脸。我父亲真的打了我的脸。我骂过我母亲——也许我的唯一一次，我父亲真的打了我——我知道这想我就这么做了，坦白地说，这是我该的。我是一个被宠坏了的青少年，我也伤害了他们两个。我知道父亲后来也后悔打了我。后来，到我20岁的时候，我们又相处得很好了"

情景记忆

（续表）

"B" 型策略		
特征/功能 功能＝该策略的深层自我保护功能	与该策略相关的话语标记	话语标记的实例 （受访者）
特征 6. 情景中事件的顺序连贯且独特 **功能** 我能够回想起我生活中的事件，我记得有好的时候也有不好的时候；我能清晰地回忆起这些时光，如果我想不起来，那我不会试着去编造，我试着用他人能够理解我的方式叙述我的生活故事，意识着他们当时不在场——我在场	同时包含认知的信息（顺序、事件、结果、起因）和情感的信息（感受和饱含情感的图像）；情境支持对关系对关系的语义描述	"我记得在我六岁左右的时候，有一次我敲母亲的门，她没有回应，尽管我知道她醒着，因为我听到她在和我父亲说话。我父亲来到门口，把我带回厨房，他给我做了一个三明治，我们聊了起来。我知道，那时，我的母亲正在经历一段非常艰难的时期，因为在我只有五岁的时候，她在一场车祸中失去了双亲。她有时在房间里一待就是好几天，持续大概一年半。我想他们会问'他们每个人什么时候回来'，我也很沮丧，很困惑。我想他们会解释我自己用在方式应对，最终我母亲渡过了难关，我们都渡过了难关。那是很糟糕的几年"
整合性/工作记忆		

（续表）

特征/功能 功能＝该策略的深层自我保护功能	"B"型策略 与该策略相关的话语标记	话语标记的实例 （受访者）
特征 7～12. 反思功能和元认知 **功能** 我有意识地根据我能获取的所有信息——我的想法、我的感受及我在生活中所有不同的经历——来思考和评估我所有的（好的和不好的）经历，我能够从我的经历中吸取教训，并试图考虑多方面的观点；我也意识到我还有很多东西要学，如果我发现我在生活中所有方面多考虑多东西要学，如果我发现我在谈论我的人生时犯了错误，那我会纠正自己并有意识地去思考我自己考虑什么是准确的观点	7. **考虑所有信息：** 能够在没有提示的情况下，对记忆中以往经历的过程和细节进行反思 8. **关注差异：** 在有或没有提示的情况下，对自己的思考进行思考，并从这种思考中获益。试图纠正矛盾，遗漏或错误的信念或情感 9. **在评估所有信息的基础上发展新的理解：** 对于危险事件，丢弃仅针对某情景的独特信息，保留对未来有保护性的信息。承认事件的复杂因果关系，并接受可能存在模糊或不确定的信息 10. **能够对未来构建更准确的预期：** 在需要时灵活使用各种策略，包括"A"和"C"。能够推理出复杂的结论，耐受痛苦，而变得将感受恰当地表达出来 11. **能够同理解所有人：** 包括自己。能保持童年的真实，并原谅父母/家庭成员/他人的错误行为。即使在最残酷的生活故事中也能找到好的一面。接受自己和他人的不完美；拥有成熟而复杂的情感 12. **元认知：** 能意识到自己的想法（反他人的想法）随着时间的推移而变化，能意识到发展带来的变化，理解事实与表象之间的差异	"当我回头看时，我能看到，有些时候——就像我之前所说的，当我母亲的父母去世时的时候——我母亲没有来开门，并假装没听见我说话，她一定是心不在焉……不，这不对，让我换一种说法……我想真正的原因是她对自己父母的死感到非常沮丧和难过，有一段时间她甚至不想活了。我当然知道她是什么意思，现在她也离开了……所以回想起来，我认为她只是无法满足我的需求——任何一个六岁孩子的正常需求。就是在那段时间，当时我的父亲承担了很多我母亲通常会做的事情……我知道，我想要我的母亲。我的反应是是那种困惑而愤怒的。但我现在可以看到她为什么会在那一年半的时间里如此疏远我。她最后恢复了，我很高兴她做到了。我的母亲去世了。我知道这对我来说也是一样的。当我母亲'回来'了，我很努力地想陪在自己的孩子'回来'也是一样的。当我母亲'回来'了，我很努力地想陪在自己的孩子们身边，而且我确实'回来'了。我必须经历这些感受。我尽量不向自己的孩子们假装一切都很好。回想起来，我很庆幸我母亲没有假装她一切都很好，尽管那时非常痛苦。我觉得她在某种程度上帮了我一个忙，让我看到她很难过，这是一个很重要的教训。所以，不要掩饰诚实地面对自己的感受，但不要把自己的感受强加给孩子，让他们感受到创伤，也告诉你的孩子，也告诉你你要花时间帮助自己走出悲伤和丧失"

第三章

促进叙事整合的 LEARN 模型

现在，我长大了，我明白许多事情都只能用心灵去看。如果我可以看到它，那我就可以思考它。如果我可以思考它，那我就可以谈论它。如果我可以谈论它，那我就可以改变它。

——摘自一名来访者的日记

本章将会帮助你理解以下内容：

- 在塑造我们是谁及形成我们生命的意义和目的方面，我们的个人故事的重要性；
- 为与受访者讨论他们的生活和亲密关系史打下坚实基础所应遵循的原则；
- LEARN 模型的五个步骤，以及如何运用它们。

导读

基于依恋访谈的 LEARN 模型既是一个理论框架，也是一个对任何理论取向访谈者都适用的工具。也就是说，它可以作为基于依恋访谈的一个跨理论模型。模型的五个步骤是倾听（Listen）、探索（Explore）、接触（Access）、修改（Revise）和命名（Name）。每一个步骤在本章都有详细的解释。

LEARN 模型创立的宗旨是帮助受访者回顾、反复，并可能修改他们生活中的故事，这些故事决定了他们如何生活。LEARN 模型的设置适用于任何设置下的评估、治疗和督导，以帮助个体反思他们的生活经历，并从

> LEARN 模型的设置适用于任何背景下的评估、治疗和督导，以帮助个体反思他们的生活经历，并从中汲取意义。

中汲取意义。这可能包括单次预约、探索依恋议题的多次会谈后的扩展评估，也可能包括心理咨询和心理治疗的情境。LERAN 模型高度灵活，它可以适用于不同频次和不同深度的会谈。

LEARN 模型的设计是为了回应不同学科从业者提出的三个关键问题而设计的。

1. 依恋理论如何帮助我们更清晰地理解我们正在评估并试图帮助的受访者所面临的困难？

2. 我们如何通过自己的理解来帮助人们更好地理解自己，找到更多的个人自由，以及帮助他们在家庭、工作和社区中找到方法，从而建立更令人满意的关系？

3. 我们如何在督导中运用同样的理念来帮助、支持和培养从业者？

LEARN 模型最重要的优点是，它基于受访者在访谈过程中每时每刻展现出的反思能力提供一个评估框架，从而确定需要的干预水平（见图 3.1）。

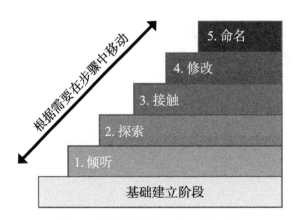

图 3.1 促进叙事整合的 LEARN 模型

我们建立 LEARN 模型后，基于我们的临床咨询和督导工作及从业者的行动研究进行了微调。我们还在克里滕登（Crittenden，2008）、克里滕登和兰迪尼（Crittenden and Landini，2011）的依恋理论及达洛斯（Dallos，2006）、达洛斯和维泰雷（Dallos and Vetere，2009）的系统治疗和依恋叙事治疗的工作基础上进行了改进。该模型建立在以下的基本假设上。

1. 心理整合对个人幸福感很重要。

2. 整合涉及拥有自己的连贯的故事或叙事，其中包含核心要素，但也能够进行修改。

3. 思维、感受和行为是相关的。

4. 外在的行为和该行为的功能之间有很重要的区别。

5. 所有的行为都有心理目的或功能。

6. 个人的反思和修改故事的能力很大程度上得益于有涵容能力的人在帮助其反思时的在场。

7. 然而，只要是在安全的环境中，即便没有具有涵容能力的人提供帮助，个人也能够对自己的故事进行反思。

个人叙事的重要性

为了建立该模型，我们以这样一个想法为出发点，即我们每个人（所有的人类）都有我们独特的个人生活史，我们的所有经历、关系、思想、感受、行动和反应方式都与从出生到现在的一系列时刻紧密相连。我们的个人历史还可以追溯到我们出生之前，并延伸到未来，作为我们与我们所在的文化、我们的祖先及我们的后代有关的连续生活故事的一部分。

人类是叙事的产物，而故事则是我们赋予生活意义的方式。事实上，社会言语学研究表明，分享故事的冲动在几千年前就已经成为推动人类言语发展的动力，具有足够的重要性。作为一个物种，运用言语和分享故事的能力给了我们显著的生存优势。

从很小的时候起，孩子就可以开始成为自己故事的作者；他们可以开始采取不同的观点，并考虑他们的经验的不同版本（Rose & Philpot，2005）。我们选择"合理"的故事来帮助我们解释这个世界，并引导我们在关注某些事物的同时忽略其他事物。这些故事帮助我们了解，我们如何成为今天的自己，并理解为什么我们以自己的方式思考、感受和行动。因此，心理健康的关键指标是我们个人生活故事的连贯性和整合性，因为这是我们自我意识的基础。

重要的是，我们对自己讲述的生活故事会不断被修改。正是记忆本身给我们提供了重新评估记忆的机会，将它们联系起来并加以比较，我们就可以对自己产生新的理解。此外，回忆我们生活故事的行为经常发生在其他人身上，所以我们的故事还会受到我们与他们的关系的影响，也会受到他们的回应和问题本身的影响。

修改我们的个人故事会直接影响我们个人的变化，因为我们所创造的关于生活的故事会对我们如何生活产生强有力的影响。我们告诉自己的故事也会影响我们的心理或人际关系问题的发展。换句话说，心理健康的一个关键指标是我们能够从心理上连贯地叙述人生故事，包括我们如何成为今天的自己，以及能够理解自己的想法、感受和行为——尤其是在压力情境下，因为这往往会唤起我们的自我保护策略（即我们的依恋策略）。如果我们能够提供一个没有重大遗漏、错误、扭曲或欺骗的生活故事，那么我们更有可能以一种平衡的方式生活，自由地体验各种关系而不会陷入自我毁灭的模式中。

这听起来似乎很简单，但是对许多人来说，尤其是对社会关怀、刑事司法或精神卫生专业人员来说，这是一个充满困难和潜在威胁的任务。对许多人来说，清楚地看到他们的生活故事和行为方式可能是一个令人恐惧的景象。因为如此可怕，所以他们花费了大量的精力，用于避免看清楚事情，避免体会困难和痛苦的感觉。吸毒和酗酒、成为"工作狂"、冒险和自毁行为及反社会行为，这些只是人们避免看清自己生活的一些方式。在极端情况下，解离、妄想和精神疾病可能是从无法忍受的过去或现在中逃脱的最后途径。而且，如果受访者因这种扭曲的感知世界的方式而陷入旧的、有破坏性的模式中，他们将继续使用这种策略，直到他们对自己的生活故事及生活方式有了新的认识。

总而言之，LEARN 模型关注的是审视和修改那些带伤的故事（即受访者的个人生活故事），以便创建新的故事。斯蒂芬妮·丘利是一个在缓刑工作中使用了基于依恋理论模型的访谈者，她以一种简洁的方式描述了该模型：她称其为"重新审视叙事"。

该模型如何运作

LEARN 模型意在帮助受访者理解和整合他们的生活史和他们使用的自我保护策略（即他们的依恋策略）。通常来说，该模型的工作是逐步开展的，只有在受访者需要时，访谈者才能进行模型的下一步。如果受访者在模型的特定步骤中表现良好，通常无须进行下一步。例如，某些受访者可能只需要第一步、第二步和第三步，因为新信息会促使他们善于发现差异，并愿意修改自己的故事。这就是所谓的"反思功能"，源于整合性 / 工作记忆。有些受访者（例如，有些受访者陷入过去固定的、毁灭性的或自我否定的想法、感受和行为模式，又或者他们有未解决的丧失或创伤）可能需要在第四阶段和 / 或第五阶段进行干预，以帮助他们充分感到安全并得到支持，从而能承受那些令人恐惧的经历。基于访谈者与受访者之间调谐的合作，以及访谈者对受访者心理准备情况的评估，他们可以根据需要在模型的各个步骤之间来回移动。

LEARN 模型旨在倾听和尝试理解受访者：他们的痛苦和威胁性的生活经历，他们可能从依恋对象那里体验到的缺乏安慰和调谐照顾的感受，以及他们试图满足自己的需求并让自己的经历变得有意义所作出的努力。

这项工作的目标不是必须找到一个"快乐"的解决方案，也不是必须获得安全、舒适，也不是必须实现完全的自我整合。干预也许可以"助推"受访者朝重组的方向发展（即朝"B"型依恋策略迈进）。我们可以帮助他们增加反思能力，理解某些策略适用于某些情境，从而帮助他们重新组织信息。干预永远不应该以"摆脱"某种依恋策略为目标，因为在他们所处的某些生活环境中，这种策略可能是自我保护所必需的。干预的目标不是消除或取代依恋策略，而应该是增加依恋策略，从而让受访者有更广泛的策略使用范围，并能够灵活地使用不同的策略。

作为一般指南，根据具体情况，我们可以帮助受访者识别和修改十种差异。

1. 他们如何整合过去、现在和未来。

2. 他们如何平衡自己的观点和他人的观点。

3. 他们如何整合想法（包括真实信息）和感受。

4. 他们如何承认、否认或夸大问题。

5. 对情景的口头描述、情景本身及从这些经历中获得的经验，这三部分的信息是否匹配。

6. 他们对待访谈者的态度：他们是合作的、恭敬的、好斗的，抑或纠缠的？

7. 他们如何表达恐惧、悲伤或愤怒？他们是真实地表达了这些情绪，还是在忽略或夸大这些情绪？

8. 他们如何准确地分配各个事件中的责任？他们是现实地分配责任，还是夸大或否认自己的责任？

9. 他们如何安排时间、地点、顺序和人物。他们在这方面是连贯的，还是过多或过少地关注故事的某些方面？

10. 自我的连续性如何？是稳定的自我，还是不断变化的自我 / 不稳定的自我（我今天是谁？）/ 自我的缺失（我是谁？）？

综上所述，LEARN 模型的目的是帮助受访者以更具有心理连贯性的方式叙述自己的生活故事。例如，对如何成为今天的自己，他们可以给出没有明显错误、遗漏、扭曲或自我欺骗的描述。在讲述生活故事时，他们的想法和感受，如同自我观点和他人观点一样，最终应该获得更恰当的平衡和整合。最后，当他们讲述"我如何成为现在的我"这一故事时，他们会对自己的成长史形成更加充分和准确的版本。

安全第一：基础阶段

> **基础阶段**

在开始学习 LEARN 模型的五个阶段之前，我们尚需建立一个基础阶段。在此阶段，我们和受访者一起创设一个安全和包容的环境，并在此环境中开展工作。基于依恋的评估和干预方法都依赖于访谈者调谐受访者的感受，并将他们的关系作为帮助受访者反思和修改他们故事的中介。

然而，重新审视和修改自己的故事及其被创造出来的环境可能需要大量的情感投入，在某些情况下会引发高焦虑，尤其是当这些故事包括未解决的创伤或丧失时。为了让受访者反思自己的想法和感受，至关重要的是让他们仔细地专注于访谈的语境和态度（方式）。

对于那些在不可预测或危险的环境中长大的个体，这一点尤其重要，这些环境通常被描述为高批评、冷漠的环境。在这种环境下，个体发展出的自我保护策略是高度关注那些可以带来安全和照顾的成年人（包括他们所依赖的专业人员，或者可能做出决定并撰写有关他们的报告的专业人员）的意图、敏感性、可信度和行为。此外，有不良行为和不良行为史的个体，因周围人高度关切其行为，更有可能成为非自愿服务的受访者。基于这些原因，创设一个足够安全和包容的环境对 LEARN 模型的使用至关重要。这种环境可以通过以下方法创设。

1. 确保受访者对讨论他们的生活史和人际关系的目的和可能的结果有充分的了解，知晓这些讨论是基于他们共享的信息及如何使用这些信息的。需要特别注意在评估过程中如何使用这些信息，特别是当这些信息属于法庭诉讼的一部分时。

2. 确保受访者对这个过程知情同意。这包括解释你们可能会一起讨论的话题，并可能在治疗的不同阶段都需要重新获得知情同意。

3. 确保访谈者的态度和风格是有准备的、尊重的、合作的和包容的。例如，访谈的场所应该是合适且不被打扰的。当在访谈者或受访者的家里工作且其他家庭成员可能出现时，或者在监狱工作时，这一点尤其重要。访谈者同样应该对其他可能影响工作进程的个人事件保持敏感，如家庭的冲突或所面临的法庭听证会。

4. 确保从业者有机会获得并利用督导和联合工作，进而准备、反思和发展他们基于依恋工作方法的相关技能。例如，让同行观察访谈者，或者对一次访谈进行录音，以便帮助访谈者了解自己的谈话风格。

5. 确保从业者觉察和反思自己的依恋经历，以及这些经历如何影响他们对受访者的回应（McCluskey，2005）。同时，从业者也需要考虑自己对什么是"健康"的依恋所做出的假设，以及这些假设是如何被社会和文化因素塑造的。一些有益的问题示例如下。

a. 当我 / 他人愤怒、难过、害怕时，我会做些什么？

b. 哪种情境会勾起我的"A"型策略或"C"型策略？

c.有谁能对我的访谈给出准确的反馈?

一旦建立了坚实的合作基础,我们就准备好使用 LEARN 模型了。

关于 LEARN 模型五个步骤的解释

第一步:倾听故事并辨识话语标记

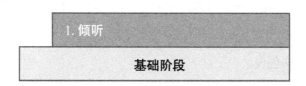

在模型的这一步,访谈者仔细地倾听受访者并提一些问题,帮助受访者叙述他们的人生故事,尤其是那些关于主要依恋对象的,以及唤起依恋策略(即自我保护策略)的经历。家谱图和生命时间线是两个引出个人历史的有用工具(请参阅第九章的练习)。为了鼓励受访者通过对比不同记忆系统的信息来运用反思功能,访谈者可以针对语义记忆、情景记忆、图像记忆和工作记忆提出问题。例如,访谈者可以向受访者询问以下这类内容:

- 用来描述童年时主要依恋关系的语句;(语义记忆)
- 用来支持这些语句的主要童年情景;(情景记忆)
- 最早的记忆;(可能包括图像/感官记忆)
- 关于童年时期经历过的生病、分离、丧失、愤怒的表达、需要安抚的记忆;(图像/感官记忆和情景记忆)
- 他们从自己的早年生活中学到了什么,以帮助他们为成年生活做好准备;(工作记忆)
- 他们如何理解自己在人生道路上所遭遇的挫折;(工作记忆)
- 他们的行事风格和他们的父母有什么不同,包括反思他们自己被养育的方式和他们对孩子的养育方式间的关联;(工作记忆)
- 他们为什么前来参与访谈/被评估/寻求帮助等,以及这些原因与他们的生活史有什么关系?(工作记忆)

注意：这些问题摘自成年人依恋访谈（AAI, George et al., 1985/1996；Crittenden and Landini, 2011；Barrett, 2006）。AAI 的完整版只能由经过专门训练的临床访谈者使用。在你的工作中，如果你的受访者可能需要进行 AAI 的正式评估，那我们强烈建议你在受访者完成 AAI 之前不要使用 AAI 中的任何问题，以确保 AAI 作为正式评估的准确性，因为 AAI 中的问题是为了让受访者"出其不意"。

工作人员还需对访谈中发生了什么保持觉察。这包括说话模式，受访者如何调节情绪，受访者如何对待访谈者，以及受访者如何谈论或回避谈论他们人生故事中艰难或痛苦的话题。

在模型的第一步中，访谈者仔细地倾听且思考受访者的依恋策略是否正在浮现，以及是否有关键信息被丢失。这可能包括关于时间、地点、顺序、谁做了什么，谁对何事负责，或者受访者当时的想法、感受方面的信息被遗漏或扭曲。或者故事中的细节可能会让人困惑或误解。又或者，在某些情况下，说话者可能试图在他们或其他人在故事中的角色上欺骗访谈者（这可能是有意识的或前意识的欺骗，"前意识"意味着它是一种深深地根植于程序记忆的策略，它是"自动"发生的，没有经过深思熟虑）。在任何上述情况下，访谈者可能需要进入第二步，以帮助受访者更全面地探索他们的故事。

第二步：探索受访者的故事，以帮助他们更清楚地看见并讲述自己的故事

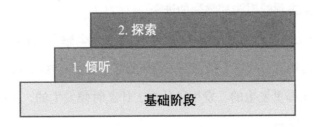

大多数人都能从第二步的问题中获益，这能鼓励他们为自己的生活故事提供更多的细节和多样性。例如，是什么让他们的故事变得独一无二。第二步的问题通常是

"谁""什么""在哪里""什么时候""怎么样"的问题。("为什么"的问题一般出现在第四步，因为它们往往会促使受访者理解故事的意义，而不是讲述故事。)

在模型的探索阶段，访谈者鼓励受访者就某一事件、图像、陈述、行为、感受或想法给出更多细节。当谈论更多细节时，有的受访者会自发地找出他们故事中的矛盾之处，(例如，信息的遗漏、因果偏差、扭曲，或者没有证据/没有支持语义陈述)，并对此做出更正。

重要的是，访谈者允许受访者的故事继续下去，在过程中偶尔穿插一句提示，例如，"他们还对你做了什么？""你在那发生之前做了什么？"

让我们仔细地看一看下面这两个示例。

● 在第一个例子中，访谈者辨识出故事中有一个"我和他们"的对立，并提出了一个强调这种区别的问题。这可以帮助受访者更现实地在自己和他人之间分配责任。

● 在第二个例子中，访谈者鼓励受访者多谈谈关于他们自己在一系列事件中的角色。当受访者总是责怪他人并忽略自己在事件中的角色和责任时，这样的鼓励尤其有用。

通过强调这些主题，访谈者巧妙地暗示受访者，在第一个版本的故事背后有着比其当前所意识到的更加重要的细节，从而帮助受访者发现差异。

LEARN 模型的第二步可以被比作关键事件汇报，这个步骤的设置旨在帮助那些曾经历生命威胁或潜在创伤性事件的人。这可以概括为以下四个步骤。

1. 专注在纯粹的事实及事件的顺序上。

例如，"请一步一步地来，帮助我理解最基本的事实：发生的第一件事情是什么？谁在那里？谁做了什么？还有谁知道这件事？他说了什么？"

2. 重述故事，把主观的想法和感受加进来。

例如，"你还记得自己当时的想法吗？你当时是什么感受/如何回应的？"

3. 重述故事，访谈者对故事中被遗漏/模糊的部分表示真诚的好奇。

例如，以"在哪里发生的、发生了什么、什么时候发生的、当时有谁在场、如何发生的"等方式进行提问。

4. 当这个故事/情景没有明确的结尾时，帮助受访者总结这个情景。例如，"然后我就去睡觉了。""后来我在奶奶家的时候才平静下来。"

例如，"这一切是怎么结束的？"

［感谢凯特·科克（Kate Kirk）博士注意到与关键事件汇报的关联］

第三步：接触故事中"被删除"的部分并促进整合

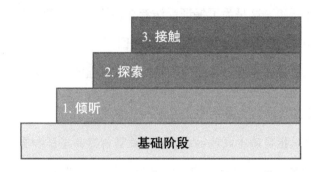

如果受访者仍然不能"思考他们的思考"，或者不能整合和平衡他们的想法和感受，也难以在第二步中修改其叙事，那么暂时进入模型的第三步帮助受访者接触他们故事中"被删除"或被屏蔽的信息可能是有用的。第三步有点像侦探的工作。当访谈者与受访者一起合作，共同探索受访者故事中缺失的信息并将它们串联起来以解决谜团时，通常能取得最好的效果。如果你以这种方式与受访者合作，那么你能为受访者做的最有益的事情之一就是帮助他们在正确的地方寻找缺失的拼图，特别是当你意识到他们可能在错误的地方寻找时。在某种程度上，他们可能已经知道这些信息，问题在于，他们的大脑为了保护他们免受痛苦情绪的折磨，将这些信息分散开来，置于自己的觉知之外。在第三步，你要帮助受访者把这些信息拼凑起来。

该模型的第三步还让我们意识到，对于一些受访者，特别是那些经历过高度危险的童年、过早失去亲密依恋对象或有未解决创伤的人，可能需要特别的准备工作才能让其感到安全和得到足够的支持，才能反思他们故事中困难和痛苦的部分，以及这些事件如何影响他们。出于这个原因，如果你事先知道受访者有这样的经历，并且需要特殊的支持，直接从第三步开始或许是有帮助的。同样，你也可能在访谈中很快发现，受访者需要"跳到"第三步，然后再回到之前的步骤中。

与前两个步骤相比，访谈者在第三步会更主动些。作为访谈者，在模型的这一步，你要帮助受访者识别和建立优势，为他们的故事找到可靠的证人，观察他们的内部心理过程，识别障碍或内在的"审查员"，并注意躯体的信号，即他们的身体在告诉他们什么。简而言之，在第三步中，访谈者需要积极搭建"脚手架"，以帮助受访者讲述他们的故事。我们将逐一展开陈述这些内容。

找到或发展优势。访谈中让受访者应对创伤和困难的生活故事时，应遵循一条普遍原则——从发掘优势开始。这是为了保证受访者在讲故事中感到痛苦时有力量支持他们；有了清晰地被识别和标记的力量，就有了安全的回归之地。鼓励受访者识别出内在的、人际的和超越个人的优势和成就，帮助他们感到有足够强的力量来讲述他们的故事。

- **内部优势**是指那些给人力量的个人品质和价值观。
- **人际关系优势**是指帮助（或过去曾帮助）受访者感到坚强和自信的人。
- **超越个人的优势**可能是宗教信仰，或者是其他来自"超越人性"概念的信仰，如相信普遍正义或音乐、艺术或自然界的力量等。它也可以是来自特定地方或元素（火、土、空气或水）的力量。这种"精神"力量可以对人们有很大的帮助，可以帮助他们感觉自己强大到足够面对他们痛苦或困难的故事。
- **成就**同样可以是力量很重要的来源。认识到过去的成就可能帮助受访者感到有价值，并帮助他们自信地讲述他们的故事。这些成就可能包括学术或职业成就、体育成就，或者仅仅是在他们面对一切苦难后依然活着。

当受访者不能识别自身优势时，访谈者可能需要花一些时间来帮助受访者识别没有被承认的优势，或者发展新的优势。

找到故事的理想见证者。鼓励受访者找出在哪些环境中他们可以讲述自己的故事。例如，他们可能会找到一个知己，一个现在或过去生活中真实的人，或者一个想象中的朋友，或者有某个朋友陪伴时他们感到自己可以完全诚实地面对自己的故事。同样，也可能会有一个特别的时刻或地点让他们觉得可以安全地讲述他们的故事。探索是什么或在什么情景下受访者能感到安全和被支持，以及如何将这些品质"带入访谈室"。

例如，"在你的生活中，无论是过去还是现在，谁是那个可以让你安全地讲述故事的人？这个人会在多大程度上同意你讲述的故事？如果他们对你充满同理心，他们会说什么或做什么来帮助你谈论这段经历？"

展开谈话的过程中，引导受访者观察自己的依恋策略。观察受访者在何种情况下能够 / 不能够进行整合。

以下为四个示例。

"我注意到，和谈论与妈妈相处的时光不同，当你谈论与爸爸相处的时光时，你似乎讲得更清楚。"

"我注意到，你在很大声地对着你父亲讲话，好像你父亲就在我们这个房间里似的。你要怎么做才能说出你想说的话？"

"我注意到，每当你谈到你的妈妈或爸爸时，你都将话题转移到工作的问题上。事实上，在这次访谈中有三次，你都站起来穿过房间，从你的公文包里拿出有关你工作的内容给我看。你觉得你为什么要这样做？"

"我注意到，你谈论你父亲时的语调和你谈论你母亲时的很不一样（反之亦然）。你注意到了什么？"

考虑可能的阻碍。帮助受访者识别是否有内部"阻碍"使他们的部分故事无法被讲述。例如，他们可能害怕揭露那些被隐藏起来的痛苦或困难的情绪。或者，对他们来说，这种程度的个人披露可能是一件奇怪或危险的事情。在这些情况下，和受访者一起探讨他们生活故事的利弊对他们自己或周围人而言都是有利的，无论从短期还是长期来说。然后帮助他们做出如何处理这个阻碍或固化信念的决定（例如，"我可以在这里停下来思考，这很安全"）。受访者需要感到自己是在一个安全的地方，感到他们的故事会被听到并予以尊重，不管访谈是在什么背景（如社会工作、刑事司法、心理健康、收养和领养、心理咨询或心理治疗及其他背景）下进行的。除此之外，访谈者必须给受访者信心，让他们相信访谈者会不带评判地倾听他们的故事，会帮助他们讲述他们的故事，并且会容纳重述故事中可能产生的感受。

以下为四个示例。

"对于你要讲的这个情景，谁会最高兴 / 最沮丧？"

"如果有，你在何时何地被要求保守这个秘密？或者你从什么时候开始相信这件事情是不可以被谈论的？"

"如果讲述自己的故事，你觉得最糟糕的感受可能是什么？让我们来探讨一下讲述自己故事的利与弊。"

"在你和专业人士谈论自己的过去时，发生了什么？"

增强对身体信号的敏感性。帮助受访者记录和识别身体给出的躯体或生理线索。尤其要注意四肢的情况。例如，他们攥紧的拳头可能在告诉他们什么，或者他们的手突然勒紧了自己的喉咙意味着什么？或者在提到父亲时伸出了舌头代表什么？当他们在谈论一个令人痛苦的故事时，他们的脚突然开始动来动去（双手抱头／叹气／喘不过气来／咳嗽／微笑），这些都提供了什么线索？所有这些都是躯体信号的例子，在访谈者把受访者的注意力转移到这些信号上并帮助他们给它们赋予意义之前，受访者起初可能并不会意识到这些信号。

例如，"我注意到，当你开始谈论 13 岁发生的事情时，你瘫在椅子上，然后把脸埋进夹克里。在我们进一步讨论前，让我们花点时间来看看你的内在可能发生了什么。"

第四步：改写故事，以发展反思功能和整合能力

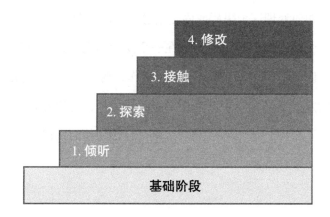

在第三步完成后，如果受访者遗漏了重要的信息，在因果关系、个人责任和角色上有明显错误，或者以一种不现实的方式扭曲事件的意义（实际上，如果受访者的叙述在

心理层面上并不合理），那么访谈者就可以提出第四步的问题，以帮助受访者改写他们的故事。在第四步，访谈者有策略地提出问题，帮助受访者改写故事中缺失的、不连贯的、不合理的部分。这也可能包括把受访者的注意力引到故事中的矛盾之处。这个阶段被称为"改写故事"，因为第四步工作的成功一般意味着，受访者能够改写他们对故事的理解，然后可能从过去的事件和关系中提取出全新的意义。第四步背后的基本思想是，在我们生活中的任何时刻，我们都有能力（如果我们愿意承认这一点）"跳出我们生活的故事线"，更客观地思考我们的生活故事。

第四步的关键是获得更大程度的整合。这包括多方面的整合。

- 整合我的责任和他人的责任（这包括认识到很多问题是自己和他人共同面临的）。
- 整合我的想法和我的感受，给予它们同等的考量。
- 整合我和他人的需求、任务、角色和抱负（即心智化水平）。
- 整合我现在的观点和事件发生时的观点。这包括当时和现在的想法、感受和回应（即我当时赋予事件的意义，我现在赋予事件的意义）。
- 整合过去某一事件独有的信息（因此应该被留在过去）与未来可用于保护自己的信息。
- 整合现实中能控制的和不能控制的事情，我对自己和自己的生活有一定的控制保持乐观。
- 整合我在压力下的冲动／"自动化"反应、想法、感受和生理症状与更成熟和深思熟虑的方法（如在受到威胁时控制我的恐惧反应）。
- 整合我对世界的原本看法与我对世界逐渐加深的理解。
- 将我的故事与更广泛的故事整合起来，包括过去曾影响我的社会和文化力量，这些力量可能仍然影响着我。
- 引入证人：将我对事件的描述与他人（特别是那些可能是我的故事的目击者或我的故事的当事人）对事件的描述进行整合。
- 将我所知道的关于我的历史与模糊的、不确定的或不完整的内容整合。
- 最后，整合和解决我的故事中那些令我感到痛苦和难以面对的部分。将这些经历整合到我的故事里，并从过去的挫折和令人不安的事件中汲取教训。这可能会让

我对我的父母 / 家庭成员产生同理心，原谅他们的错误，同时保留我个人历史中的真实性及其对我的影响。

对整合的强调可以让受访者更有可能使用或开始发展他们的反思功能和心智化水平，这对心理健康和人际关系的成功至关重要。值得指出的是，我们选择强调"整合是至关重要的"这一概念，而不是把这个问题视为缺陷，所以并不需要把过去的策略和想法予以替代。通过关注整合，我们增加受访者可以使用的策略、角色和回应的范围，同时也承认旧的策略在过去可能适用，实际上，在当前的一些情况下也仍然有用。

示例

当受访者使用"A"型策略时的第四步干预。如果受访者使用"A"型策略，例如，对小时候所遭受的长期暴力的影响轻描淡写，访谈者或许可以鼓励他们谈谈当下他们真实的感受，尤其是那些困难或痛苦的感受。或者受访者把父母的暴力归咎于自己（另一种典型的"A"型策略），访谈者可以鼓励他们更实际地分摊责任。

以下为六个示例。

"还有什么其他的、当时可能没有立即出现的感受吗？"

"是什么阻止了你去寻求安慰 / 说出你的感受 / 说出你当时的愤怒？"

"在那个情境下，谁是孩子，谁是大人？现在回想起来，你觉得你的父母应该为他们的行为承担多少责任？为什么？"

"你现在的观点和当时的观点有什么不同？为什么？"

"除了你的依恋对象，还有谁可能看到或知道发生在你身上的事情？他们对你的遭遇会说些什么？"

"你如何平衡'X'和'Y'？"（参考上面列出的不同类型的整合）

当受访者使用"C"型策略时的第四步干预。对于使用"C"型策略的人，第四步的问题可能会鼓励他们更深入地思考自己和他人在一系列事件中所扮演的不同角色和所承担的责任。或者，鼓励受访者考虑他人的观点。在某些情况下，帮助受访者表达真实的情感可能是很有帮助的。但是这样的情感表达应该聚焦在具体的事件和人身上，而不是泛化到许多情景和人。

以下为七个示例。

"你觉得你的行为会如何影响你父母对你的回应？"

"你在这个情景中是什么角色？"

"那一刻，你的父亲／母亲在想什么？"

"还有哪些观点值得参考？"

"你觉得你的祖母是怎么看待你小时候发生的事呢？如果她知道你身上发生的事情，她可能会怎么想？她为什么会这么想？"

（在澄清一个特定的情境之后）"你现在对此感受如何？你当时感受如何？你现在的感受和过去的有什么不同吗？你的感受在这些年发生了怎样的变化，对此你如何理解？"

"你如何平衡'X'和'Y'。"（参考上面列出的不同类型的整合）

第五步：命名访谈过程

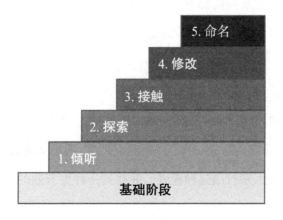

如果受访者不能利用第一步到第四步，那么模型的第五步可能是有用的，在其他情况下也是如此。在第五步，访谈者说出访谈者和受访者之间"此时此地"发生的过程，如果第一步到第四步对受访者不适用，或者在其他有需要的时候，该模型的第 5 步可能

是有用的。在第五步，访谈者需要准确命名在访谈者和受访者之间"此时此地"发生的过程，以及受访者可能遇到的外部阻碍。可能发生的几种情况如下。

- 可能有关系的破裂，如受访者不信任访谈者。
- 可能有外部环境对受访者造成的影响，如社会服务、刑事司法或心理健康的影响。这些外部的威胁可能会让受访者不能真实地分享并反思他们的故事，因为他们担心暴露太多会带来不良的后果。
- 可能有其他外部因素在受访者的头脑中占据主导地位，如生活中所面临的威胁或境遇。
- 受访者可能在访谈中及在与访谈者的关系里重现早年的自我保护策略。例如，访谈者可能会在不知不觉中被置于"迫害者""拯救者"或"受害者"的角色。这不一定是受访者有意识的行为，而可能是一种程序性策略，在很大程度上是前意识的。
- 访谈者可能对受访者传达的内容体验到一种强烈的感受。在某些时刻，把这些感受分享给受访者也许是有用的，因为这会帮助他们澄清他们自己的感受。
- 可能还存在其他"房间里的大象"，即那些尚没有被承认但需要被了解的部分。

就像第四步一样，在某些情况下，如你意识到受访者可能会因为外部影响而对他们所说的话高度谨慎，那么最好从第五步开始，在访谈一开始先处理他们的担忧。

以下为七个示例。

"你觉得这次会谈的节奏如何？我们进展得太快了、太慢了，还是刚刚好？"

"似乎我一直在提建议，而你一直在'拒绝它们'。我想知道关于这点你是怎么看的。我也想知道我们能做什么来打破这种模式，并找到一种更有效的方式来讨论这个重要的问题。"

"这感觉就像我被邀请来批评你，而你却提防着，害怕我会像你父亲那样批评你或欺骗你。有什么能帮助我们解决这个顾虑，让你可以做你觉得需要做的工作？"

"我注意到，当你说你父母直到你十七岁时才告诉你，你是被领养的时，我感到非常震惊。当你第一次知道这件事情时有什么感受？你现在对此有什么感受？"

"我注意到你刚才说你觉得我可能'和其他人一样'？我在想这是什么意思，在你感到足够安全之前，我们是否需要澄清一些事情？"

"你怎么理解这次访谈的目的及保密设置的限度？要是我再解释一遍会有帮助吗？"

"我注意到你说，你不记得关于你生活的任何事情，你来这里只是来谈论（X）。我想知道这里是否发生了什么事情，可能会阻碍你或打断你。你的顾虑是什么？"

巩固对模型的学习

LEARN 模型可以应用于学习模型，可以应用于一对一工作、小组工作、家庭工作、教练工作、联合工作和督导，也可以作为自我反思的工具。为了巩固你对模型的理解，你可以尝试以下方法：与同事讨论在你的个人经验中饱含情感的一段经历（如基于工作的一段经历），并运用 LEARN 模型来处理。轮流做访谈者和受访者。

例如，你可以谈论以下话题：

a. 令人不安或困惑的事件；

b. 上周发生的一个具有挑战性的情景；

c. 在小组 / 其他环境中发生的一件事的经过，以及你在其中扮演的角色；

d. 工作内外发生的个人事件，视情况而定。

复习

请描述以下问题。

- 在塑造我们是谁及形成我们生活的意义和目标方面，我们的个人故事的重要性。
- 为与受访者谈论他们的生活和亲密关系史打下坚实基础所应遵循的原则。
- LEARN 模型的五个步骤，以及如何使用它们。

PART
2

第二部分

依恋理论的实践：五个案例研究，附指导性实践案例

"没有什么比在内心深处承受一个不为人知的故事更令人痛苦的了。"

玛雅·安吉洛（Maya Angelou）

导读

第四章到第八章深入探讨了五个虚构成年人的依恋策略和这些策略的发展根源。这几章介绍了基于依恋的访谈和话语分析的过程，以逐字稿形式呈现，同时还有详细的评论可以帮助、指导你完成话语分析。

注意：在逐字稿中，谈话中的"省略号"代表受访者的停顿。

这五个人物（由演员扮演）在不同的情况下接受从业者的访谈，讲述他们的人生经历。

第四章：贝丝（"B"型策略）——收养和寄养

第五章：安妮（令人担忧的"A"型策略）——成年人的精神健康

第六章：亚当（危险的"A"型策略）——成年人的刑事司法／法医心理学

第七章：卡勒姆（令人担忧的"C"型策略）——遗弃照护／青少年服务／青少年犯罪／健康访问者

第八章：克里斯蒂（危险的"C"型策略）——儿童和青少年心理健康服务（child and adolescent mental health services，CAMHS）、社会服务、家庭支持、健康访问者、家庭护理。

我们建议你从第四章开始阅读，因为"贝丝"是一个整合型（有时称为"平衡型"或"安全型"）受访者的例子。了解贝丝的话语将有助于你更好地理解其他人物的言语。

五个人物的背景信息

第四章到第八章都以人物的背景信息开始。这些信息让你了解这个人的过去，以及他们发展过程中的一些重要事件。在每个重要的里程碑上，都有"功能解读专栏"帮助你理解为什么这个人在某个特定年龄段会有这样的反应，从而使你结合他们在访谈中对某事件的描述来比较和对比他们当时的反应及其原因。这是一个非常重要的区别；一个常见的误区是将当事人的过去和他们用来描述这段过去的话语混淆。背景信息也强调了了解当事人过去史的重要性，以便了解他们目前的功能。

将此资料与成年人依恋结合的注意事项

第四章至第八章的访谈包含了几个问题，这些问题来自成年人依恋访谈（George et al., 1985/1996）。这些问题询问了有关依恋对象的描述性词和短语（语义记忆"探针"），以及支持其所提到的词语和短语的情节（情节记忆"探针"）。完整的、有"探针"版本的 AAI 只应该由受过专门培训的临床工作者开展。在临床工作的情景中，如果你的来访者将参加 AAI 作为其评估的一部分，我们强烈建议，在你的来访者完成 AAI 之前，请不要使用 AAI 中的任何问题（如第四至八章中的语义"探针"和情节"探针"）。这将能够保持 AAI 作为正式评估的准确性，因为 AAI 中问题的目的是让说话者"出其不意"，因此不能让其事先知道。

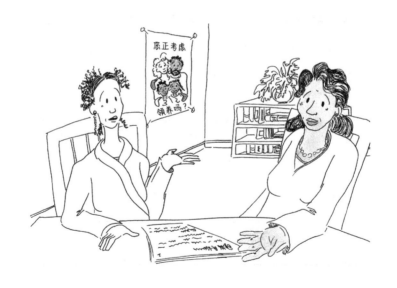

第四章

贝丝和她的重组"B"型策略

导读

　　38 岁的贝丝正在申请成为一名寄养照料者。她与她的长期伴侣尼古拉两人正在接受寄养照料者评估。贝丝和尼古拉同龄，并且两人从 26 岁开始就在一起了。

　　在走上领养孩子这条路之前，贝丝和尼古拉曾经很渴望拥有自己亲生的孩子。但是，两人所面临的障碍是不可逾越的：贝丝尝试过人工授精，然而过程中却发现她无法受孕。尼古拉曾有过一次宫外孕的经历，并且这次宫外孕引发的出血几乎是致命的。她认为，自己再次怀孕会有很高的风险。

贝丝和尼古拉希望能成为寄养照料者，以便今后能够进行正式的收养。两人的寄养照料者评估都在进行中，而本章我们则会将重点放在贝丝的访谈中。

贝丝从小在一个双亲都酗酒的家庭中长大。她常常被忽视，很快便学会了自立；四岁的时候，她便已经可以做到满足自己的绝大部分日常需求了。贝丝有两个妹妹和一个弟弟，他们比她小四岁到七岁不等。作为长女，贝丝承担了大部分照料弟弟妹妹们及父母的工作，这种生存策略是她为了在这样一个非常压抑的环境里生存下去而逐渐发展出来的。

在贝丝十几岁时，她在接受并向他人公开自己的性取向一事上曾经历过漫长而又艰难的斗争。

贝丝在学校里的表现一直都很好，这也成了她逃离混乱家庭生活的一条途径。她在大学中获得了学士学位，毕业后便接受培训成了一名小学老师。

贝丝的第一段长期关系是和比她大八岁的瑞秋交往。这段持续了两年的关系是从贝丝22岁时开启的。在忍受了瑞秋持续的情感虐待和言语虐待（通常是在瑞秋醉酒时）后，贝丝主动结束了这段关系。

在担任小学老师期间，贝丝曾给她的班级布置了一项作业——让班里的同学探索自己过往的经历。贝丝的情绪被班里一个女孩的故事深深地唤起了，部分原因是这个女孩的经历和贝丝的经历十分相似。当她读到学生对自己陷入困境的家庭的描述及对酗酒的父亲的担心时，她哭了。这个孩子写了自己迫切期待父亲消失的想法，以及自己在产生这类想法时的羞耻感。

在阅读自己学生写的自传体文章的同时，贝丝和瑞秋的关系也快走到了终点。贝丝意识到自己正在重复童年时所使用的模式：就像照顾父母一样，她也在照顾并尝试拯救自己的酗酒伴侣。瑞秋喝醉时会对贝丝进行身体虐待和言语虐待，并且在事后会以"自己只是一个社交酒徒"这类言词对自己的所作所为轻描淡写。在犹豫了几个月后，贝丝结束了这段关系。

分手后，贝丝经历了一段对自己的生活、家庭经历及选择进行深刻反省的时期。她向朋友们倾诉、阅读自助书籍，并且坚持以写日记的形式记录自己"真正成为自己"的过程。

独自生活了两年后，贝丝在一次静修会遇见了现在的伴侣尼古拉。两人都是 26 岁，并且两人都很明确自己想要和怎样的人交往。两人都很开心能够遇到对方。

贝丝成长过程中的里程碑事件

6 个月大的贝丝

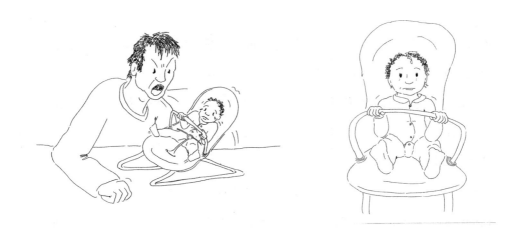

这是 6 个月时的贝丝。她全身上下湿漉漉的，需要换衣服。尽管她只有 6 个月大，她已经习得，哭泣、表达自己的需要或表达任何负面情绪（如愤怒、伤心或需要被安抚）都会让自己的感受更糟，因为每当贝丝这样做时，她的父亲不是无视她就是朝她大吼大叫。母亲的反应与父亲的反应相似。所以贝丝不再将这些情绪和需要表达出来。她在一种远离自己真实情感和需要，常常目光呆滞、失焦地凝视某处（有时被称为"冻结的意识"或"强迫性注意"）的状态下长大。

贝丝 6 个月时的自我保护行为的功能是什么

从上文我们得知，贝丝在早期阶段就学会了抑制自己的负面感受。这样的策略可以防止自己感到更加糟糕。然而，由于贝丝在婴儿期甚至不能开口说话的年龄就发展出了这种策略，这种 "过度调节负面情绪" 的策略会深深地嵌入她的程序性记忆中，且无法进入她的外显记忆和语义记忆。

当人们因为 "我为什么成了这个样子" "我为什么一直在重复那样的事情" 这类问题而感到纠结时，他们往往是在纠结他们学会说话前（即三四岁之前）就习得的模式和策略。

4 岁的贝丝

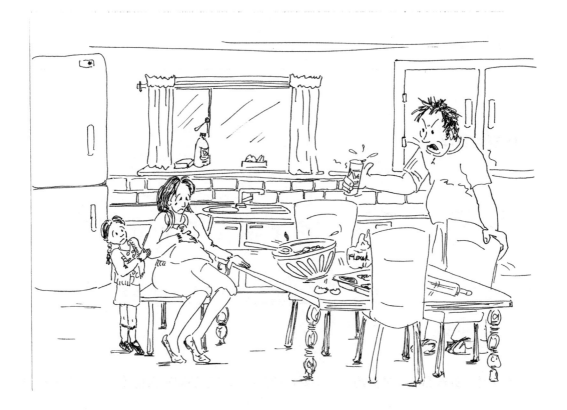

这里我们看到的是 4 岁时的贝丝。她的父亲满身酒味，正在醉醺醺地大喊大叫，而此时贝丝正在安抚已经怀孕六个月的母亲。这时候的贝丝在她 6 个月大时所习得的自我保护策略中又添加了几个新技能：她不仅可以像 6 个月大时那样抑制自己负面情感的表现，还学会了在此基础上用开朗的态度、实际行动及照顾性行为掩盖自己的这些负面情绪。

贝丝 4 岁时的自我保护行为的功能是什么

通过不给父母添麻烦，并在父母脆弱的时候照顾他们，贝丝能够生活得相对安全，并且和父母保持亲近的关系。任何让自己真实的愤怒、悲伤或需要安抚的情绪外显的行为都会换来父母强烈的反应或沉默。而与此同时，贝丝"乐于助人"和"快乐"的行为却被父母所欣赏。因此，贝丝牺牲了自己的真实感情，调节了自己的状态，转而照顾父母的心情，保护、取悦和安抚父母。此时，认为自己"不好"且"充满麻烦"的核心信念逐渐在贝丝的脑海里成型了。

15 岁的贝丝

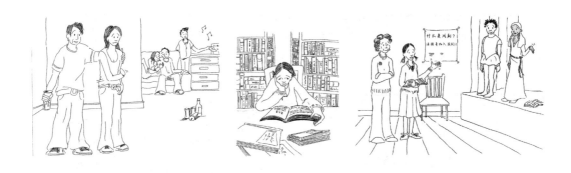

15 岁时，贝丝和几个男孩约会，主要目的是融入自己的同龄人群体。有一个男孩非

常喜欢贝丝，并且向贝丝施加了性压力。一次聚会，当这个男孩试图向贝丝示好时，贝丝将他推开了。

贝丝感觉自己更喜欢女生，但这是个"被禁止"的话题，并且此时的她还无法在脑海中形成一个明确的想法。在接下来的两年里，她选择从亲密关系和性关系中抽身，并让自己投入学业中。她还参与了戏剧部门的工作，担任舞台经理一职。由于贝丝十分擅长组织和管理他人，她很自然地就融入了戏剧社团的工作中。贝丝还挑起了社团里的其他担子：她搭建舞台布景、制作戏服道具并帮助控制舞台灯光。在戏剧社团度过了这么多时间的同时，贝丝和她的老师，即戏剧社团的团长黛维斯，建立了积极的依恋关系。黛维斯老师是一个强大又正面的榜样，她为贝丝挑选的一系列任务和责任让贝丝在完成的过程中能够和不同的学生打交道，并且积累一些扎实的经验。因此，贝丝在发展友情和信任他人这方面变得更加自信。她发展出了对自己角色的强烈认同感，认为自己是一个应对问题自如且在学业上很努力的人。这让她有了一些社会地位和自信，同时也弥补了她内心的一些不安全感。

贝丝 15 岁时的自我保护行为的功能是什么

青春期给贝丝带来了一些重大且全新的挑战，就像对大多数年轻人一样。贝丝的早期解决措施是避开性接触，并且将注意力集中在当一个好学生上。这种策略对贝丝十分有效，并且帮助贝丝与自身的情绪及他人保持一个安全距离。最终，贝丝运用她出色的组织和管理能力在戏剧社团找到了归宿。贝丝的老师在这个阶段充当了一个过渡性依恋对象，在这样的老师的帮助下，贝丝发展出了更多的自信、角色及友谊。她正在学习如何对自己和自身的能力表现出更加自信和清晰的认知，并且正视自己的真实感受——那些她曾经不得不保持疏远的真实感受。

22 岁的贝丝

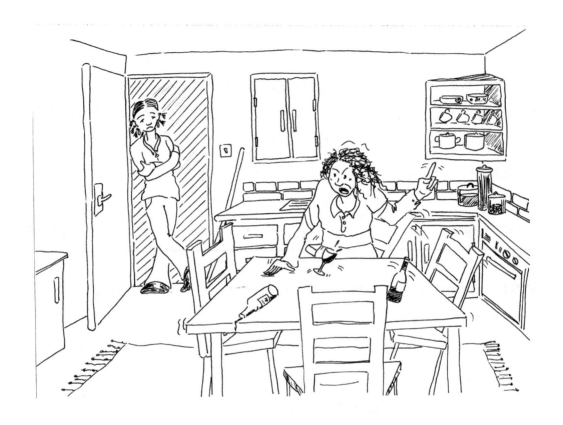

　　22 岁的时候，贝丝爱上了 30 岁的瑞秋。贝丝被瑞秋吸引的部分原因是这段关系为她逃离不快乐的家庭生活提供了途径。所以贝丝冲动地选择了和瑞秋同居。这时的贝丝已经获得了历史学和性别研究的学士学位。这阶段的学习使贝丝接触了各种各样的思想，让她逐渐对自己的早期家庭生活有了一些理解。大学毕业后，她开始接受教师的培训，也就是在这里她遇见了瑞秋。不幸的是，就像贝丝的父亲一样，瑞秋也酗酒，并且他们都有虐待他人的行为。

贝丝 22 岁时的自我保护行为的功能是什么

　　当贝丝和瑞秋确认关系时，贝丝又开启了曾经的旧模式。她再次变成了那个照顾者，并且被迫为了一个比她年长的、占主导地位的依恋对象牺牲自己的观点。在和瑞秋相处的这两年里，贝丝一直重复使用儿时的模式——优先考虑他人的感受。她与自己的负面情绪保持距离，让自己不意识到自身有多么孤单、悲伤和愤怒。在两人关系接近尾声时，贝丝常常问自己一些犀利的问题，例如，"为什么我又陷入了这种境地？"她开始认真反思，重新思考自己的人生故事，以及自己在一段关系中想要与不想要的东西。

贝丝的访谈

以下部分是根据录音整理的逐字记录稿（以下简称"逐字稿"）。

逐字稿介绍

本段逐字稿展示了基于依恋访谈的 LEARN 模型的应用，包含五段依恋访谈及一次督导。这些访谈者是由不同的专业机构完成的，如社会服务机构、收养和寄养机构、刑事司法机构、遗弃照料中心及儿童和青少年心理健康机构。受访者的名字都是虚构的，他们由演员扮演。这些访谈同时也包括了参照不同**记忆系统**对受访者所使用的**话语**进行的分析。如果你不熟悉以上概念，请在继续阅读下文之前先阅读第一章、第二章和第三章。

贝丝的访谈——简介

下一段的访谈对象是 38 岁的贝丝，她正在为成为寄养照料者而接受评估。贝丝和她的长期伴侣尼古拉正在寻求成为养父母。

在这个片段中，我们可以看到贝丝就访谈者关于她与父亲早期关系的提问所进行的反思。她首先被询问如何用词、短语或句子描述这段关系。这种问题鼓励贝丝使用她的**语义记忆**——帮助我们将各种经验整合在一起并赋予它们具有意义的言语标签或脚本。

然后贝丝被要求回想一些具体的情节或事件来支持她先前描述自己与父亲早期关系

时所使用到的词、短语或短句。这些问题鼓励贝丝使用她的**情景记忆**——帮助我们记住具体事件的记忆系统。这些事件往往是与一些强烈的正面情感或负面情感联系在一起的。然后，贝丝被问到是如何理解父亲的行为的，父亲的行为对她童年时期及长大后具有怎样的影响，以及贝丝自己打算成为怎样的父母。这些问题鼓励贝丝使用她的**工作记忆**（又称为**整合性记忆**），以平衡多种观点，并且思考随着时间的推移，这些经历是如何影响她的。

我们从贝丝的第二次访谈进行了 30 分钟时开始。在第一次访谈中，贝丝和访谈者大致讨论了贝丝的心理－社会层面的经历，包括她的早期生活、家住哪里、家庭成员的组成、儿时的关键依恋对象是谁，以及家里是否经常搬家。他们还讨论了她的人际关系历程及她想要寄养或收养小孩的原因。

在我们即将要阅读的第二次访谈中，贝丝和访谈者达成一致意见，要更深层次地探讨贝丝的早期依恋史、依恋史对贝丝的影响，以及她在多大程度上解决了自己在童年时受到的严重不当行为带来的创伤。

我们要阅读的是在贝丝谈及她与母亲的早期关系后，访谈转入探讨她与父亲的关系的片段。

访谈逐字稿——贝丝

访谈者：（第二步：探索故事）**好的，贝丝。我们马上就要进入访谈的下一个阶段了。你能想出三个词或短语来描述你和你父亲早期的关系吗？同时，我会将你说的词或短语按照顺序记录下来。**

贝丝：呃，好的。现在回想起来，我觉得那是……嗯，可怕的。特别是在他喝酒的时候……如果你在他心情好的时候碰到他，他可能还是和善的，而且……说到这里，我记忆中的他似乎很遥远……不，这个形容不是很正确：要是我以一个小女孩的视角来看的话，我感觉他那时是个非常自私的人。（**访谈者：**嗯。）但是现在回想起来，他在成长过程中没有得到什么帮助。嗯，我想，结果是，他应该是迷失在自己的痛苦中了。

访谈者：（第一步：倾听故事）嗯……**好的。我记录下来的短句是"可怕的，特别是在他喝酒的时候""心情好的时候是和善的""非常自私的"。这些听起来准确吗？**

贝丝：是的，听起来没错。

访谈者：（第二步：探索故事）在你们的关系中，你能够回想起一个"可怕的，特别是在他喝酒的时候"的特定时刻吗？

贝丝：……是的，嗯……天哪，"可怕的"真的是一个很强烈的词呢，对吧？（**访谈者：嗯。**）嗯……回想起来，我思考了很多关于他的事情。事实是，是的，我的意思是有几次他真的让我感到无比恐惧。呃，很长一段时间我都不，我都不想对自己承认他喝酒后的样子，也不愿承认他的暴力及他对我母亲做的那些真的很可怕的事情。你懂吧？

访谈者：（第二步：探索故事）嗯，你能展开说说吗？你能回想起某个特定的时间或某件特定的事情吗？是不是可以举个例子？

贝丝：嗯，好吧，让我想想我该怎么说。这是对的，嗯。你知道吗，很有趣的是我刚刚才意识到，即使过了这么多年，这仍然是一个难以启齿的话题。（**访谈者：嗯。**）嗯，有一件事让我记忆犹新。特别是，因为我当时真的很小，5 岁左右，也许是 6 岁。这不是他第一次干这种事，但是我记得这一天，因为，呃，那天我母亲和我一起烤了个蛋糕。我，我在那以前都是和我的祖母一起烤蛋糕（**访谈者：嗯。**），所以那天可能是我第一次和我母亲一起烤蛋糕，所以，所以这大概也是为什么我母亲没来得及帮他准备他的茶。然后，我记得我父亲从门外冲进来，朝着我母亲大吼大叫："我的茶呢？"然后……我记得当我父亲从后门进来时，我从椅子上爬下来，站在炊具旁边帮助母亲一起准备茶水。哦，他当时真的对母亲非常生气。我的意思是，我从前就见过他大吼大叫，但是我那时从未见过他因为这种理由发火，你懂吗？（**访谈者：嗯，嗯。**）他把这个蛋糕往墙上一扔，嘴里还说着真的很难听的话。这时母亲试图让他冷静下来，让他离开厨房，远离我，就是这时，他，他用手背猛扇，他打了我母亲的脸。然后我，我记得她倒在椅子上，我问她："妈妈，他伤到你了吗？"她对我说，"哦，我很好，亲爱的。"你知道吗？嗯，我跑过去——我应该是想让她别哭了，或者别的什么——我，我想当时我脑海中的想法是：如果母亲继续哭，我害怕父亲会继续生气，因为这时他还在对她大喊大叫。嗯，我转过身，嗯——我，我，我记得——我非常清楚地记得：嗯，他举起手想再打她，哦，他的脸上露出了最可怕的表情，（**访谈者：嗯。**）呲牙咧嘴……真的很生气，你懂吗？嗯，我想在那一刻，他应该知道我有多震惊，因为他离开厨房，去了隔壁房间。然后（她的声音中包含很轻微的笑声），一切都变得非常安静，我和我母亲就这样默默地清理了一切，把所有的碗碟都放好，尽量不发出声音，以防再次激怒他。所以，是的，我想这是他非常可怕的一个例子。

访谈者：（第一步：倾听故事）嗯，这听起来确实很可怕。

贝丝：确实。（很轻的笑声）

访谈者：（第二步：探索故事）你觉得你父亲那天晚上为什么会那么做？

贝丝：嗯，酗酒当然是一部分原因。我的意思是，他一进门你就能闻到酒味，就是这样，你知道，他喝醉了。但现在想想，你知道吧，嗯，好吧，对他来说，茶就是要放在桌子上的。在他小时候，塔德古（我的，我的祖父）也是这样的。（**访谈者：嗯嗯。**）下班回家时一切都为他准备好了，仅此而已。父亲不喜欢事情不按照他的想法来。我想，那晚触发他暴力行为的原因是母亲试图让他安静下来，呃，她让他注意自己的言辞。而他不喜欢别人告诉他该怎么办。嗯，是的，所以当时他失控了……我想……你可以说，一部分原因是和那个时代下社会文化对男人的定义有关，嗯，他从小到大都在目睹这种行为，你知道吗？但是，除此之外，我现在知道了，当时他是有挫败感的：我的意思是，他的父亲从他还是小男孩时就开始压制他，打击他，（**访谈者：嗯。**）然后他被裁员了，他失去了工作。他将他所有的挫败感（**访谈者：嗯。**）都发泄到了母亲和我身上。所以我觉得，虽然一部分的我，呃，对于他对待我们的方式持有一份愤怒，我的意思是，现在我可以说至少有一小部分的我比当年的我更理解他了。但是我不能说我已经完全原谅了他。我的意思是，他现在 60 多岁了，而母亲，嗯，她三年前就去世了。（**访谈者：嗯。**）嗯，我不知道是否有一天我会告诉他，我对于他对待这个家庭的方式有什么感受。即使你尝试了，我，我的意思是，他，他也听不进去的。如果你试图和他交流，他只会滔滔不绝地和你聊体育，聊实际的事情，（**访谈者：嗯。**）告诉我关于兄弟姐妹、侄女（外甥女）、侄子（外甥）的情况，你知道都是聊这类事。

访谈者：（第一步：倾听故事）嗯。**听起来你和他确实没办法好好谈一谈，而你不得不接受这个事实。**

贝丝：是的，我，我想你是对的，真的。就是这样。

访谈者：（第二步：探索故事）**你认为他的行为在一段时间内是怎么影响你的，或者说曾经在一段时间内是怎么影响你的？比如，是怎么影响了你建立亲近关系和亲密关系的能力？**

贝丝：好的，嗯，好吧，现在回头再看，他留给我的一件事，嗯，是的，很长一段时间以来，真的，我相信我可以通过控制自己的行为来控制他的行为。（**访谈者：嗯，嗯。**）比如，我会提前思考，试图预测他心里在想什么，他需要什么，（自嘲）我的意思是，我是这样一个愚蠢的人。但我，我试图阻止那些我知道会使他生气的事情发生，你知道，嗯，（**访谈者：是的。**）我得一直领先一步。但我现在知道，我无法做到这一点，或者，或者，好吧，我只能做到这个程度，好吧，是的，我想这是很难接受的，真的。（**访谈者：嗯嗯。**）嗯，但这是我在人际关系中得到的一个重要教训。我想要是我早点知道的话，我就不会想搬去和我的第一个伴侣瑞秋同居了。嗯，好吧，她事实上很像他，她酗酒，然后，嗯，喝醉了就大喊大叫。我的意思是，我花了两年时间，我，整整两年，呃，才发现她是不会为了我做出改变的，或者……为任何人改变，真的。嗯，我现在意识到，真的。和她关系最亲密的是酒瓶，（**访谈者：嗯。**）就像父亲一样。呃……是的，我，我与她相处一直是在重复我自己的模式——嗯，试图让一切都好起来，承担起和平维持者的角色，同样，（**访谈者：嗯。**）就像与父亲一样。最后，我决定摆脱这一切……在某种程度上，嗯，是的，我很感激发生在我身上的这一切，因为，是的，我认为它们让我变得更坚强了。而且，它迫使我在自己20多岁离开瑞秋之后走上了一条路——当然那时候我并没有意识到（微微一笑）（**访谈者：嗯嗯。**）。在那段关系结束后，我做了很多深刻的反思。嗯，如果他，呃，好吧，他和母亲都不是那样的人，我认为我永远不会"觉醒"或者……对我自己是谁真正感到舒适——我是说，我的性取向，呃，我想要的——来自生活。我的意思是，我想有时你必须看到事情最坏的可能，以便意识到你需要避免什么，以及你需要做什么，来让自己好好活着。

访谈者：（第二步：探索故事）**嗯嗯。还有其他对你很重要的人吗？我指的是家庭以外的人。**

贝丝：（微笑）哦，那是……（轻笑）嗯，这我要想想。嗯，我，实际上，我学生时代曾遇到一些非常好的老师，嗯，是的。特别是中学时的一位老师——黛维斯老师——哦，她真的特别好！嗯，怎么说呢，我觉得说是她救了我的命都毫不夸张，当时我真的很讨厌自己，坦率来说，而且（**访谈者：嗯。**）……还在男朋友和女朋友之间纠结，纠结我内心真正的想法是什么。她，可以说，她把我置于她的庇护下，还，还给了我（用感激的声音说）真正需要的时间，嗯，然后我在学校的戏剧社团也承担了更多责任。（贝丝和访谈者一起笑了一会儿）那真是非常美妙的经历。

访谈者：（第一步：倾听故事）**她听起来是个很棒的人。**

贝丝：她，她真的是个特别好的老师……嗯，当然现在，尼古拉，我的意思是，她指责我在乌云密布的地方看到了……一丝光亮，呃，但对我来说，说实话，我的意思是，如果我看不到这丝光亮，不能在事情变得很糟糕的情况下继续成长，我不知道我会有什么不同。我的意思是，我就会变得很痛苦，而且……是的，我就会像父母那样做，重蹈他们的覆辙。嗯……我知道抑郁是什么样子，（**访谈者：嗯嗯。**）嗯，我，我也知道抑郁是什么感觉，嗯，并且我刚刚决定，我不会让自己变得抑郁，不会屈服——对我来说，那，那就等于是放弃了。

访谈者：（第一步：倾听故事）**贝丝，听起来，你好像对你的过去有很多思考。**

贝丝：是的。

访谈者：（第二步：探索故事）**当你考虑养育一个寄养儿童时，你父母的行为是怎样对你自己的做法产生影响的？**

贝丝：嗯，当然是有影响的。往前看，要成为一名养父母，关于我从我父母那里和他们的育儿方法中学到了什么，我想重点要说的是——（微微一笑）嗯，我想我继承了一系列"不该做的事情"！（微微一笑）嗯，我和我父母最大的不同是：嗯，尼古拉和我，我们的关系很稳固，并且我认为可以公正地说我们是很好的沟通者。我俩在这方面都十分努力。嗯，当然，除了在特殊场合会喝一些酒之外，我们也都不酗酒。（贝丝和访谈者同时发出了轻轻的笑声。）我想我做养父母时与我父母会有的一个很大的不同，就是我希望我的孩子可以向我表达他们持有的不同意见，我是可以接受的。或者如果我们有任何冲突，任何常见的会在青春期发生的事情，我也可以接受，呃，（**访谈者：嗯嗯。**）愿意沟通，一起解决问题。（**访谈者：嗯嗯。**）呃，我的意思是，我希望我的孩子能够做到这一点，我希望他们知道，他们可以有各种各样的感受，我和尼古拉会倾听，这没有关系。嗯，我很想把自己的孩子带大，让他们成为独立的人，知道自己是被爱着的，但是，我不想……我想我最关心的是，我不想让他们觉得他们需要对我负责，（**访谈者：嗯嗯。**）或者说他们必须得通过某种方式来取悦我，因为在我还是个孩子的时候，我，我能够感到很强烈的需要取悦别人的这种感觉，（**访谈者：嗯嗯。**）你懂吧？

访谈者：嗯。那我的下一个问题其实是和这个有点关系的。

贝丝：好的。

访谈者：（第二步：探索故事）你觉得在你们这种同性关系的情况下，你和你领养的孩子之间可能会有哪些特殊问题？

贝丝：……嗯，这是个好问题。呃，尼古拉和我讨论过如何处理这个问题，并且……我想我们会向孩子（们）解释，我们是在一种相爱的关系里，并且想为他们提供，是的，一个安全有爱的家庭环境——我们只是恰好是两个女人。嗯，当时机比较合适的时候，并且他们的年龄大一些，能够进行这种对话的时候，（**访谈者：嗯嗯。**）我们也会和他们讨论一些关于外界对这种同性关系的态度，（**访谈者：是的。**）呃，他们可能会听到一些评论。嗯，我想我们甚至可以和他们讨论，他们可以如何应对这些。呃，等他们到了上学的年龄，我们还需要与学校建立良好的关系。（**访谈者：嗯嗯。**）嗯，试着了解学校会如何处理这个话题，因为我，我知道，和我成长的时候不同，现在的学校确实有关于戏弄、欺凌，嗯，对男女同性恋者的偏见方面的政策。我认为现在非常好，教师和学生们在这方面的意识要好得多，他们可以谈论人们的同性关系。（**访谈者：嗯。**）我认为另一件重要的事情是，我们也需要给他们树立正面的男性榜样。我们有很多非常支持我们的男性朋友（**访谈者：嗯嗯。**）所以，嗯……你知道吗，我，我只是希望我们能让他们知道，被两个女人照顾，跟被一个男人和一个女人照顾一样，这都没关系，并且他们不是唯一经历这种情况的孩子。

访谈者：（第二步：探索故事）（同意）是的，他们不会……根据你的经验，贝丝，如果你要领养孩子，你觉得你可能会在哪些特别的地方需要支持吗？

贝丝：好的，嗯……现在想想，我觉得很重要的一点是尼古拉和我自己都要对孩子——或者，或者孩子们——的过去有一个很好的了解。（**访谈者：嗯嗯。**）嗯。想想我自己的经历，对自己的过去有一个很好的了解确实对我渡过难关有很大的帮助。因此，如果人们能够给我们提供任何帮助我们了解孩子成长史的信息，将真的有助于我们给予他们最好的照顾。

访谈者：谢谢你，贝丝。

贝丝：谢谢你。

****

贝丝的访谈——评论，第一部分

到目前为止，你在贝丝的说话方式中注意到了什么？

她是如何组织自己的思维及如何调节自己的情绪的？你在贝丝与访谈者之间的互动中注意到了什么？你可以在这里暂停，留出时间去思考这些问题。你可能希望参考话语标记表或基于依恋的访谈指南。

****

贝丝的访谈——评论，第二部分

在这次访谈中，贝丝能够用一种整合的方式来使用自己的记忆系统。例如，有好几次她都在"思考她自己的想法"，或者纠正自己的某个说法，以便更准确地表达自己的观点，或者表达她对自己人生的想法是如何随着时间的推移而改变的。其中一个例子是贝丝所谈到的她与瑞秋分手后的"反省"过程。贝丝对她如何经历这一变化过程，以及为什么会有这样的变化做出了非常合理和足够详细的叙述。贝丝的思想是活跃、警觉的，并且她能够利用新的洞见来发展新的理解。她同时也有一种乐观的态度，认为自己有可能做出与自己父母不同的决定，并且成为一个不同的家长。

这次访谈另外值得注意的一点是贝丝如何叙述她父亲对她母亲大喊大叫并殴打她的情节。这是一个高度危险的情节，是我们需要特别思考的，因为在面临危险的时候依恋策略会被唤起。首先要注意的是，这个情节本身支持了"可怕"这个词。"B"型策略的一个重要特征是人们会提供可信的、独特的情节来支持其所提供的词和短语，就像贝丝一样。在第五章至第八章的其他访谈中，受访者在将特定情节与词和短语相匹配方面的成功率较低，他们需要访谈者来协助他们发现其中的差异。

当贝丝讲述她父亲的暴力情景时，她使用了过去时态，将事件保持在过去，也是这件事应该在的时间点。她生动地叙述了这一事件并提供了许多细节，包括令人恐惧的细节，但她并没有迷失在细节中，仿佛她现在仍然在经历着那些恐惧。同时，她也没有否定这些恐惧对她和她母亲的影响。贝丝也能触及自己的图像记忆，如回忆起她父亲大喊大叫时"呲牙咧嘴"的场景。虽然画面生动，但我们丝毫感觉不到贝丝在叙述这些画面时仍然有震惊或恐惧。同时她还保持着对时间、顺序、地点和人物的准确性，并将责任归因于应该承担的一方。同时，她对自己早期的应对策略做了一个合理的描述，她照顾她的母亲并安抚她的父亲。贝丝能够以一个成年人的视角回看并将她当时的想法与现在的想法进行对比。她甚至设法重新构建了她的童年事件。这样看来，至少她学到了一系列她所说的"不该做的事情"。

不仅如此，她还提供了详细的、反思性的观点——关于她是如何以不同的方式生活，又如何以不同的方式与她的伴侣相处的。她不是简单而盲目地做与她父母的策略"相反"的事情；不，她是在有意识地、根据她自己的价值观来选择充实又自由的生活。这是一个成熟的、成年人的立场。

所有这些指标使我们得出结论：首先，贝丝已经从父亲醉酒失控并对母亲施暴的创伤中恢复；其次，她已经从童年时充当照顾者、强迫性地把他人的需求放在第一位、试图拯救他人的策略中脱离出来（你可以从第五章和第六章的人物身上了解更多关于这种策略的信息）。

通过多年来刻意的、来之不易的自我反思过程，贝丝在成年后逐渐发展出一种更加平衡和整合的策略。这就是所谓的"挣来的'B'型策略"——换句话说，这种策略是某些人在人生中起步艰难，不得不使用"A"型策略或"C"型策略来维持生存，但在成年后逐渐挣来的整合"B"型策略。这样的人往往具有弹性和适应性，因为他们很可能具有心理灵活性和良好的自我理解能力。他们不是偶然得到"B"型策略的——他们是挣来的"B"型策略。

贝丝平衡自己的想法和感受，并对她早期的发展历史进行了清晰的描述，恰当地分配了责任，也说明了她自己随着时间的推移而发展的观点；她坚持自己的观点，也对其他人的观点和动机做出了切实的描述；她能将自己小时候的想法与现在的想法进行对比。

她还从童年的苦恼事件和她的抑郁发作中吸取教训。贝丝也很配合访谈者，愿意探讨她谈及的令人困扰的话题。值得注意的是，她意识到访谈者不理解威尔士语，自发地将自己说的威尔士短语翻译成了英语。

最后，我们看看访谈者的方法和促进整合性叙述的 **LEARN 模式**，我们可以看到，总体来说，访谈者在与贝丝交谈时使用了该模式的前两个步骤，即**倾听**故事和**探索**故事。

访谈者提出问题来帮助贝丝讲述她的记忆，而这促使她分享自己的一些整合性思考。访谈者不需要提出任何问题去促使贝丝**接触**她故事的隐藏部分或**修改**她的故事——这些是模型的第三步和第四步——因为贝丝在她讲述的故事情节中包括足够的细节，提供了不同的视角，并且在没有提示的情况下平衡了想法和感受。贝丝的故事中也没有明显的错误或遗漏或歪曲，并且在讲述故事的过程中没有障碍。

同样，访谈者也不需要对自己和贝丝的访谈**过程进行命名**——那将是模型的第五步——这是因为这个过程是流畅的、自发的，并且没有明显的困难。在第五章至第八章的访谈中，你会听到访谈者使用该模型的其他步骤。在这些访谈中，受访者明显需要更多的帮助来得到一个对其生活史的连贯理解。

下一步工作

思考一下，如果你想帮助贝丝探索领养一个与她小时候使用相似照顾策略的孩子可能存在哪些风险，你下一步会提出哪些问题？过度认同孩子可能会产生哪些问题？这可能会如何影响贝丝与孩子之间的调谐及她将孩子看成独立个体的能力？

此外，如果领养的孩子使用相反的策略，如夸大自己的愤怒、悲伤、痛苦或对安抚的需求，可能会有什么风险？这可能会在贝丝身上引发什么？她可能重新被哪些旧模式困住（如拯救他人的模式或否定自己的感受）？她将如何避免这个风险，如何调谐并给孩子赋能？

想一想你的机构目前是如何评估准照料者的，是否包括考虑申请人的依恋史——以及同样重要的——他们反思自己依恋经历的能力？这种方法在寄养或收养照料者的遴选、支持和准备方面有什么优势？

在贝丝与尼古拉的关系中，你可能想探索哪些问题？考虑到贝丝早年的强迫性照顾者的角色，你会如何帮助她预测成为互相支持的照料者应承担的角色？如果收养安置变得困难，你认为寻求帮助对贝丝来说会是一件容易的事情吗？

你认为贝丝对进行这种反思的邀请将会有何种反应？

思考与练习：该案例对你的工作有哪些提示

1. 贝丝是否让你想起了你目前的任何来访者？

2. 如果是，他们之间有哪些言语模式或话语标记是相似的？

3. 你的来访者还使用了哪些话语标记（你可以参考话语标记表）？

4. 为了解照料者在发展"挣来的'B'型策略"方面取得的进展，在哪些领域进行更深入的探索可能会有所帮助？是否还有一些领域尚有未解决的遗留问题？

5. 提哪些问题可能会有帮助（参考访谈指南）？

6. 在将照料者与其所要照顾的人相匹配方面，我们可以得到什么启示？

7. 你所识别的依恋模式对这位照料者处理人际关系的方式有什么启示，特别是对当他们感到任何威胁时做出的反应有什么启示？

8. 关于你自己对这位照料者的反应，你注意到了些什么？例如，你是否发现自己以某种形式反映了他们的模式？如果是，这可能是关于什么的？他们的故事对你有意义吗？

9. 还有谁与这位照料者有关，或者还有谁拥有关于这位照料者的、能够提供帮助的信息？

关于如何处理这些问题，请阅读第九章和"访谈指南"。

第五章

安妮与令人担忧的 "A" 型策略（A3-4）

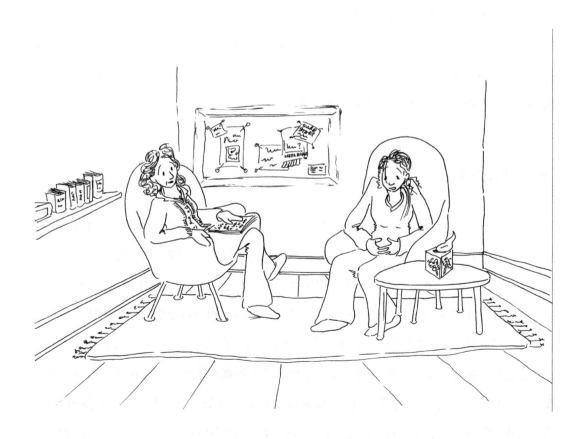

导读

这是安妮，她是一位 35 岁的单亲妈妈，有一名 9 个月大的婴儿。安妮刚刚被全科医生转介到这里，一位成年心理健康专业人员正在对她进行访谈，评估她与孩子建立情感联结方面的困难。

安妮在女儿泰丝出生后第一次被心理健康服务机构留意到。在泰丝出生后不久，安妮就被诊断为产后抑郁障碍，并一直服用抗抑郁药物，与泰丝住在家里。助产士和家访护士在探访中发现，安妮很难对泰丝频繁的哭闹做出恰当的反应。虽然安妮非常积极地试图安抚孩子并与之互动，但家访护士注意到，安妮和泰丝之间似乎没有联结。无论安妮做什么，几乎都与泰丝的需求没有什么关系。事实上，在许多情况下，安妮试图让泰丝平静下来的尝试会导致泰丝疯狂地大哭。安妮给泰丝穿了太多的衣服，因为她担心泰丝会着凉。安妮报告，自己的睡眠时间很少，而且经常醒来查看泰丝，"以防她停止呼吸"。

当安妮无法使泰丝平静下来时，就认为泰丝在拒绝她。在最近几周里。安妮感到非常沮丧，她最近对她的家访护士说："泰丝讨厌我。如果我不能给她她需要的东西，也许其他人可以。"安妮报告，她对自己在单身时怀孕感到非常内疚，并一直在可怕的羞耻感中挣扎。这种羞耻感可以追溯到她最年幼的时候。她严重怀疑自己能否继续做一个母亲——不会给孩子带来严重心理伤害的母亲。

安妮的背景

安妮在爱尔兰长大，16 岁时搬到英国。安妮的母亲是有轻度学习障碍的单身母亲。但安妮自己的智商为平均水平，且没有学习障碍。安妮的母亲，莎娜，19 岁生下了安妮。在莎娜工作的农场里，她与一名劳工建立了短暂的恋情，从而怀上了安妮。当安妮 6 个月大时，莎娜听信了他人的劝解：如果将安妮置于照护中心，她会过得更好。安妮被安置在离莎娜工作的农场 50 公里之外的一个小镇的修道院。安妮在整个童年时期都住在修道院里。

在这段时间里，安妮与她的母亲联系很少，莎娜不断要求见安妮，最终争取到每年探视三次的机会。此外，安妮被告知，莎娜是她的姐姐，她的母亲已经去世。莎娜被告知：为了安妮的利益，她要坚持这个说法。她也这样做了，因为她不想失去对女儿的探视权。

莎娜在安妮 14 岁时去世，但安妮没有去参加葬礼，因为她在几周后才得知母亲去世的消息。直到安妮 20 多岁时访问了她母亲居住的村庄并与那里的人交谈后才知道，她以为是她姐姐的那个女人其实是她的母亲。当安妮知道这个消息时，她对这种背叛感到震惊和愤怒，但随着时间的推移，她越来越明白母亲为什么迫不得已使用这个借口——为了见她的女儿。她现在很高兴，即使以虚假的借口，她至少和母亲有联系。

修道院提供了一种高度结构化的生活方式，安妮在当地的小学和中学上学。安妮意识到自己与其他孩子不同，他们都有父母和兄弟姐妹，而自己没有。在学校里，她被当作二等公民——一个"来自修道院的可怜孤儿"。事实上，安妮所在小学的种族隔离非常严重，孩子们不允许混在一起；在儿童游戏区，一堵砖墙将孤儿和其他孩子隔开。

在修道院的日子里，安妮与住在那里的一位退休修女建立了积极的关系。安妮很高兴有机会去玛格丽特修女的房间看望她，每周日下午她都被允许去帮助玛格丽特修女，要么在她的房间里，要么去帮她打理修道院院子里的小花园。作为回报，玛格丽特修女会提供蛋糕或烤饼。安妮最喜欢的就是一边吃着温暖的烤饼，一边听玛格丽特修女讲述她在非洲传教的生活。

安妮在修道院的几年里，她习得必须守住某些秘密。例如，她知道，每天到修道院提供宗教指导的牧师，凯莱赫神父，常殴打一些女孩，包括她最好的朋友，克莱尔。有好几次，她看到克莱尔在隔壁房间被打，有时被打的是屁股。安妮生活在恐惧中，害怕这种情况发生在自己身上，几年来，当她目睹或想起这些殴打时，她就会感到恐慌。但克莱尔称自己被打是罪有应得，因为牧师告诉她，如果她不知道关于教义问题的答案，就必须受到惩罚，所以恳求安妮保守这些秘密。时至今日，安妮仍对未能帮助克莱尔感到内疚，并对凯莱赫神父和殴打的记忆感到恐惧。她经常想，为什么她从来没有被凯莱赫神父打过，她猜想这是因为他知道她与玛格丽特修女有密切的联结。

16 岁离开儿童之家时，安妮和克莱尔一起去了英国的一个大城市。安妮一直对克莱尔有保护意识，所以她们一起合租了一个房间，并在当地一家酒店找到了做女服务员的工作。两年后，他们一起租了一套两居室的公寓。这种安排持续了 9 年，直到他们都 28 岁时，克莱尔遇到了一个男人并结婚搬走。从那时起，安妮就一直独自生活。

自从独自生活以来，安妮经常去看她的全科医生，以治疗肠易激惹综合征和相关的肠道问题，这些症状在安妮 13 岁时首次被注意到。

当安妮 30 岁时，她开始参加当地教堂的服务，并加入了唱诗班。她每周的某一个晚上和周日都会把时间花在唱诗班上。她就是这样认识了马尔科姆，他已经在唱诗班工作 10 年。马尔科姆是一个 40 多岁的单身男子，与他的老母亲一起生活并照顾她。安妮和马尔科姆约会了一年，当安妮怀上孩子时，马尔科姆告诉她，他不想做父亲且不会再和她见面。安妮伤心欲绝，对马尔科姆的遗弃完全没有心理准备，于是不再去教堂。教堂里没有人知道安妮怀孕并有了孩子。

在安妮与马尔科姆约会期间，她在自己的公寓里遭遇了一次可怕的事件。另一个在该楼其他人家做客的男子在半夜里撬开了她公寓的门锁并进入她的房间。她看到他进了门，当他强行压在她身上时，她吓坏了。她尖叫起来，当楼栋里的另一个人打开公寓门并大喊时，该男子逃跑了。此后再也没有人看到过这个男子。安妮不想报警，也从未对任何人讲过这件事。在那件事之后，每当马尔科姆试图给予安妮身体方面的安抚时，她都会僵住。

安妮成长过程中的里程碑事件

6 个月大的安妮

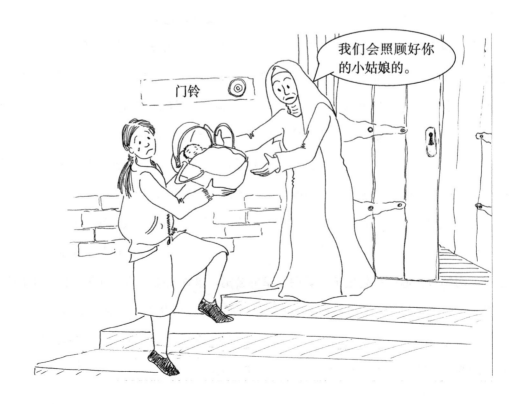

当安妮 6 个月大时，她的母亲被说服将她安置在一个修道院里的照护中心，理由是"为了孩子好"。这在当时是一种常见的做法。安妮在她的母亲和修女们面前都很安静，不吵不闹。修女们觉得她是一个"如此好养"的婴儿，但她们也注意到，她的手臂和胸部也有不明原因的皮疹，并经常反刍食物。她们还注意到，她似乎大部分时间都很困。

安妮 6 个月大时的自我保护行为的功能是什么

6 个月大时，安妮已经知道，如果她哭，就会被忽视或感觉更糟。所以安妮抑制了她的悲伤、恐惧、愤怒或需要安抚的表现。她成为一个"好"宝宝。尽管如此，她的身体仍然经历着巨大的压力和焦虑，因为她正经历着被忽视，这就是皮疹和呕吐的原因。安妮还发展了一种"睡觉"的策略，以避免受到威胁，例如，当她被母亲粗暴地对待时，或者如上图所示，被交给修女照顾时。

8 岁的安妮

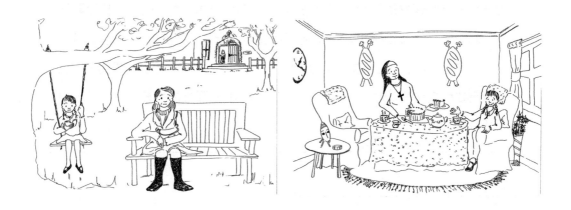

安妮现在 8 岁了。母亲每年探访她三次，每次几个小时，探访期间她们通常会去修道院内的一个游戏区。在这里，安妮坐在秋千上，吃着三明治，而母亲则坐在旁边的长

椅上。我们注意到，她们之间保持着距离，缺乏眼神交流。在探视期间，莎娜一般会问女儿的日常活动和正在学些什么。之后，她们会有很长一段时间的沉默，因为她们都不知道该说些什么。莎娜总是要注意维持她是安妮的姐姐这一说法，因此她回避了所有的个人话题。安妮也很快就学会了不要问莎娜任何私人问题。当她们打招呼和说再见时，安妮和莎娜会有一个简短的拥抱。

从 8 岁起，每逢周日下午，安妮就会去玛格丽特修女的房间。玛格丽特是一位退休的修女，安妮帮助她做家务，并帮助她打理小花园。在这里，微笑着的安妮一边吃着玛格丽特修女自制的蛋糕，一边听她讲故事。

安妮 8 岁时的自我保护行为的功能是什么

在 8 岁时，安妮对任何权威人士都高度顺从，而且她从未向外表达过任何抱怨。在内心深处，她经常感到孤独和被抛弃，同时也极度渴望被拥抱和安抚。当她和她的"姐姐"（实际上是她的母亲）在一起时，她会避免表现出对安抚的渴望，因为她感觉到莎娜会因此感到不舒服，她害怕莎娜会因此停止来探望她。

8 岁时，当安妮开始和玛格丽特修女一起度过周日下午时，她发现通过担任玛格丽特修女的清洁工和助理园丁的角色，她能够与这位年长而明智的、妈妈一样的女性相处。玛格丽特修女帮助安妮感到自己的价值和被关怀，同时也意识到她在安妮这里承担起了"父母"角色，并试图帮助安妮感到被需要和被欣赏。她也看到安妮是一个内心非常孤独的女孩，即使安妮自己并没有看到这一点。

13 岁的安妮

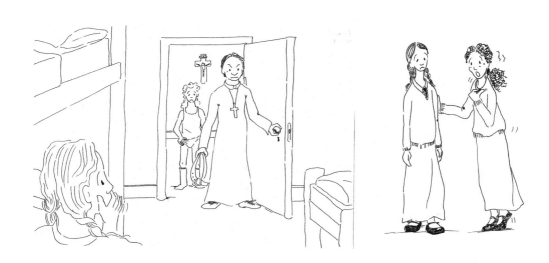

13 岁时，安妮看到她最好的朋友克莱尔被在修道院提供宗教指导的凯莱赫神父用皮带抽打。安妮知道，自克莱尔 7 岁起，在她领圣餐时，他就多次这样做，后来安妮意识到，凯莱赫神父也在打其他女孩。

克莱尔让安妮发誓要保密，并告诉安妮："牧师说，他打我是为了我好，因为如果我不学习所有的宗教教义，我将'永远在地狱里燃烧'。"安妮保守了这个秘密，但因为无法保护其他女孩而感到深深的内疚和无力。她从来没有处理过这些内疚的感觉，也没有处理过她因为自己从未挨过打而产生的内疚感。安妮有个未曾跟人透露的想法，即她之所以从未挨打，是因为凯莱赫神父知道她与玛格丽特修女的亲密友谊。大约在这个时候，安妮就出现了一系列与焦虑有关的肠道不适。

安妮 13 岁时的自我保护行为的功能是什么

在 13 岁时，安妮已经与自己的真实感情非常疏远，并开始认为感受是"禁区"，对她有潜在的危险。当安妮看到克莱尔被殴打时，她承受着巨大的压力，并采用了沉默、顺从和将自己的感受向内压制的策略。在这一点上，

我们可以看到她的早期依恋策略，即成为一个从不大吵大闹、假装睡着的
"好宝宝"，得到进一步成长的空间。安妮牺牲了自己的观点，越来越多地把
自己看成是不好的和无价值的。每天晚上，她都要做祈祷，"请让安妮成为
一个好女孩"。多年来，这个祈祷词被重复了数千次，安妮知道她不能表现
出任何小小的困难情绪或难以接受的情绪。这种与自己真实情感的疏离使她
能够在长期令人恐惧和不安的威胁环境中生存下来。

然而，安妮不知道的是，她的真实情感在她遭受的肠道疾病中得到了表
达。通过这些躯体症状，安妮至少在医务室里获得了照顾和喘息的机会。

---

33 岁的安妮

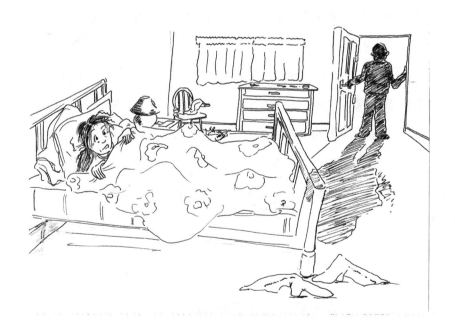

在安妮 33 岁时，她又遭遇了一次可怕的事件，一个男子闯入她的房间，试图对她实
施性侵犯。这名男子是安妮租住的大楼里的访客。她试图挣扎并推开他，并尖叫起来。
她的尖叫声惊醒了隔壁公寓的人，他们大声喊叫，把袭击者吓跑了。这个男子再也没有
出现过。因为安妮感到非常害怕和羞愧，所以她没有报警。她从来没有对任何人说过这

件事，包括隔壁公寓的那个喊叫的男子。

安妮 33 岁时的自我保护行为的功能是什么

　　安妮利用她的生存本能发出警报并推开攻击者。在眼前的威胁结束后，她退缩了，压制住自己惊恐的感觉，选择不谈论此事。她的策略又一次使她与可能提供支持的人失去联系，她独自躲起来。此外，她对这一事件深感羞愧，对袭击事件中性的部分感到非常尴尬，所以她既不报警，也不告诉她在唱诗班中约会的男人马尔科姆。她害怕马尔科姆会有什么反应。她还害怕再次成为攻击者的目标，害怕警察会做什么或说什么。因此，袭击事件的创伤一直伴随着她，而且安妮隐隐意识到，袭击事件引发的恐惧激活了她对修道院里凯莱赫神父的旧有的未解决创伤记忆。安妮与马尔科姆的关系开始动摇，虽然他们有性接触，安妮也怀孕了，但此后他们的关系变得越来越疏远。

35 岁的安妮

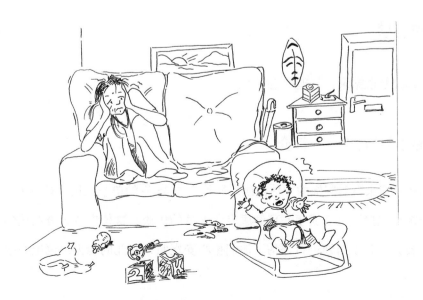

安妮现在已经 35 岁了，是个单身母亲。她的女儿泰丝只有 9 个月大，而安妮对照顾女儿没有信心。她总是大惊小怪，不断检查泰丝，以确保一切正常，因为她生活在恐惧中，担心坏事会发生到泰丝身上。然而，在其他时候，特别是当泰丝变得非常不安时，安妮就会僵住，什么也做不了。

安妮 35 岁时的自我保护行为的功能是什么

安妮本能地知道，她的角色是保护自己的女儿，帮助她成长和发展。然而，她几乎没有接触过婴儿，也没有在痛苦时被照顾和安抚的个人经验。因此，对于如何照顾女儿，她掌握的信息很少。她最依赖的是她对人际关系如何运作的无意识模板，即人际关系应该由顺从和羞耻感驱动，安静的孩子才是好孩子。当泰丝对这些规则没有反应并继续感到痛苦时，安妮感到很茫然，不能理解泰丝。她还有一个根深蒂固的信念：她认为泰丝恨她。在不断升级的苦痛中，安妮开始自我封闭和退缩，并变得更加抑郁。她觉得自己已经做了能做的一切，她感到自己快要放弃了。

安妮的访谈

以下部分是根据录音整理的逐字稿。

安妮的首次访谈——简介

下面的片段来自对安妮的评估访谈。她是一位 35 岁的单亲家长，有一个 9 个月大的女儿。安妮正在接受一名成年心理健康专业人员的访谈。这位专业人员在接到安妮的全科医生的转介后开始对她进行评估。他们担心安妮照顾女儿的能力，也担心她可能患有产后抑郁障碍。

在这段访谈中，我们看到安妮回答了关于她小时候与母亲的关系问题。就像我们在采访贝丝的访谈逐字稿中看到的那样，访谈者提出与依恋有关的问题，目的是促使安妮使用她的语义记忆、情景记忆和工作记忆。此外，还有几个关于图像/感官记忆的例子。如果你不清楚记忆系统之间的区别，以及如何设计针对特定记忆系统的问题，那么请阅读第二章。

逐字稿是从安妮的第二次评估访谈大约进行了 30 分钟时开始的。她在此之前已经大致说了她的早期生活，她住在哪里，她的家人是谁，以及她小时候的主要依恋对象是谁。访谈这时候开始转向探索安妮与母亲的早期关系。

访谈逐字稿——安妮的第一次访谈

访谈者：（第一步：倾听故事）谢谢你，安妮。现在，你能想出三个词或短语来描述你儿童时与母亲的关系吗？

安妮：……嗯，我只在探访时见到她，一年三次，呃，那是复活节、圣诞节和……八月的某一天。还有……在我的童年时代，我一直被告知莎娜——那，那是我的母亲——是我的姐姐，我的母亲已经去世了——嗯，（非常简短的笑）——这就是他们让她一直说的版本，因为只有这样她才能到修道院探望我。（清了清嗓子）但我现在知道，她其实根本就是我的母亲，我想说的是，为了回答你的问题……她是，她是非常非常有爱的；她想给我最好的；当她来看望我时，当然她总是给我带东西，而且她会打扮得漂漂亮亮的来见我。

访谈者：（第一步：倾听故事）好的，所以我写下的词和短语是"非常非常有爱的""想给你最好的"，以及当她来看你时，她"总是给你带东西，打扮得漂漂亮亮的来见你"。让我们从第一个短语开始。你能回想起在你们的关系中她"非常非常有爱的"特定时刻吗？

安妮：嗯……好吧，好像我不记得 7 岁前的事情，任何事情都不记得。不过我记得稍大一点时候发生的事情，因为她会去修道院，想方设法去看我，要是不下雨的话，嗯，我们俩会去修道院的果园。当我们走路时，当然，我说的是我们俩一起走的时候，我们会俯下身子，她和我一起俯下身子，像个密探一样，她会说（强烈的口音），"让我们来躲避修女吧！"（高兴的、会意的笑声）。我记得，从修道院的后门走到果园不到三分钟。那里有六行，六行，六行树。我记得是因为我曾经数过它们，那里总共有 36 棵树。然后，当我们走进果园时，莎娜——呃，那是我母亲——她坐在长椅上陪着我，而我会坐在秋千上，秋千在侧面，与长椅呈直角。然后，当我们在一起的时候，就有一种爱的感觉。她平静地、满足地坐在那里，一直看着我。她身上好像，好像有一种喜悦或平静的感觉。如果你荡得越来越高，母亲肯定会让你继续荡。我记得有一天，我想那应该是在复活节前后——我们看到一只小鸟从树篱的巢里掉下来，我的母亲拿起那只鸟，那么温柔地把它放回了巢里。当然，她还给我看了窝里的其他蛋——它们是——天蓝色的。我想它们是——知更鸟的蛋。她就是，就是以这样的方式表达非常非常爱我的。

访谈者：（第二步：探索故事）**关于那天，你还记得什么？**

安妮：嗯……好吧，好像我想不起来了，真的。我想她应该是在吃她的三明治——她总是带着她的三明治。

访谈者：（第二步：探索故事）**我想知道你和母亲那天谈了些什么，你的感觉如何？**

安妮：嗯，哦，你知道的，当然，就是随便聊聊——一些很常见的话题。我记得她总是告诉我，一定要吃苹果。我从来不是一个喜欢吃蔬菜的人，我太调皮了，我总是想吃薯片！但是，呃，我的意思是，她其实从来没有严厉地对我说过这个问题，没有，从来没有。

安妮的第一次访谈——评论，第一部分

到目前为止，你注意到安妮的言语模式了吗？你注意到她如何组织自己的思维及如何调节自己的情绪了吗？她倾向于关注自己的内心世界还是关注外部环境、时间、地点、顺序和物体？如果是后者，这可能会保护她免受什么影响？她会谈论哪些话题，避免谈论哪些话题？你会如何描绘安妮和访谈者之间的互动？

你可以在这里暂停，留出时间去思考这些问题。你可能希望参考话语标记表或访谈指南。

安娜的第一次访谈——评论，第二部分

在迄今为止的访谈中，安妮用"非常非常有爱的"这一短语来描述她与母亲的早期关系。为了支持这个短语，她描述的不是一次具体的探望，更多是对探望的一般性描述。她还很强调时间、地点和附近的东西（例如，树的数量，秋千和长椅的位置，她的年龄，每年的时间，鸟巢的位置，甚至鸟蛋的颜色，等等）。因为自安妮出生以来，亲近和亲密

关系对她来说一直是个问题，所以对她来说，关注物理环境和物体比关注人际关系更容易且更安全。尽管她每年只见到母亲三次，而且在母亲来访时她也很少与母亲交流或互动，但她把与母亲的关系理想化为爱。即便访谈者提出了两个后续问题，安妮也未能找到与母亲的关系是"爱"的具体情节。事实上，当我们更仔细地观察时，我们发现出现的支持"非常非常有爱的"这一短语的最清晰的情节是关于安妮的母亲所救的小鸟。也许当她目睹母亲对小鸟的温柔和关怀时，间接地感受到了爱。这段记忆深深地印刻在安妮的脑海中，也许是因为她母亲表现出的温柔程度，以及小鸟所面临的危险。

安妮的第二次访谈——介绍

一个月后，在安妮与成年心理健康专业人员进行了几次会谈后，我们再次与她见面。安妮很想继续接受治疗，她多次说这是她第一次有足够的安全感来回顾自己的生活，看到它的真实面目，而不是把她的童年看成是某种"禁区"。她每周都会参加一次治疗，而且她还得到了一位家访护士的大力支持，这位护士经常去她家，为安妮提供实际的和情感上的支持。

现在想想 LEARN **模型**，到目前为止，访谈者已经仔细**倾听**了安妮的故事，还提出了一些问题来帮助安妮**探索**她的故事。在下面的序列中，访谈者提出了一些问题，这些问题可以**接触**到安妮故事中隐藏的部分，也可以帮助安妮**修改**她的故事。访谈者还为她和安妮之间的互动过程进行了**命名**，以此来帮助安妮首先注意到信任他人并得到安抚和理解是什么感觉，然后帮助安妮将这种经历与她对泰丝的照顾联系起来。我们摘取的这段逐字稿从安妮正在描述她如何目睹她的朋友克莱尔被殴打开始。

访谈逐字稿——安妮的第二次访谈

访谈者：（第二步：探索故事）**安妮，我记得在我们上一次谈话中，你谈到了凯莱赫神父，谈到他如何虐待你的朋友和修道院的其他女孩。**

安妮：（轻笑）我居然记得这些，这有点好笑。（轻笑）我之所以记得是因为那是在圣餐之后——而且那是——我第一次见到克莱尔。（**访谈者：**嗯，嗯。）你知道我的朋友克莱尔吗？嗯……就是，就是被凯莱赫神父打的那个朋友。嗯，是的，那是我第一次看到这样的事情……（低头，变换姿势，然后坐起来，清了清嗓子）啊，是的。（笑，轻笑，点点头。）

访谈者：（第四步：修改故事）**你看到发生在克莱尔身上的事情时，你的感受是什么？**

安妮：……嗯嗯……我是说这只是其中的一件事，真的。你知道的，你会忍受它，你会闭上你的嘴。你会保持沉默，因为如果你说出来，你将在永恒的地狱里被烧死……我的意思是这就是我们的理解。就像你要学习圣体教义，否则你就会遭到报应，也就是承受地狱之火。（**访谈者：嗯，嗯。**）而且，呃，就像修女们每天都会告诉我们的"有礼貌的孩子应该是安静的孩子"。

访谈者：（第三步：接触故事的隐藏部分——通过试着识别阻碍理解的障碍）**如果你现在回过头来看……你怎么看这个信息，关于必须保持沉默，即使有事情伤害了你，你也不能告诉任何人？**

安妮：……呃，就像，你知道的，这种事情只是那些常见的糟糕事情中的一件。就好像，有时候就是会发生这样的事情。

访谈者：（第三步：接触故事的隐藏部分——通过试着识别阻碍理解的障碍）**你在多大程度上仍然认为，谈论所发生的事情、谈论自己的感受是危险的？**

安妮：我仍然觉得我应该受到惩罚。我的意思是，这么多年过去了，就像，它现在就伴随着我。

访谈者：（第四步：修改故事——通过寻找可能的证人）**还有其他人知道这件事吗？**

安妮：嗯，嗯，嗯（紧紧地抿着嘴唇，咬着嘴唇）我不知道……嗯，那些修女们？……听着，凯莱赫神父是上帝，（她的声音里有恐惧，微微颤抖）你知道吗？我是说……事实上，对我们所有人来说，他就像上帝。我记得他说过，比如，"让我们为小孤儿们做一次特别的祈祷"。

访谈者：（第四步：修改故事——通过提供一个整合的、反思性的陈述）**我在想，看到你的朋友被打却不能告诉任何人，又不能阻止，这有多难受，安妮。**

安妮：（搓着自己的手臂，好像在发抖）……不，我，我没有告诉任何人，我的意思是尤其是没有告诉我母亲。就好像，我们不会对这些事情感兴趣，就好像，好像拥抱和安抚，你知道的，我的意思是，就好像所有那些，你知道所有的——情感安抚——都是没有意义的。我曾经有一次试图告诉她（**访谈者：嗯，嗯。**）。事实上，我记得我在一张卡片上画了这幅画，我把卡片给了她，但是，呃……就好像她没有，你知道的……嗯——（两只手来回搓，就好像很冷。改变话题）我有没有说过，我有一个朋友，嗯，我有一个母亲般的人物，（使劲搓手）真的，就像，嗯，玛格丽特修女。她是，她是一个非常非常非常特别的女性，那种女性。她已经退休了，她退休后住在修道院里，（**访谈者：嗯，嗯。**）就好像，她很久之前在国外，你知道的，从事传教工作，她好像去过非洲，嗯，还有，她也去过远东——就像这些真的，真的很有异国情调的地方……（**访谈者：嗯，嗯。**）是的。我还保留着她给我的两个装饰性面具，它们很漂亮……我一直记得她对我说，家人的来访——它们可能是最美好的，也可能是最艰难的日子。

访谈者：（第四步：修改故事——用另一个人的视角）**你认为她这样说是什么意思？**

安妮：嗯，就像，我想她的意思，你可以高兴，你可以悲伤，你可以生气，也许……所有情绪也可能在同一时间出现。

访谈者：（第三步：接触故事的隐藏部分——通过承认玛格丽特修女是安妮的力量源泉）**听起来她对你来说是一个非常非常重要的人，她给了你一些安抚。**

安妮：（眼睛发光）她是的，嗯，绝对是。她真的，真的是，那样的女性，绝对是。我曾经在星期天去找她。事实上，每个星期天都去——我帮她打理花园，或者，像打扫打扫卫生。（**访谈者：嗯，嗯。**）她总说我是一个出色的工作者。我想正是因为她，我一辈子都在打扫房间（安妮和访谈者之间短暂的共同笑声）。我把她的房间打扫得很好，一定是这样，我绝对做到了。

访谈者：（第四步：修改故事——再次强调玛格丽特的不同观点）**我在想，她是否看到过你在同一时间内感到快乐、悲伤和愤怒。**

安妮：……好吧，我想她也许看到过，是的。我想她可能看到过，是的。

访谈者：（第四步：修改故事——通过促进情感的整合和表达）**所以，回想当时，安妮，当你意识到克莱尔被殴打，然后当你母亲来探望你，你试图告诉她这件事，我在想，当时你内心是否有刚刚提到的某种感受？感到高兴，感到悲伤，感到愤怒，或者同时感到所有这些情绪？**

安妮：……我母亲去看我，我感到高兴，我是说……哦，绝对的，就像，绝对的，她会去看我真的很开心。就像，即使我当时认为她是我的姐姐。我真的真的真的真的真的很高兴她去看我。当然……嗯……呃……（声音颤抖）我想伤心的是，嗯……你知道的，就像，伤心的是……嗯……嗯，我想，我只见她，也许我一年才只见她几次，而且她不能留下（流泪）……（**访谈者：嗯，嗯。没关系的。**）哦，我之前从来没有想过我会伤心……（拿着纸巾）哦，上帝啊，看看我，看看我的眼泪都流出来了！（哭，试图喘息）……你知道的，（哭出声）他们说，嗯——你知道他们怎么说她的吗？他们说她在精神上有"缺陷"，（哭）不是精神上，而是她，她的智力，她的智力上。（**访谈者：嗯，嗯。**）是的。但你不会像这样想你自己的母亲，对吗？（**访谈者：不会。**）我是说你不会。他们总是说她之所以不能照顾我，是因为，（喘气）因为她是这样的人。

访谈者：慢慢来，安妮。

安妮：……我很好。（哭）我很好……

访谈者：（第四步：修改故事——通过促进整合）那么愤怒呢？

安妮：……（更大的声音）是的，是的，实际上我对此感到生气，真的。关于他们对我母亲的评价。（**访谈者：当然。**）（带着一些愤怒说道）我很生气，他们把我从她身边带走，他们，你知道，是的——我很生气，他们让她编造故事，说我是——我是她妹妹……而且，呃，你知道的，呃，我对发生在克莱尔身上的事情也感到愤怒。我的意思是我当时并没有生气，像现在这样。你的大脑甚至都不会想到要生气，然后，你知道的。我的意思是，（愤怒和眼泪一起）但是，是的，这样是不对的，而且，你知道的，他应该停止他的暴行。

访谈者：（第四步：修改故事——通过促进整合）他必须停止暴行，安妮……**但我也在思考你的处境，你感到害怕，不能告诉任何人，我还在想，是谁在那里保护你，支撑你呢，安妮？我突然想起你在我们第二次会谈里提到的那只小鸟，你的母亲救了它，并把它温柔地放回了鸟巢。这让我想知道，是否有人向你展示过这样的关怀和温柔？**

安妮：……是的，这是个好问题，好吧……没有人……不，不是我的母亲，不是。而且我没有父亲，嗯，就像（笑）你知道我的意思，我有一个父亲，但你知道，（**访谈者：是的。**）你知道我的意思，不是吗？（**访谈者：是的。**）……嗯……我记得，嗯，我记得玛格丽特修女，她让我坐在她的，她的扶手椅上。（**访谈者：嗯，嗯。**）然后，嗯，然后她会把棉毯盖在我的膝盖上。这是一条她自己缝制的毯子，上面有漂亮的图案，有非常不同的颜色。它真的非常非常特别。那是一种非常特别的感觉。

访谈者：（第四步：修改故事——通过促进整合）**安妮，到目前为止，在我们的访谈中，你已经谈了你生活中的许多经历，和一些你不得不藏在心里的强烈感受，比如你的愤怒、你的悲伤、你的恐惧。你还跟我说过，自从泰丝出生后，你经常觉得她恨你，她换个母亲肯定会过得更好。我只是在想，你在 6 个月大的时候被母亲送去照护中心，和泰丝现在的年龄差不多，只是泰丝大了几个月，你觉得你被送去看护的经历和泰丝现在的处境之间有怎样的联系呢？**

安妮：嗯……（叹气）这是个很大的问题。我以前从未想过我们是同样的年龄……就好像我觉得我无法应对。我从小就没有母亲来回应我，（**访谈者：嗯，嗯。**）我只是担心我在照顾她时犯错。（**访谈者：当然。**）如果我不知道她的需求怎么办？比如，她看着我，然后，呃，（含泪）我内心就会崩溃。我无比恐惧，然后我就不能动了。在我的大脑里，我在崩溃尖叫。比如，要是她长大后恨我怎么办？就好像，她现在已经讨厌我了。

访谈者：（第一步：倾听故事——通过澄清）**好的，现在让我们来想一想，安妮。你注意到泰丝在哭或不高兴，她哭的时候，你认为可能是因为她恨你？**

安妮：就是这样，没错。

访谈者：（第五步：为过程命名——就在此时此刻）**让我们一起想一想刚刚在我们之间发生的事情，如果你觉得可以？**

安妮：好的。

访谈者：（第五步：为过程命名——就在此时此刻）**在这次会谈中，有几次你流泪了——你一直感到难过——但我不觉得你这样做是因为你恨我。**

安妮：不，不，不，不，当然不是。那就太荒唐了。

访谈者：（第五步：为过程命名——就在此时此刻）**那么，当你在今天的会谈中哭的时候，那是因为……**

安妮：（合作地——没有打断访谈者）那是因为我感到伤心。而且，我对发生在克莱尔身上的事情，还有我自己被安置在照护中心的事情感到愤怒。

访谈者：（第五步：为过程命名——就在此时此刻）**不是因为你恨我？**

安妮：不，不，完全不是。

访谈者：（第四步：修改故事——通过促进整合）**好的。那么，想想泰丝，当她哭泣或生气时，你认为她想说什么？**

安妮：我猜她是想说，也许，她感到难过。或者悲伤，（**访谈者：嗯，嗯。**）是的，或者她尿片湿了，或者饿了，或者类似这样。

访谈者：（第四步：修改故事——通过促进整合）**那她并没有哪些意思呢？**

安妮：……（认同地小声笑—— 一个顿悟的时刻）她并没有那些意思……她没有对我生气——她不恨我。

访谈者：（第四步：修改故事——通过促进整合）**我在想她会不会甚至在说她信任你并需要你呢。**

安妮：（笑）你知道的，她很有趣——她比我更善于表达自己的需要，而她还不到一岁呢！（他们都笑了）。

访谈者：（第四步：修改故事——通过促进整合）**我听到，安妮，虽然你真的很担心你是否能够给予泰丝需要的东西，但我有种强烈的感觉，你想和她一起成功，而且你爱她。我还感到，你花了很大的勇气才告诉我，你发现自己回应泰丝是多么困难。我在想，你会不会觉得要是得到一些帮助，你就能够学会给予她你可以识别的需求？**

安妮：我只想让泰丝长大后知道，我确实已经尽最大努力成为她的好妈妈。

安妮的第二次访谈——评论

思考并应用 LEARN 模型，我们看到访谈者使用了该模型的所有步骤进行提问。访谈者在各个步骤之间来回移动，以帮助安妮补充事件的细节，接纳并且真实地体验她感到的情绪。

总体而言，我们可以看到，在这次访谈中，安妮使用的是一种中等程度的，或者说是令人担忧的"A"型策略。与我们将在第六章亚当的访谈逐字稿中看到的危险的"A"型策略相比，这是一种较温和的形式。当回忆童年事件时，安妮专注于外部细节和事实，她在描述关系的细节及自己当时的感受时有更多困难。然而，在访谈者有策略的推进和鼓励下，安妮能够进行反思，例如，在她流泪并观察到她从未注意过她在童年时的悲伤时，以及她说出自己缺乏母性角色榜样和她难以学会如何做母亲之间的关联时。

注意到安妮和访谈者的关系中发生的事情也很重要。安妮从访谈者那里体验到了调谐的反应，并允许自己在访谈者面前变得开放和脆弱。在访谈者平静、包容和可预测的陪伴下，安妮展示出一些信号，表示她可以重新组织思维，使之与自己的感受更加调谐。这在她对泰丝眼泪代表的意义有了新的理解时体现得尤为明显——她领悟到泰丝的眼泪不是在说"妈妈，我恨你"，而是在说"妈妈，我需要你，我信任你"。当访谈者将安妮的注意力转移到此时此刻他们之间的互动，并要求安妮思考她自己在本次访谈早期的眼泪在试图传达什么时，这一领悟就显露出来了。这显示了帮助受访者在他们自己的个人生活故事和他们现在的行为——甚至访谈当下的行为之间建立联系是多么有益。

因此，安妮对她的个人经历和过去是怎样影响她与泰丝的联结有了更多的认识和理解。在与她的主要工作者建立起一种调谐、倾听的关系背景下，当安妮重新找回自己的视角和自己真实的想法和感受时——她更有可能处理好她过去未解决的创伤和丧失，也更有可能在当下体验到与泰丝之间更自然的、充满爱的、调谐的联结。

下一步工作

在这次访谈中，你接下来会提什么问题？为什么？

你会如何使用"LEARN"模型来鼓励安妮更全面地整合她成长史中的各个方面，包括她的思想和她的感受？

你如何使用"LEARN"模型来帮助安妮处理和解决她目睹其他孩子被殴打又不能说出来的记忆？

思考一下，如果你想帮助安妮变得更有希望，内心更强大、更有弹性，你会进一步提哪些问题。回顾访谈，哪些优势——或者潜在的优势被提到或暗示？

思考与练习：该案例对你的工作有哪些提示

1. 安妮是否让你想起了你目前的任何来访者？

2. 如果是，他们之间有哪些言语模式或话语标记是相似的？

3. 你的来访者还使用了哪些话语标记（你可以参考话语标记表）？

4. 为了更全面地了解来访者的依恋策略，与来访者更深入地探讨哪些方面会有帮助？

5. 提哪些问题可能会有帮助（参考访谈指南）？

6. 你的来访者的依恋模式对来访者及其所关心／照顾的人有哪些可能的影响？

7. 你所识别的依恋模式对你的来访者处理人际关系的方式有什么启示，特别是当他们感受到任何威胁时的反应？

8. 还有谁与你的来访者有关，或者还有谁拥有关于你的来访者的信息，能够为你们的后续工作提供帮助？

关于如何处理这些问题，请阅读第九章和"访谈指南"。

第六章

亚当和危险的"A"型策略

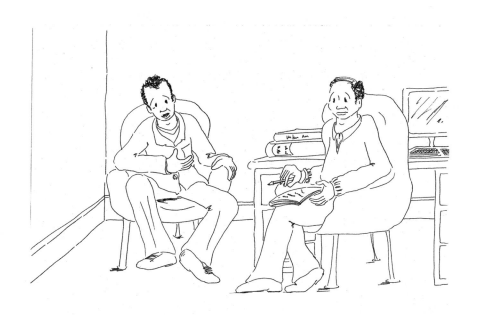

导读

这是亚当,今年42岁。他正在接受一名专门处理家庭暴力案件的缓刑监督官的评估。

亚当最近因导致 10 岁儿子丹尼的手臂螺旋状骨折而被定罪。事故发生时，丹尼正在公园里玩耍，亚当叫住了他。丹尼向亚当的反方向跑去。亚当追赶丹尼，在丹尼即将跑进一条车水马龙的道路时抓住了他。亚当大发脾气，一把抓住并扭动丹尼的胳膊，强行将他拉回路边，一直对他大喊大叫，并用巴掌狠狠地抽打他的屁股。亚当承认了与打断他儿子手臂相关的指控。还有一些人担心他的妻子露丝可能会遭受家庭暴力。

亚当的背景

亚当在养育两个男孩的家庭中长大，他的哥哥比他大三岁。亚当的父亲哈里曾在军队服役，是一个严格的纪律主义者，常常会在事情没有完全按照他的意愿进行时发脾气。哈里后来做了一名司机，负责从一家啤酒厂将啤酒运送到该地区的酒吧。亚当的母亲珍妮特非常害怕丈夫，她的生存策略是顺从、谨慎地维持家庭中可预测的日常生活。

亚当经常被他的父亲用一条厚厚的皮带殴打。这些殴打通常发生在哈里喝酒时，以及哈里认为事情做得不到位或不符合标准时。这种暴力伴随着言语和情感虐待。虽然大部分殴打都是严重但短暂的，但在亚当 12 岁时，有一次殴打的持续时间和残酷程度让亚当认为自己快要死了。在他失去意识前的最后一刻，珍妮特出面保护了儿子，她抓住丈夫的手，喊道："住手！你会杀了他的！"这是亚当早期生活中的一个关键时刻，因为这一天他决定"我再也不会有感受了，因为我不会让他看到我害怕他"。

现在，亚当与露丝结婚了，他们已经在一起 14 年了。丹尼是他们唯一的孩子。有证据表明，亚当是一个酗酒者，警方记录也显示亚当曾多次对露丝施暴。然而，他从未因家庭暴力被拘留，露丝也从未因他的暴力行为而报警。

亚当成长过程中的里程碑事件

3 岁的亚当

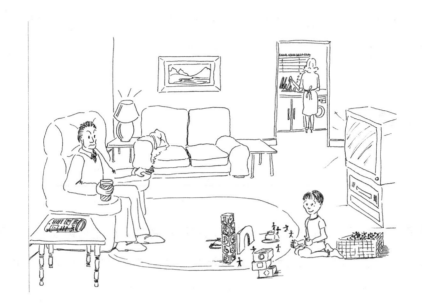

在 3 岁时，亚当习得的生存策略是呈现顺从、非常聪明和快乐的样子。他长着一张"阳光"的脸，第一眼看上去他显得十分快乐。如果更加仔细地观察，那么我们可以看到他脸上和身上的紧张，以及他对父亲的高度关注。他小心翼翼地不让手中的玩具士兵发出声音。

亚当十分害怕父亲，并运用所有的适应技能来呈现出一个不具威胁、快乐和合作的样子。这样做的结果是，亚当把他真正感到的恐惧、悲伤、愤怒情绪和对安抚的需要封存在"盒子"里，因为显露这些情绪会导致可预期的不良后果。从身体状态上看，亚当是一个非常紧张的孩子，并且很消瘦。

亚当 3 岁时的自我保护行为的功能是什么

亚当的聪明、快乐和不惹事的行为保护他免受暴力的父亲的伤害。他总是试图取悦父亲，在暴力威胁迫在眉睫时仍试图安抚父亲。

虽然亚当第一眼看上去是快乐的，但更加仔细地观察，我们就可以看到他行为的强迫性，以及他是如何被控制的。亚当强迫性地为父亲表演"好男孩"和"优秀小战士"的角色。他和玩具战士一起玩耍，希望得到父亲的关注，并认可他是一个坚强的小男孩。他强迫性地关注父亲，每时每刻都关注着父亲在哪里，父亲的期望是什么。此外，亚当强迫性地控制自己和周围的环境。例如，他将自己的玩具保持得非常整洁，就算有玩具坏了他也从不抱怨。所有的这些强迫行为都是为了防止父亲的暴力。有几次，亚当的策略没能阻止父亲的暴力，亚当则责怪自己不够好，并加倍努力成为一个"完美的小战士"。在内心深处，他是一个惊恐、愤怒而又非常悲伤的小男孩。

10 岁的亚当

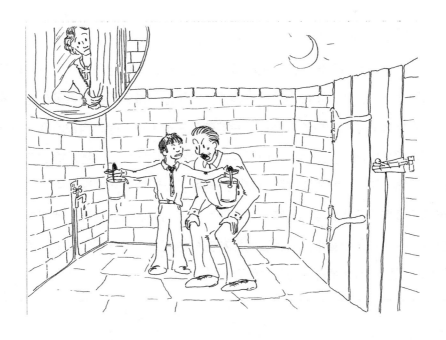

亚当现在 10 岁。他放学回家晚了，并且接到学校关于他打架的报告，称他可能会被

学校开除。一直在喝酒的父亲哈里十分愤怒。他将亚当赶到他们家的后院，命令他把两只水桶装满水，并伸手平举水桶 5 分钟——这对 10 岁的亚当来说是不可能完成的任务。当亚当挣扎着把水桶举起来时，他感到非常痛苦。哈利用极具侮辱性的言语对亚当叫嚷，他希望亚当从来没有出生过，称亚当在浪费空间，是个软弱的孩子，是个"没人要的小废物、垃圾"，如果亚当哭或抱怨，就会"被皮带抽打"。亚当的母亲躲在屋子里，而一位年长的邻居看到这一切后拉上了窗帘，无力干预。

亚当 10 岁时的自我保护行为的功能是什么

在这个情景中，亚当显然被吓坏了，但他仍然表现得顺从且毫无怨言。尽管他的身体非常痛，他却没有表现出来，也没有抗议，因为他害怕如果他这样做会受到更严重的惩罚。

我们可以看出，亚当 10 岁时的策略是如何从他 3 岁时的策略上延伸和细化来的。他仍然远离自己的真实感受，并在感到恐惧的情况下摆出一张"勇敢的脸"。

和 3 岁时的他不同的一点是，亚当现在上学了，并且要与同龄人进行互动。在多次被比自己年长的男生欺负后，亚当将目标锁定在低年级一个较弱的男孩身上。他伏击了那个男孩，狠狠地打了他一拳，打到他鼻子流血。这就是为什么他被叫到校长办公室，并被威胁将被学校开除。当被问及他为什么伤害那个男孩时，亚当诚实地回答自己也不知道为什么。他是如此疏远自己的恐惧、愤怒、悲伤情绪和对安抚的需要，以致他无法意识到由欺凌和多年的家庭虐待造成的极端情绪。这使亚当很容易突然爆发愤怒，特别是针对弱者，因为在亚当看来，弱者应该为发生在他们身上的一切负责（就像他认为他自己应该为父亲对他的暴力负责一样）。

21 岁的亚当

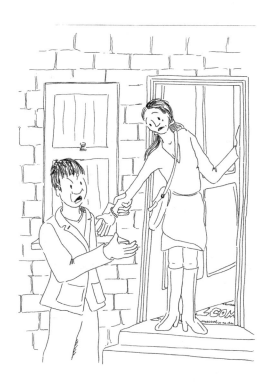

现在 21 岁的亚当与索尼娅已经在一起三个月了。有好几次，亚当都用危险驾驶、性欺凌及高度控制和嫉妒的行为来恐吓索尼娅。索尼娅对这种情况感到既害怕又生气，并想结束这段关系。亚当拒绝接受分手，并恳求索尼娅。他抓住她的手臂，试图强迫她和他在一起。

亚当 21 岁时的自我保护行为的功能是什么

21 岁的亚当曾试图寻找一个性伴侣，以获得某种程度上的亲密感和身体舒适感。然而，他并没有为开始一段平等、彼此都满意且双方都能满足自己需求的关系做好准备。相反，他使用了他一贯的欺负弱者的策略——在这里便是索尼娅——并试图控制他们。当索尼娅抗议并想离开他时，他试图用武力强迫她留下。在他们短暂的关系中，他还向她施加压力，并对她进行身体上的欺凌，强迫她发生性行为，这在关系中等同于强奸。在非常短的时间内，这种策略对亚当是有效的，因为他觉得他通过性接触获得了亲密感和一段关系。他的行为在很短的时间内是自我保护性的，因为这种行为的目的是满足他对舒适、力量感和控制感的即时需求。他对索尼娅的控制和欺凌使他回避了被拒绝、没有价值、孤独、害怕、抑郁和"软弱"的感受。然而，这只在几周内起作用：因为亚当与自己真正的情绪太疏离，他无法准确地感知索尼娅的感受。他完全不知道索尼娅对他的感受是既害怕又愤怒，因为他对其他人拥有的强烈情感不能理解。亚当认为自己的感受不重要，并且假定这些感受对其他人，包括索尼娅，也同样不重要。当索尼娅试图与他沟通时，他将其理解为拒绝和批评，因此是一种需要对抗和控制的威胁。这后患无穷，正如我们在亚当试图强迫索尼娅和他在一起时所看到的那样。

亚当的访谈

以下部分是根据录音整理的逐字稿。

亚当的首次访谈——简介

在下面的访谈中，42 岁的亚当正在接受一名专门处理家庭暴力案件的缓刑监督官的评估。亚当最近因导致其 10 岁儿子丹尼的手臂螺旋状骨折而被定罪。还有人担心他的妻子露丝可能遭受家庭暴力。

以下内容节选自亚当的第二次访谈。在第一次访谈中，亚当和缓刑监督官讨论了评估目的及他们将共同探讨的关于他生活中的不同方面。亚当了解了评估的主要目的是帮助他更好地了解自己和自己行为背后的原因，以便让他有可能加入专门为家庭暴力者设置的项目。亚当和缓刑监督官已经建立了良好的工作关系，亚当有意愿在第二次评估中继续探索，他将被问及他与父亲的早期关系。

在讨论了亚当的家谱图及关于他生活中的正性事件和负性事件的人生地图之后，我们挑选了其中的访谈部分。

访谈逐字稿——亚当的第一次访谈

访谈者：（第二步：探索故事）。**亚当，嗯，我的下一个问题是，你能想出三个词或短语来描述你与父亲的早期关系吗？**

亚当：嗯。（笑）关于我的父亲，嗯，唔，（笑着，仿佛手很酸痛似地搓着双手）好，嗯，三个词。（微笑）对，嗯，我会说他是（打响指）……非常非常有爱心的，啊，你知道的，就像，就像他教给我和哥哥生活经验的方式一样。嗯，体贴的？嗯，是的。也是个好老师，是的。

访谈者：（第一步：倾听故事）**我已经记下了"非常非常有爱心的""体贴的"和"好老师"。**

亚当：是的。

访谈者：（第二步：探索故事）**呃，在你和你父亲的关系中，你能想到一个"非常非常有爱心"的具体时刻吗？**

亚当：嗯。是的，好吧，那么这应该是那个时候，呃，让我想想，当时我一定是，呃，不，我肯定是 10 岁，对，因为我的，呃，我的生日是在 10 月，应该是刚好在我生日之后，11 月，因为我记得当时树上没有树叶。我走了很远的路回家，绕过我奶奶家——那，那，那是他妈妈——嗯，但她不在家。所以，嗯，我继续前进，我走过这个游乐区，我们曾经总是骑着自行车到那里去，你知道的。周围有大量的砖头。我们过去常常建一些小坡道和小山丘，然后骑着自行车去爬山。我记得，当我沿着路走时，我抬头看了看两座建筑之间——那里有两座建筑，你知道，阳光就在（高兴和强调）就在这两座建筑之间，透过它们洒下来，（亚当指向远处）你知道，这很美。嗯，总之，我一定是过了一段时间才回到家，然后……他当时就在那里，你知道，站在门口，在等我们，你知道吗？（笑，拍手，使劲挠头）哦，是的。是的，他——他疯了，伙计，你知道的，他很激动，他有理由激动，对吧？然后，他说他已经知道我参与了打架。嗯……我知道的下一件事是，他把我带到了后花园，嗯，我说，我说的花园，那不是真的花园，更像是一个院子，你知道一个四面都是房子的院子。他让我在院子里，把水桶装满。你知道吗，外面有个水龙头——大约这么高。对，就用这个水龙头里流出的水把这些水桶装满——装满，很满，对吧？而他让我从两边平举着它们，你知道的。让我更坚强，他就是这么说的。给我一个教训，让我坚强起来。必须把这些桶举起来，你知道吗？（笑）哦，伙计！他冲向我，伙计，他像个教官一样攻击我，你知道的："举起你的胳膊！"对……（边笑边皱眉，双臂向侧面伸出）哦，伙计，（笑）我努力举起它们，你知道的。哦，真是太痛了，伙计！哦，那是，不过，这就是我的意思，他，嗯，他想给我上一课，关于如何在学校表现，对，他就是这样表达爱的，他，嗯，关于如何在这个世界上正确地养育你的孩子。你知道，如果我说他是以这种方式来表达爱的，我就是这个意思，你理解吗？是的。

访谈者：（第三步：接触故事中缺失的部分——即缺失的感受）**我在想象 10 岁的你在院子里，呃，我在想，回头来看，你当时的感受是怎样的，当你举着那些水桶，你知道的，你父亲对着你大喊大叫时，那是一种什么样的感觉？**

亚当：这对我来说没什么。

访谈者：（第三步：接触故事中缺失的部分——即缺失的感觉）**你刚才提到了，嗯，这让你感到痛。**

亚当：嗯，可能吧，我的意思是是，嗯……我告诉你吧，我记得我当时像一只被卡住的猪一样尖叫着！（笑）就像一个小女孩，你知道的！（笑）是这样的，对，我是一个没人要的小废物。他，他，嗯，——他告诉我的是，我需要坚强起来，你知道的。这都，这都是我自己的错——我自己在学校打了架，更糟糕的是还被老师抓住了，你知道的！（笑）他是在教育我们。

访谈者：（停留在同一个问题上）**你还记得当时身体有多痛吗？**

亚当：我的意思是它可能是痛的，呃。嗯。我，我不知道。呃，我的意思是，我，我能明白你的意思，你知道的，我可以——你已经抓住了重点。它是，它是，嗯，你知道的，肌……肌肉只能承受这么多重量，我想，但是，嗯。你会习惯的，你知道吗？嗯，你会克服它的，就像，这就像生长痛一样。

访谈者：（第二步：探索故事）**那么，你对你父亲做了什么或说了什么，有什么记忆吗？**

亚当：（笑）我记得他的脸。

访谈者：嗯。

亚当：满脸通红，天哪！像甜菜根一样红！你知道吗？他，嗯，啊，他冲着我吼叫，对吧？（鬼脸和呻吟）咿咿啊啊啊啊！它，你知道的，他就是像这样的（身体向前倾，低下头，下巴前倾）他的脸，他满脸通红，他的脖子上青筋暴起，因为他要——你知道的，他要爆炸了，伙计。（深深地吸气）而且他说的那些话，你知道的，无论如何，我都不想重复，说我是窝囊废，（拍手，把它们紧紧地搓在一起）那就，那就是他喜欢说的，你知道吗？而且，嗯，好吧，事情是，对，我记得这个，对，记得很清楚，那天的事情：我记得，我举着这些水桶站在那里，他对着我咆哮，我抬头看，有一个，有一个，好像有一个老太太，她就住在后面，在后院的对面，对。她站在她家的窗边，她卧室的窗边，我可以看到她。（指着上面）你是怎么记住这些事情的，真奇怪。我可以看到她在那里。她只是在网状窗帘后面偷看，你知道的，只是看了我们一眼，然后就呼啦啦地拉上了窗帘（示范关闭窗帘）她就那样拉上了……而且，嗯，我记得，她戴着一个十字架，你知道的，像是有宗教信仰之类的。（笑。）呵，这真奇怪，你记得的这些东西很奇怪，不是吗？

访谈者：（第四步：修改故事——通过另一个人的视角）**让我们先想一想，嗯。我在想，在那个时刻，那个老太太可能在想什么，关于发生在你身上的事情。**

亚当：（抽鼻子）嗯，这不是一两句话可以解答的，伙计。我不知道。你怎么会知道别人是怎么想的呢？

访谈者：（停留在同一个问题上）**好吧，你怎么想的？**

亚当：……呃。（清嗓子，笑）……呃，不——我不知道，我猜想，她可能在想，"可怜的孩子"。

访谈者：是的。

亚当：类似这样的想法？

访谈者：嗯，嗯。

亚当：你知道的，看到……一个孩子被他的父亲吼叫，那是，呃……（用舌头舔牙齿）她可能认为那，我不知道，可能，有点太过了吧，还是什么的？

亚当的首次访谈——评论，第一部分

到目前为止，你在亚当的说话方式中注意到了什么？他如何组织自己的思维，如何调节自己的情绪？你在亚当和访谈者的互动中注意到了什么？

你可以在这里暂停，留出时间去思考这些问题。你可能希望用话语标记表或基于依恋的访谈指南来帮助你。

******

亚当的首次访谈——评论，第二部分

到目前为止，在访谈中，我们注意到，在程序性记忆层面，亚当使用了与自己疏离的言语。例如，他非常强调事件发生的时间、地点和顺序。他非常强调一年中的时间，他那个时候多大，他回家的路线，太阳落山的地方，他父亲站的地方，房子后院的布局，甚至还有外面水龙头的高度和女邻居戴的十字架。这是非常高水平的细节描述，我们没有理由怀疑亚当描述的准确性。

这一策略的重点在于，它使亚当关注的焦点远离当时的困难和痛苦的感受。当访谈者直接问及亚当感受时，他又一次疏远了自己的情感，将注意力集中在生理层面的肌肉疼痛上，并把这种疼痛视为"生长痛"。另一个使用与自己疏离的言语的例子是，当亚当被问及邻居可能在想什么时，他称自己为"一个被父亲吼叫的孩子"。

值得注意的是，亚当至少能够开始意识到可能有另一种方式来解释这一事件，即通过邻居的眼睛而不是自己的眼睛来看待这件事情。

如果我们仔细观察亚当在访谈中如何管理自己的情绪——这也是程序性话语的一部分——我们可以看到亚当如何通过非言语交流来展露隐藏在表面之下的极大痛苦。

注意他是如何搓手、拍手、做鬼脸或挠头的。这些都是内心痛苦的信号，而亚当似乎没有意识到自己的痛苦。

亚当管理自己情绪的另一个例子是，在水桶事件中最激烈的时刻，当他的父亲冲着他吼叫时，他将故事转移到了窗边的那位看起来很担心，但因为恐惧拉上窗帘的女士身上。我们可以将此看作一个转移的例子——换句话说，窗边的女人被允许感到恐惧和害怕，但亚当不被允许。她替他感受着这些感受。

这次访谈的另一个重要标志是亚当在痛苦时如何使用虚假的正面情感。请注意，当他回忆起他本该感到害怕、痛苦或羞辱的时刻他是怎么笑的？例如，当他举着水桶时，当他的父亲冲他吼叫时，以及当他自己痛苦地哭泣时。这些虚假的正面情感是一种强大的生存策略，因为亚当知道，表现出痛苦、恐惧、愤怒或悲伤往往会招致更多的惩罚。

问题是，42 岁时他仍在使用同样的策略，这导致了各种问题，他自己的暴力就是其中之一。

考虑到图像 / 感官记忆，我们可以看到亚当在说话时使用了许多图像，我们已经提到了其中的一些图像，例如，夕阳，以及他的父亲站在门口的图像。最生动的形象当然是他手里平举着水桶站在那里的图像。亚当使用的许多图像都暗含着许多意义，但亚当自己似乎没有意识到这些意义。换句话说，他的思绪给我们留下了重要的线索，但我们必须帮助他识别这些线索。

以其中的一个图像记忆为例。当亚当回忆起邻居所戴的十字架时，我们可能会想，当他张开双臂非常痛苦地站在那里时，他出神了，这与他受到的迫害有关。如果我们心怀好奇，那我们也许能看到这些图像其实是了解亚当和帮助他了解自己的关键。

让我们接着说说语义记忆。亚当使用的语义短语是"非常非常有爱心的""体贴的""好老师"。

这些都是理想化的短语，为父亲的暴力行为开脱。例如，亚当把父亲的暴力视为有爱心的：正如亚当所说的，一个男人试图教给你"如何在这个世界上正确地养育你的孩子"的行为。

我们也可以把这些语义上的陈述视为亚当错误地归因了父亲的意图（这似乎更多是关于行使权力和控制），我们也可以看到亚当如何将父亲的暴力行为归因于自己。从他讲述这个情景的方式来看，这种惩罚是完全合理的，是他应得的，而我们看到的则是一个非常残忍的、蓄意的、可预测的身体虐待和情感虐待的情景。

想想这些情节，我们可以进一步证实亚当的"A"型策略。举着水桶的情节被亚当以一种自己是过错方、父亲的暴力责任被免除的形式呈现出来。他还使用了一些短语来描述自己，如"小废物"，他需要变得更加坚强。这些都是父亲用来批评他的短语，而亚当仍然用它们来描述自己，仿佛这也是他自己的想法。这就是所谓的"父母视角"。关于这段情节的另一点是：这是一个"矛盾"的情节，因为亚当提到的举水桶的严重虐待情节与他描述的"非常非常有爱心"的父亲不相符。

最后，根据亚当对整合性/工作记忆的使用，我们可以看出他真的很难进行任何整合性的思考。

当访谈者给他机会去思考女邻居可能在想什么时，他驳回了这一点，并反问我们怎么能够知道其他人在想什么。再次被提示后，他试着从女邻居的角度出发来看待事件，承认邻居可能认为亚当的父亲是"过分的"，此时，我们看到了一丝亚当可能能够进行更多整合性思考的希望。

******

亚当的第二次访谈——简介

在亚当和访谈者做了几次访谈后，我们再次加入访谈。我们挑选了这次访谈的中间部分——访谈者重新审视平举水桶情景，以观察亚当是否能将这个情景与他自己对丹尼的暴力行为联系起来。访谈者注意到，亚当在他们最近的访谈中第二次提到了这一事件。

访谈逐字稿——亚当的第二次访谈

访谈者： 亚当，我刚才回想起我们上次的访谈。

亚当： 嗯。

访谈者： 你谈到了，嗯，一个特别的情景，你的父亲，啊，在惩罚你，嗯，通过让你举着这些水桶——

亚当： 水桶，是的。

访谈者： （第四步：修改故事 – 通过加入亚当对其童年的成人视角）是的，好的，嗯，我接下来的问题希望你从现在回头看，以一个成年人的视角来看。

亚当： 好的。

访谈者： （第四步：修改故事）你知道的，嗯。你觉得，你觉得，你对你父亲那天的行为有什么看法？我的意思是，他可以——你认为他可以做一些不同的事情吗？

亚当： （叹气）我不知道。嗯，（弹舌）这很难，对吧，因为，（叹气）我，我在试图解，找到一种解释的方式，这，嗯……对我来说，是的，这就像被关在箱子里……你理解吗？

访谈者： （第三步：接触故事的隐藏部分）嗯。所以，"被关在箱子里"。那么，嗯，是什么，是什么让这个箱子一直保持关闭？

亚当： 是我。

访谈者： （第三步：接触故事的隐藏部分）**还有其他人吗？**

亚当： （安静地）呃……是的，是的，我想，可笑的是，呃，你不得不说，曾是……是，是，曾是我父亲，你知道的，让那个箱子一直保持关闭，是的。

访谈者：（第三步：接触故事的隐藏部分）嗯。**那么，如果你让它们从箱子里出来，他可能会说什么？**

亚当：（小声地）他会说他，他会说他要，嗯……（叹气，用手揉着喉咙，看着地板）哦，伙计……

访谈者：（第三步：接触故事的隐藏部分）**我知道这很难，慢慢来，好不好？**

亚当：（清嗓子）他会说，嗯，他会说他要杀了我，如果我，你知道的，如果我告诉别人……他对我们三个的所作所为。殴打，还有……强迫我妈妈，还有，他，嗯……（含泪叹息）哦，伙计，他那时是一个，他那时是个不错的人，我父亲（叹气）。

访谈者：（第一步：倾听故事）**……慢慢来。**

亚当：……（清嗓子，叹气）好的。好的，谢谢。嗯……（叹气，清嗓子，再次抬头）。好的，好的。

访谈者：（第三步：接触故事的隐藏部分）**好的……你当时认为如果你说出来，他会杀了你，呃，还是你现在这么想？**

亚当：（微笑）现在？

访谈者：嗯。

亚当：是的，伙计，他已经，他已经死了很多年了。是的，呃，是的——在一场战斗中被杀了（微笑）。

访谈者：（第四步：修改故事）**所以他现在不能伤害你。**

亚当：不，不，我想应该不能。

访谈者：（第五步：为过程命名——在此时此刻）**亚当，这个问题可能听起来很奇怪。但我觉得这个问题很重要。**

亚当：好的。

访谈者：（第五步：为过程命名——在此时此刻）**嗯，只是想和你核对一下。我在想，你是否会觉得我会惩罚你，呃，因为你说出了事情的真相，会吗？就像你父亲威胁要惩罚你一样？**

亚当：（若有所思）嗯，不……不。不，不，不是的，不是的，不，不是这样的。我的意思是，你和他完全不同。不，我，我，你知道的，我理解你是要为法官写报告，你要试图了解，你知道的，我是什么样的人，了解我的过去，诸如此类。（叹气）是啊，这只是，嗯。这是关于——（叹气）嗯，就像我（叹气）——我怎样和我儿子相处一样。你知道，丹尼，他10岁了，正如你知道的，还有，嗯。这关系到你想对儿子做些什么——我想对他做些什么。嗯。我试着和他谈谈。你知道的，不像我父亲想要（嘟哝着）曾对我那样。我试着让他坐下来，问他为什么做了某件事，或者只是和他谈谈并试着教他，你知道的，做事情的正确方法。

这，嗯，绝对是一个更好的方法。

访谈者：（第四步：修改故事）**这与你父亲的教育你的方式相比有何不同？**

亚当：（微微一笑）嗯，我。他是一个有纪律的人。你知道，军人，彻头彻尾的军人。你懂吧？（他的声音里有轻微的笑声）但我认为，对于像丹尼这样的男孩，嗯，你得和他多谈谈。我的意思是，丹尼和我的过、过去的情况不同，你知道的，我当然也和我的，我老爸不同。（微笑）但是，嗯，（叹气）哦，但我说，我的意思是……这就是让我变成这样的原因，你懂吗？我最后做的正是我父亲对我做的事。

访谈者：嗯。

亚当：我对丹尼做了同样的事，你明白吗？

访谈者：（步骤一：聆听故事）**你似乎，你似乎对此相当沮丧，亚当。**

亚当：（叹气）……听着，伙计，我，我只是想照顾他。我是想照顾他，我做得却不是那么回事儿，这一切都失控了，你知道吗？

访谈者：（第四步：修改故事）**那么回顾一下，你父亲在那些场合是如何对待你的。**

亚当：嗯。

访谈者：（第四步：修改故事）**嗯，当他在关心你，并且，呃，我不知道，并且让你懂得那些教训的时候。**

亚当：嗯。

访谈者：（第四步：修改故事）**嗯，这种方法对你有什么帮助，或者说，对你有什么坏处吗？**

亚当：（微微一笑）嗯，我想说的是，这绝对是过分的。你知道他就是——他只是会发脾气，一直如此。对我，对我哥哥，对我母亲。其实，其实有更好的解决方法，你知道吗？

访谈者：（第四步：修改故事）**当你想到你怎么把丹尼的手臂弄骨折时，你怎么看你的做法和你父亲的做法，还有你希望做一个怎样的父亲？**

亚当：嗯，就像我说的，有不同的……有其他的方法，有更好的方法。是这样的，如果我可以……如果我可以重来，我……我不会这样做，我肯定不会抓住他，把他扭过来（气愤地叹气）不，伙计，我会用不同的方法。

访谈者：（第二步：探索故事）**亚当，我可以问一下吗？那天，那天到底发生了什么？那天对你来说发生了什么？**

亚当：嗯……对，嗯。呃，我和丹尼在公园里。

访谈者：嗯嗯。

亚当：他是呃，他在自己玩，你知道吧。那是一个美好的、阳光明媚的日子。他拿着他的飞盘，他只是……在玩飞盘，你明白吧？他玩得很不错，然后，呃……当然，我一直盯着他，我可以看到他每次扔飞盘时，都离公园的边缘越来越近，你懂吧，而且公园边上有一条主干道，他离那条主干道越来越近。所以我向他喊道："丹尼，"你知道的，"往这边走一点。"然后他向我投来了那种眼神。（微笑，轻笑）他看着我，我……（用嘴唇呼气，摇摇头）……我知道那种表情。它是，它看起来就像他在说（演示那个两根手指的动作）"起来，起来，混蛋……"……你知道的吧，"你得起来"（微微一笑）你懂吧？然后他就开始朝相反的方向跑！和我让他做的事情完全相反。而且我知道……他在跑向……他在跑向这条大路。而我……听着，我是个司机，对吧？我见过20吨的卡车会对一个孩子产生怎样的影响。我不想让这种事发生在我的孩子身上。

访谈者：是的。

亚当：（变得生动起来）所以，我开始追着他跑。我对他大喊："丹尼，回来！"每次我喊的时候，他都会回头看我一眼，给我们做鬼脸——他在逗我们，你知道，他做的和我告诉他的完全相反，而且他是故意的。你懂吗？啊呀，我不得不跑向他，因为他跑得越来越快，越来越快，而我，我只是在想，"你这个小混蛋！"还有，"我不要这样！"（生气地）我不会让我的儿子，对吧，像那样对我，把他的生命置于危险之中，把我的生命置于危险之中。所以当我抓到他的时候，对，我抓住他，把他拉过来，对他大发雷霆，你懂吧？然后——就（叹气）……就是，我不知道，我，一切都发生得太快了，他躺在地上，然后（叹气，低下头）啊！这一切就这么发生了。

访谈者：（第三步。进入故事的隐藏部分——通过考虑丹尼的观点）嗯……**我在想，那么，丹尼在那种情况下一定会有自己的感受。你认为他的感受是什么？**

亚当：……他，呃……（颤抖着，眼中含着泪水）……他，呃，你知道，他躺在地上。而且他……（叹气）他抬头看着我，你知道吗？（叹气）……而我在那里，我……（叹气，揉着脖子）青筋暴起，对他大喊大叫。我想——是的，我可以看到，我可以从他的眼睛里看到，他……吓坏了……绝对是吓坏了……看着我，懂吗？那是，那……那是我，我对他做的，我，我……绝对吓坏了他……（叹气）

亚当的第二次访谈——评论

在这个环节中，我们可以看到访谈者是如何使用问题来帮助亚当获取故事中隐藏的部分的，以及他如何命名访谈过程，以帮助亚当感到足够安全，从而可以讲述他的故事并考虑他的父亲是否可以采取不同的方式。这是访谈过程中的一个关键步骤，为了让亚当充分使用他的工作记忆，他必须感到安全和被尊重。当亚当觉得他可以信任访谈者时，他才能够谈论父亲是如何威胁要杀死他的。然后，他才能够讲述同样可怕的故事，即他是怎么把丹尼的手臂弄骨折的。尽管亚当声称他使用武力是为了保护丹尼，但在本环节结束时，他意识到他的暴力对丹尼造成了多大的伤害和惊吓。亚当还认识到他自己的暴力行为如何反映了自己父亲对他的暴力经历。

通过使用 LEARN 模型的所有五个要素——**倾听、探索、接触、修改和命名**访谈过程——访谈者帮助亚当认识到他内心有强烈的感受，并且这些感受影响了他的行为。访谈者还帮助亚当开始为他对丹尼的暴力行为承担更大的责任，并将此与他小时候遭受的暴力虐待建立联系。

这些都是亚当在整合他的思想、情感和行动，并成为更完整的自己，拥有更满意的关系，不再使用暴力的旅程中的重要阶段。

下一步工作

在这次访谈中，你接下来会提什么问题？为什么？

你如何使用 LEARN 模型来鼓励亚当思考他的养育方式，思考他的行为对丹尼和露丝的影响，以及为了让他们保持安全，哪些方面可能需要改变？

你如何使用 LEARN 模式来帮助亚当处理和解决他未解决的躯体虐待和情感虐待的记忆？你如何鼓励亚当进一步将他童年的生活故事和最近的事件之间建立联系，包括他对丹尼的暴力行为？（特别要注意他多么强烈地坚持儿子不能不尊重 / 不服从父亲的观点）。

考虑一下，如果你想帮助亚当变得更坚强、更有心理弹性，你进一步会提哪些问题。回顾一下访谈内容，有哪些优势或潜在的优势被提及或暗示了？例如，在第一部分中，亚当提到曾路过他祖母的房子。她会是他心理力量的一个潜在来源吗？亚当可能从考虑祖母的观点中获得什么好处？这对完成他的个人叙事有什么帮助？

你如何帮助亚当学会识别他何时变得焦躁不安，并练习用积极的方式来传达他的感受？你如何帮助他识别哪些时候他先焦躁不安但找到了"其他选择"，并让自己平静下来从而不使用暴力呢？

思考与练习：该案例对你的工作有哪些提示

1. "亚当"是否让你想起了你目前的任何来访者？

2. 如果是，他们之间有哪些言语模式或话语标记是相似的？

3. 你的来访者还使用哪些话语标记（你可以参考话语标记表）？

4. 为了更全面地了解来访者的依恋策略，有哪些领域有助于你与来访者进行深入的探讨？

5. 提哪些问题可能会有帮助（参考访谈指南）？

6. 你的来访者的依恋模式对该来访者及其所关心／照顾的人有什么影响？

7. 你所识别的依恋模式提示这对你的来访者处理人际关系的方式有什么启示，特别是当他们感受到任何威胁时的反应？

8. 还有谁与你的来访者有关，或者还有谁拥有关于你的来访者的信息，与之交谈可能会有帮助？

关于如何处理这些问题，请阅读第九章和"访谈指南"。

第七章

卡勒姆和令人担忧的"C"型策略

导读

这是卡勒姆，20岁。他和女朋友珍妮住在一起，珍妮今年17岁，并已怀胎六月。他们一起住在一个住房协会的一室公寓里。

卡勒姆正在与监护人服务中心的工作人员交谈。他们已经认识好几年了。监护人服务中心的工作人员正在评估卡勒姆养育孩子的能力及其所需的支持，这一评估将与其他为珍妮工作的专业人士的评估相结合。

卡勒姆的背景

卡勒姆是四个孩子中的老三，每个孩子都有不同的父亲。卡勒姆是混血儿，他的父亲是非洲裔加勒比人，最初来自牙买加，他的母亲是英国白人。他有两个哥哥和一个妹妹。

卡勒姆在一个生活不可预测的家庭中长大。他的母亲梅尔经常与不同的男性建立关系，然后又结束关系，并且有酗酒的习惯。她经常反复无常，生活混乱不堪，很难为她的孩子提供任何稳定的生活。

在白人工人阶级地区长大，这给卡勒姆的身份感带来了一些特殊的问题。他从未感到自己被完全接受。私下里，他有很多自我厌恶的情绪。卡勒姆的父亲埃罗尔试图在卡勒姆的生活中扮演一个稳定的角色，并在卡勒姆 11 岁时争夺他的监护权，但没有成功。这些年来，埃罗尔一直和一个有自己小孩的新伴侣生活在一起，这位伴侣并不希望给卡勒姆提供一个家。为了在儿子的生活中保持存在感，埃罗尔在过去的两年中为卡勒姆在自己的小建筑公司提供了一份兼职工作，每周 10 小时的工作时间，卡勒姆很喜欢这份工作。

卡勒姆因在学校有严重的行为问题和逃学而被学校开除，缺少任何有效的监管，在12 岁时开始接受治疗。卡勒姆的母亲说她再也无法管控他了。卡勒姆曾住过四个不同的儿童之家，他们曾两次试图让卡勒姆回家，但都以他的母亲要求他回到儿童之家接受治疗而告终。虽然卡勒姆这些年的生活动荡不安，但他的生活中的确有一个稳定的角色，那就是其中一个儿童之家的助理经理，她的名字叫贝弗利。贝弗利是一个让卡勒姆感到安心的人；和贝弗利在一起，他有时会摘下他的防御性面具，她称他们为"小丑"和"酷先生"面具。卡勒姆向贝弗利讲述了他的一些隐藏在内心深处的恐惧和担忧。他第一次允许自己展示真实的脆弱，而她也很尊重他。

卡勒姆的行为问题和安置搬迁给他的学校生活也带来了一些变化。在他十六七岁时，卡勒姆曾几次因扰乱公共秩序罪被逮捕，在青年司法系统留下了案底。虽然他是一个聪明的年轻人，如果生活在不同的环境下，那他本有能力进入大学，但他目前的成绩很差，正在努力保持细木工职业培训课程中的席位。卡勒姆有在物质上取得成就的愿望，他曾经做过几份暑期工作，在他父亲的建筑公司做了两年的兼职工作，这些证据显示，他可以找到并维持自己的工作。

卡勒姆一年半前在职业学院认识了珍妮，当时她正在那里学习美发。珍妮的父母在她 13 岁时离异，父母刚离异时她与母亲一起生活。然而，一年前，当珍妮遇到卡勒姆时，她决定搬出来和卡勒姆一起生活。这在一定程度上是因为珍妮发现自己很难适应母亲与新伴侣及其三个孩子一起生活。

负责本次访谈的监护人服务工作人员认识卡勒姆已经有好几年了。该工作人员注意到，自从卡勒姆与珍妮安顿下来后，他的行为有了明显的改善。卡勒姆表示，他真的想成为一个好父亲，并对珍妮负责。工作人员看到，自从与珍妮同居后，卡勒姆在情感上稍为成熟了一些，他对自己的行为及其对他人的影响有了更深刻的认识。工作人员还注意到，当卡勒姆意识到自己做错了事情时，他很快就会道歉；而这是卡勒姆在与珍妮认识和同居之前很少会有的行为。

然而，工作人员也意识到，卡勒姆和珍妮的关系仍然相当脆弱。例如，已经发生了几起尖叫和大吼的事件，在此期间卡勒姆会冲出公寓，半天或更长时间不回来，让珍妮，正如她所说的那样，"担心他可能会对他自己做什么不好的事情"。工作人员看到了卡勒姆在出走期间发给珍妮的短信，其中有几条都含有自杀威胁。当卡勒姆在争吵后变得非常激动时，他经常会说："放弃吧，有什么意义呢？"

就目前的情况来看，监护人服务工作人员非常担心卡勒姆和珍妮之间现有的争吵和情感勒索的模式在他们有了孩子后会继续下去。同时让人担心的是，如果这段关系结束，那卡勒姆会非常容易出现冲动行为，包括犯罪或自杀。

卡勒姆成长过程中的里程碑事件

12 个月大的卡勒姆

在卡勒姆 12 个月大的时候就已经知道：为了从母亲那里获得关注、一定程度的照顾及可预测的回应，他必须夸大自己真实的情感，如恐惧、愤怒、悲伤或对安抚的需求。尽管卡勒姆的母亲很少（如果有）对他做出回应，但他还是能够通过表现出困难及交替表现出愤怒或号啕大哭的抗议行为而从母亲那里得到一些基本的回应。他还学会了用力攥住母亲的头发和衣服，紧紧抓住不放，这让他的母亲变得恼怒。有时她会把卡勒姆绑在婴儿车上，让他在隔壁房间里"大哭"。卡勒姆可以哭上几个小时，直到他的母亲进来和他进行互动。

卡勒姆 12 个月大时的自我保护行为的功能是什么

通过过度激活负面情绪的表达，如愤怒、恐惧、悲伤和对安抚的需求，卡勒姆能够获得与母亲的亲近及一定程度上满足拥抱和安抚的需要。因为母亲的行为是无法预测的，所以卡勒姆夸大自己的眼泪、愤怒或黏人，以使母亲的行为更有预测性。他知道，如果他把自己的行为放大，那母亲最终会做出反应。当母亲试图不回应时，他就会做出更加夸张的行为，因为他知道她最终会屈服的。卡勒姆的策略还有一个更复杂的地方：每当母亲试图"解决"令他不安的问题时，卡勒姆就会制造一个新的问题，并变得难以安抚。他这样做的目的是与母亲保持联系，而且这是必须的，因为他不能让他的问题被"解决"。在卡勒姆看来，如果他的问题得到解决，那他母亲可能会离开房间，由于母亲的行为不可预测，因此她可能永远不会再回来。到目前为止，他所有的生活经验和学习都告诉他要全力维持"困难行为"。

6 岁的卡勒姆

卡勒姆现在 6 岁了。一天，他和母亲及她在匿名戒酒会的女担保人、担保人的儿子去黑池玩。某个时刻，卡勒姆趁母亲不注意冲进了游乐场。几分钟后，当卡勒姆看到母亲发现了他时，他开始逃跑，母亲在碰碰车中追着他。当母亲在碰碰车中追赶他时，他笑着逗他的母亲。当母亲抓住他时，在他的屁股上拍了一下。卡勒姆愤怒地大哭起来，并回击了她。卡勒姆听到母亲在大喊："我不知道你在哪里！你可能会被绑架！别再那样跑了！"在那天剩下的时间里，卡勒姆的母亲一直紧紧地握着他的手。

卡勒姆 6 岁时的自我保护行为的功能是什么

卡勒姆对去游乐场玩感到非常兴奋，同时对母亲给予成年朋友和朋友的儿子如此多的关注感到沮丧。他不喜欢母亲的朋友，也不喜欢另一个男孩，而且他能强烈地感到他们也不喜欢他。这使他感觉受到威胁，内心很不好受。通过逃跑，他把母亲的注意力完全集中到自己身上，并与母亲在激烈的斗争中纠缠在一起，不仅是在碰碰车上，也在那天剩下的时间里。他的策略确保了他在那一天的其他时间里都处于被母亲高度关注之中。

12 岁的卡勒姆

12 岁时，卡勒姆在学校打架，并有被开除的危险。这些打架事件往往是在卡勒姆受到种族歧视时发生的。这导致卡勒姆有几个"仇人"，他经常与这些人发生争吵。这一天，他把一个男孩从楼梯上绊倒并打了一拳，导致这个男孩的鼻子流血。当校长打电话给卡勒姆的母亲时，她说自己已经"受够了"，不会到学校来接卡勒姆回家。卡勒姆的父亲埃罗尔去了学校，他看起来非常疲惫。他不得不暂时离开自己的工作岗位，来的时候还穿着工作服和工作靴。

卡勒姆 12 岁时的自我保护行为的功能是什么

当卡勒姆感到愤怒、嫉妒、被侮辱或被同龄人挑衅时，他会迅速做出反应。他偶尔会受到种族主义者的嘲弄，并经常与那些骂他的人打架。这让卡勒姆后来发展成一个欺凌者，而欺凌的对象是那些他知道他可以欺凌的男孩。当他的行为受到质疑时，他通常会指责他人并称"这不是我的错"。卡勒姆这些行为的结果是，他的父母必须被传唤到校长办公室，而他则成为父母关注的中心。对卡勒姆来说，来自父母的任何关注都比没有关注好，即使他们对他很生气。尽管可能会有负面的潜在后果，如被学校开除、父母的沮丧和拒绝，但卡勒姆仍然坚持这些行为，直到他被禁止进入学校。最终，卡勒姆被安置在寄宿照料机构。

---

20 岁的卡勒姆

20 岁时，卡勒姆听到珍妮怀孕的消息时惊讶得目瞪口呆，然后高兴地大叫，不断地在空中挥拳。珍妮一边责备一边逗弄在地板上假装晕倒的他，他们两个人都非常享受这一时刻的兴奋和激动。

在他们平静下来后，珍妮问卡勒姆是否会继续支持她，在反复逗弄之后，他说他会。他们都满怀希望地面对未来，同时也对未知感到恐惧

卡勒姆 20 岁时的自我保护行为的功能是什么

在被告知自己很快就要做父亲了这样一个极度紧张的时刻，卡勒姆假装无助地倒在了地上。他夸大惊讶和震惊的感受，加上熟练使用的扭捏、迷人的行为，使珍妮更加亲近他。他和她玩猫捉老鼠的游戏，逗弄她并抚摸她的小腹。他喜欢扮演"淘气的、有活力的小男孩"的角色，而她则扮演"爱责备他的母亲"，这是他早年模式的重现。与珍妮在一起时，他可以展现自己的魅力，从而满足他对舒适、亲密和性的需求。当他感到焦虑或没有得到自己想要的回应时，他的表现可以在满怀柔情、机智幽默、迷人、冲动、自恋和夸张做作之间交替切换。

卡勒姆的访谈

以下部分是根据录音整理的逐字稿。

卡勒姆的首次访谈——简介

以下部分是与 20 岁的卡勒姆的访谈，他正在接受有关其养育能力和支持需求的评估。卡勒姆和女朋友珍妮住在一起，珍妮今年 17 岁，已经怀胎六月。他们独立生活在住房协会的公寓里。卡勒姆正在与他的监护人服务机构的负责人交谈。他们已经相互认识几年了。

服务机构的负责人向卡勒姆提了一些与依恋有关的问题，促使他使用他的语义记忆、情景记忆和工作记忆，还有许多关于图像/感官记忆的例子。如果你不清楚记忆系统之间的区别，以及如何针对特定的记忆系统设计问题，请阅读本书的第二章。

我们从卡勒姆的访谈开始后大约 30 分钟进入讨论。他已经大致说过了他的早期生活，他住在哪里，他的家人是谁，以及他小时候的主要依恋对象是谁。访谈在这之后针对卡勒姆与母亲的早期关系继续进行讨论。

访谈逐字稿——卡勒姆的第一次访谈

访谈者：（第二步：探索故事）好的，卡勒姆，谢谢你。到目前为止，你都做得非常好。我现在想继续问你几个关于你母亲，特别是在你小时候，你和她的关系的问题。所以，你能，能不能想出……比如三个词或短语来描述你小时候和母亲的关系？

卡勒姆：（坐立不安；不停地抖腿，在整个访谈过程中，卡勒姆一直坐立不安）哎，伙计，你知道吗，这对我来说真的是很难的。嗯，三个词？

访谈者：是的。

卡勒姆：是的，好吧，反复无常。

访谈者：好的。

卡勒姆：是的，反复无常。是吧？嗯，因为我记得，她总是在大喊大叫。她过去常常大喊大叫，你明白我的意思吗？嗯，而且大部分时间情况都是很混乱的。

访谈者：（第一步：倾听故事）**好的，那么，我把这些写下来了，卡勒姆，我听到的是，"反复无常""大喊大叫"和"混乱"。你想，你觉得这是你想说的吗？**

卡勒姆：是的。是的。我的意思是，基本上可以这样描述，真的。

访谈者：（第二步：探索故事）**好的。好吧，那么……你能想到在你的生活中，在你早年和母亲的相处中，你们的关系是"反复无常"的某个特定时间吗？**

卡勒姆：你想让我回忆多久之前的事情呢，伊恩？

访谈者：（第二步：探索故事）**这是关于你和你母亲的早期关系。**

卡勒姆：好吧，那好吧。我说的"反复无常"是指，她总是忽冷忽热，所以你永远不知道她从这一刻到下一刻会做什么，你能明白我的意思吗？（**访谈者：好的。**）比如，嗯……啊，是的，是的，比如，袜子。现在，请耐心听我说，我知道这听起来很蠢，但（**访谈者：嗯。**）听我说，因为这是真的，确实是真的。我是说，她好像对袜子有意见，她总是在我背后说我的袜子，你明白我的意思吗？（卡勒姆变得情绪非常激动，语速开始加快）比如，它们被放在了哪里？它们是一对吗？你穿的是什么颜色的袜子？你穿的是有条纹那双，还是有图案那双？袜子上有洞吗？所有这些废话，都跟袜子有关。抓着一切机会，在我出门前看看我的袜子，你明白我的意思吗？只是为了检查一下它们什么的。我是说，"你看看，你的袜子，你穿的袜子"，（**访谈者：嗯哼。**）哦，我的天！她不会让我穿这样的袜子离开家的！相信我！她就是不同意。就是这样，你知道我的意思，所以当我说到反复无常的时候，这就是我说的反复无常的意思。你明白我的意思吗？她就是对袜子很痴迷，伙计。（卡勒姆和访谈者都笑了）。

访谈者：（第二步：探索故事）**好的，谢谢你，卡勒姆。现在，你说了很多，嗯，我听你说了很多关于袜子的事情。你能，能不能想出一个你与母亲的关系就像你所说的那样"反复无常"的特定时间，或者找出一个特定的时刻？**

卡勒姆：（叹气）哎！（双手挠头和下巴，蜷缩着身子。）特定时间……哦，是的，是的，我知道了，我知道了。对，我当时6岁，对吧。我们去了黑池……因为她大谈特谈我们必须回到黑池去看灯光秀，去看塔和电车，到人群的前面去（用手疯狂地比划）等等等等，关于黑池的一切，她一直在说黑池。所以，她……我们去了，她带了一个，奇怪的朋友……嗯，怎么说呢？我甚至不知道该不该称他们为朋友，你知道我的意思吗？他们，（**访谈者：嗯。**）来自，她曾经叫它'AA'（匿名戒酒会），是吧？嗯，你知道它是什么。包含了那十二个步骤还有其他所有的这些，你知道吗？（**访谈者：好的，是的，是的。**）嗯，这个女人叫什么名字？哦，她叫什么来着……嗯，她叫多丽丝。这就是我记得的她的名字，多丽丝。她看我的方式就像，你知道，伙计，就像蛇的眼睛。就像，当她看着你时，好像马上就会伸出蛇信子（迅速向访谈者伸出舌头，访谈者笑）咝咝咝！向你伸出舌头。你知道我的意思吗？她有一双炯炯有神的眼睛！她很奇怪！她会看穿你，你知道当她看你的时候，就像这样，像这样，（向前俯身，盯着访谈者的眼睛）她在看向你的灵魂（夸张地，为了达到戏剧性的效果，用沉重的呼吸来达到充分的效果）。是的，你看，你马上就感觉到了，伊恩，这就是她以前对我做的事！你看，你看。相信我。（**访谈者：了解，好的。**）对，这就是她的样子，就好像她是某种女巫。她会用这种巫婆的蛇眼看你。她是个，是个奇怪的女人，你知道（**访谈者试图问一个问题：是不是……**）但无论如何，这就是她，伙计。但我不记得她（指卡勒姆的母亲。——译者注）以前怎么称呼她了。

访谈者：（第二步：探索故事）曾是……你说的是她（指卡勒姆的母亲。——译者注）的担保人吗？

卡勒姆：啊，对，对，对！这就是她！是的。担保人。担保人。就是这个词，是的。所以，这个担保人，多丽丝来了，对了，多丽丝和她的儿子一起来的，她的儿子当时是，就像我这个年龄。但他很正常，因为他不是女巫（开玩笑地说），也不是巫师，对吗？（**访谈者：嗯。**）但无论如何，对（笑），是的。于是，我们都去了黑池，对吧？（**访谈者：嗯嗯。**）然后我们去了游乐场。（语气变得很激动）我玩得很开心……因为我在躲避碰碰车。你听到我说的了吗？我是认真的。这一部分很有趣。你得想象一下这个场景。我在那里，当时 6 岁，在碰碰车那里，像这样（站起来演示）。我站在地上……你知道的，有碰碰车的地方。碰碰车来的时候，我就"哇……呃……啊"（演示躲避碰碰车）（**访谈者：好的。**）Ssss! 跑跑跑!（说得非常快，很兴奋）你知道我很喜欢发出那种"Zzzz! Zzzz!"像电光火石一样的声音。所以，那……我听到"Zzzzing"在天上，"Zzzzing"在地上，试图……我在那里，四处移动，试图躲避这些碰碰车，对吧？（**访谈者：是的。**）所以我在那里，躲避着这些碰碰车，然后突然间，我看到每个人都疯了，你懂吗？然后我母亲在看，我……我看着她，她也看着我，我在想，"她会来……试着抓住我，是不是？但是我 6 岁了，伙计！"所以我就说（挑衅地），"你不会抓到我的！""因为我玩得太开心了。"然后她就追着我跑。所以我……现在想象一下，可以吗？我在躲避碰碰车，我母亲想来抓住我，所以她也得躲避这些碰碰车，对吧？（**访谈者：嗯嗯。**）所以我们都在躲避碰碰车（他站起来演示），然后这时候负责运行碰碰车的人，可能在想"为什么他们会在这里？躲避碰碰车？"（模仿母亲的声音）"停下来！"所以她就停下来……那个人，对，他把所有的车都停下来了，懂吗？对吗？所以，有……你可以想象所有的人都坐在他们的车里，试图驾驶碰碰车，对吗？然后他们变得很生气，因为我们让他们的车停下来了。然后警察也来了，你懂的？然后除此之外，我试图……仍然试图从她身边跑开。你能想象吗？我妈妈试图用她的 AA 人格来抓住我。对（嘲笑）……AA 追赶者。对，试图抓住我，懂吗？总之，你猜怎么着？她做到了。她抓住了我。抓住了我的衣领，就像，她就像这样抓住我（演示），你懂吗？把我拉出碰碰车的区域，你懂吗？所以你可以想象，她有多恼怒，是吧？然后她抓着我走过去，当我们走过去时，多丽丝出现了。多丽丝，蛇眼多丽丝用她的 AA 人格般的眼神看着我,(用两根手指指着他的眼睛,然后指着访谈者的眼睛,好像在说"我在看着你")你明白我的意思吗?我们走过去,然后他们抓住我,我站在那里,我们走来走去。所以在晚上剩下的时间里,我有,多……我有母亲在这里,抓着我。多丽丝在那里看着我。但就是这样。这就是我母亲的反复无常。没有比这更反复无常的了,你知道,伊恩。相信我。

访谈者:好的。

卡勒姆:(打断访谈者的话)你猜怎么着?(笑)很抱歉打断你,但你猜怎么着?

访谈者:怎么着?

卡勒姆:她现在并没有什么不同。她现在和以前完全一样,你知道,我的意思是,有点滑稽。

访谈者:(第三步。接触故事的隐藏部分——在这个例子中,卡勒姆在一系列事件中的角色)**我有点糊涂了。嗯,你可否澄清一下,卡勒姆。你做了什么让你的母亲不得不追赶你?**

卡勒姆:我不知道。我跑掉了,不是吗?你知道的,我当时只有 6 岁,对吧!你知道我的意思,你带着一个,你带着一个孩子,对吧,去游,游乐场,对吧,然后你让他在商店待着。得了吧,你希望他做什么?他们当然会跑出去,做一些愚蠢的事。有那么多的灯光、糖果,你知道我的意思吗?所有那些令人兴奋的东西。你不能只是绑,把他绑在商店里,你明白吗?

访谈者:(第四步。修改故事——包括卡勒姆在一系列事件中的角色)**……所以,你才会跑到游乐场。**

卡勒姆:是的。(轻微的笑声)

访谈者:(第二步:探索故事)**你母亲看到你去哪里了吗?**

卡勒姆:听着,她说她没有,你懂吗?但我知道她看到了。

访谈者:(第二步:探索故事)**那么,当你跑掉后,你怎么知道她看到了你?**

卡勒姆:她怎么知道我在哪里?我想想:黑池,它不是世界上最小的地方。我知道那里有一个游乐场,但是她……在游乐场有很多设施,所以她一定知道我在哪里。你明白我的意思吗?

卡勒姆的第一次访谈——评论,第一部分

到目前为止,你从卡勒姆的说话方式中注意到了什么?他如何组织自己的思维及如何调节自己的情绪?你从他和访谈者之间的互动中注意到什么呢?你可以在这里暂停,

留出时间去思考这些问题。你可能希望参考话语标记表或基于依恋的访谈指南。

卡勒姆的第一次访谈——评论，第二部分

到目前为止的访谈中，有很多事情发生。我们注意到，从程序上讲，卡勒姆停留在他自己的视角中。他似乎对其他人的观点不了解也不感兴趣，在这个例子中是指他母亲的视角。事实上，在讲述黑池之行的过程中，他否定并嘲笑自己的母亲。他嘲笑他母亲追逐他而做出的努力（他还嘲笑他母亲的匿名酗酒者协会的担保人多丽丝），并且用迷人的方式和笑声来粉饰他对母亲的嘲笑，似乎是在邀请访谈者同意他的观点。

卡勒姆在复述这个故事时有情感卷入，特别是当他回忆起他如何坐碰碰车及他母亲如何追赶他时。他的言语变得生动而兴奋，在故事的某些部分，他使用了现在时态来描述这段经历，这让他再次沉浸在记忆中，就好像它正在发生一样。同样，当他讲述这个故事时，当他站起来演示躲避碰碰车时，他实际上是在重新体验。

想想卡勒姆和访谈者的关系，当卡勒姆向访谈者提问并提到访谈者的袜子时，他让访谈者卷入进来。从程序上讲，这是一个邀请，让访谈者陷入"推拉"斗争的邀请——从他还是个婴儿开始，他就和母亲进行同样的斗争。卡勒姆在这里的策略的另一个有趣的方面是，虽然提到访谈者的袜子是对访谈者的挑战，但同时卡勒姆也在邀请访谈者加入反对他母亲的联盟——实际上是说，"你现在能理解我母亲是多么的不可理喻吗？她甚至连你也会批评。"

卡勒姆还对访谈者的问题进行了提问，并让访谈者提出了"担保人"这个词。这些都是"卷入"的话语形式。他还经常直呼访谈者的名字，并花费大量精力让访谈者保持专注、兴趣和信服。这些是卷入行为的更多例子。

从**图像/感官记忆**来看，卡勒姆使用了生动而强烈的动画图像，例如，他伸出舌头来演示多丽丝蛇一样的凝视时，特别是当他演示躲避碰碰车的运动时。这些鲜明的图像帮助卡勒姆定位记忆，也帮助他澄清自己对记忆的感受。

现在让我们看看卡勒姆的**语义记忆**，他用三个贬义词或短语来描述他与母亲的早期关系："反复无常""大喊大叫"和"混乱"。着重于"反复无常"这个词，卡勒姆回忆起那次他跑到黑池的游乐场，让他母亲追赶他的场景。他指责母亲，即使是在访谈者的提

示下，他也不承认在这一事件中自己角色的重要性。

虽然从一个 6 岁孩子的角度来看，这是可以理解的，但我们可以看到，卡勒姆在 20 岁时仍然将游乐场的事件完全归咎于母亲，认为在这一系列事件中自己的角色无须承担任何责任。

关于**情景记忆**，卡勒姆将自己在这一系列事件中的作用最小化。他还否认了母亲在他失踪时感到恐慌的可能性，尽管这是母亲在抓住他时就告诉他的。在回忆这段往事时，卡勒姆为自己开脱，嘲笑和嘲弄他的母亲，就像他 6 岁时一样。

他依旧被困在与母亲的斗争中，我们可以从他叙述这段情景的方式中看到这一点。总体而言，这段情景在时间、顺序及卡勒姆的行为和他母亲的反应之间的因果关系方面都不够清晰。我们可以想象卡勒姆的母亲是一个不稳定的、也许还不成熟的年轻母亲，卡勒姆跑开时她会感到恐慌，在公共场合被卡勒姆嘲笑时她会感到尴尬，追赶卡勒姆且抓到他时她会发脾气。通过卡勒姆的叙述，我们被邀请将她看作一个搞笑的、不值得被尊重的人。

卡勒姆交替地采用嘲弄访谈者，和让访谈者消气的自我保护策略，在保持对话和接触的同时也让访谈者猜测，不得不集中注意力。在这个阶段，很明显，卡勒姆发现很难平衡自己的责任和他人的责任。当然，如果他即将成为一名父亲，试图在共同抚养孩子的责任中保持微妙的平衡，这是一个重要的问题。除此之外，在他与珍妮的关系中，还有许多关于分担责任的问题。

卡勒姆的第二次访谈——介绍

我们在几次面谈结束后，再次见到了访谈者和卡勒姆，大约是在第一次面谈后的六个星期。在这期间，卡勒姆和监护人服务中心的负责人继续深入探讨他的生活故事、重要事件和他生活中的重要关系。在这次访谈中，负责人与卡勒姆开始谈论他的童年是如何为他成为父亲做准备的。虽然他的想法常常不清楚，但卡勒姆能够利用监护人服务中心的负责人提供的"脚手架"，正如下面的片段所示。

访谈逐字稿——卡勒姆的第二次访谈

访谈者：（第四步：修改故事——通过引入多视角）**这似乎是非常重要的、需要聚焦的一点，卡勒姆。我们可以谈一下，当你被上一所学校开除的时候……**（卡勒姆：是的，是的。）**因为打架？**（卡勒姆：是的，是的，是的。）**你的父母——他们各自的反应有什么不同？**

卡勒姆：（微微一笑）很简单，伙计。如果那是我母亲，她会直接冲进校长办公室，她会告诉他，他是个混蛋，他是个混蛋，还有，（演示他母亲的生动形象）"卡勒姆没什么问题！"还有，"是你们这些人！你们把我的孩子带坏了。我不会再让他去学校了！"所有这些，她都会一直说下去，你明白我的意思吗？这，这，这就是，这就是她本来的样子。你知道我的意思吗？但这不会，没有改变什么，因为（**访谈者：嗯嗯。**）我已经被赶出去了，所以，这没有，你知道，这有什么区别呢？但是我父亲，无论如何，（语速慢下来，沉思的，安静的）不，不，他是不同的，伙计。因为他，"他比较安静"。你知道我的意思吗？因为我记得，当他从校长办公室出来时，他走到我身边，只是安静地说，你知道我的意思吗？"来吧，儿子，我们走吧。"（非常安静，显得深思熟虑）是的，他把他的一条胳膊放在我的肩膀上。你知道，因为那是，那是，那是他的性格。然后他冷静地告诉我接下来要发生的事情。他不像我母亲那样。我母亲，她甚至不想让我回家，所以我父亲就说，"好吧，那么，儿子，听着，我得赚钱养家，伙计"。然后你知道他做了什么吗？他把我带回建筑工地，我就在一堆沙子上玩（微微一笑），老兄，玩了一整天。但它不像那些，你知道的，那些黏稠的、建筑用的，我指的是孩子玩的沙子，这些沙子是建筑用的沙子（微微一笑）。

访谈者：（第二步 探索故事，以及第三步。进入故事的隐藏部分——通过鼓励卡勒姆认识到他可能从父亲那里得到了安抚或支持）**在你被学校开除后，你父亲耐心地与你交谈，你对此有什么感受？**

卡勒姆：……我不明白你的意思。

访谈者：（第二步：探索故事，以及第三步：接触隐藏的部分——通过鼓励卡勒姆考虑他父亲的视角）**我的意思是，我注意到，当你谈到你父亲和他那天的反应时，你变得安静了许多。所以，所以我想知道你的感受如何，当他花时间和你在一起时，尽管他浑身是灰，就像你说的，他是，他是从单位直接过来学校的，他花时间和你在一起，平静地和你交谈。那是什么感受？**

卡勒姆：……嗯。现在回想起来，对，我很尊重我父亲。因为你知道我可以看出他真的很生气，他真的很失望，但他只是让我坐下来，看着我的眼睛，他给我解释，你知道，行为是有后果的。你明白我的意思吗？他喜欢……他最喜欢的一句话是：（模仿他父亲的西印度口音，不是嘲笑）"每个行为都有一个结果"，你知道（微微一笑），因为，呃……哦，我父亲，伙计，他，他性格不错，你知道，他的生活，你知道我的意思，好像，他，他不是一个吵闹的，一个大声的、吵闹的人，你知道我的意思吗，伙计？他不是那种喜欢大喊大叫的大老粗，他也不会做仗势欺人之类的事。但他是那种，人们不会惹他的人，你懂吧，因为，你明白吗，他们知道他有严格的生活准则。你知道我的意思吗？所以，他知道如何照顾好自己……（低头，安静）你知道我，我，我，我明白我将不得不承担后果。（揉着他的喉咙处）这是个很好的教训，真的。（小声地自嘲）不是说它对我有什么好处，你知道我的意思吗，伊恩？因为当我回家时，啊，但是你知道吗？（微微一笑）那是另一个故事了，伙计。总之，我想我现在已经吸取了教训，相信我。

访谈者：（第四步：修改故事——通过鼓励反思）**你说的是吸取教训。你是怎么，怎么吸取关于后果的教训的？**

卡勒姆：……（思考）不知道，伙计，嗯（用舌头敲击牙齿咔嗒作响）只是现在想不出来……

访谈者：（第四步。修改故事——通过鼓励卡勒姆考虑珍妮的视角）**没关系。我记得不久前，你给我看了你发给珍妮的那条短信。你知道的，就是那条你说的如果她和你分手你就自杀的短信。而我在想，你认为珍妮收到你发的这类短信会有什么样的后果？**

卡勒姆：……我知道这让事情变得更糟，你懂我的意思吗？这会让她很生气，是这样吧？也会让她很担心。但在那个时候，伙计，我只是太生气了，你知道我被激怒了，我的内心正不断翻腾。我不知道该说些什么。因为我的头脑告诉我一件事，但我的直觉告诉我另一件事，而且，你知道，我明白我得做别的事情。但我不知道该怎么做，你知道吗？我的意思是，我只是头脑一片混乱，你知道我的意思吗？我只是做出反应。就像我在学校的时候一样，你知道我的意思，我只是对事情做出了反应。

访谈者：（第四步。修改故事——鼓励卡勒姆考虑珍妮的视角）**好吧，那么，你当时感到生气，而且，就像你说的，只是做出了反应。但是，我想知道的是珍妮。你认为这件事对她的影响是什么？**

卡勒姆：（缓慢，深思熟虑）……哇。我不知道，你知道。嗯……我猜这将使她感到压力，你知道，就像，就像会感到恐慌。我不知道，可能是，"不知道该怎么办"。她可能会感到困惑和……对我很生气。她可能会想，比如，你懂的，"我想要这个男人进入我的生活吗？"你知道，"他有做好准备吗……他有将他的内心整理好吗？"你知道我的意思，"我想让我的孩子生活在这种戏剧性的混乱环境中吗"。你知道，她甚至可能开始考虑，你知道，我是要坚持下去还是要离开？

访谈者：（第四步：修改故事——通过鼓励反思）嗯。**这听起来真的是要考虑的事情？**

卡勒姆： 是的，我的意思是，听着，伙计，我们马上有一个孩子会出生，伙计。所以我得开始思考，你知道，关于我自己——我是应该坚持下去还是放弃？你知道我的意思吗？因为我不想把事情搞砸。因为这是一件很大的事情，你知道我的意思吗？

访谈者：（第四步：修改故事——通过鼓励反思）嗯……**那你怎么看？**

卡勒姆： ……（若有所思地叹息）说实话，伊恩，我甚至不知道，你知道……因为……我现在脑子里只有一个念头。呃，你知道我的意思吗？因为真的，真的，我看到，我看到自己仍然是个年轻人。你明白我的意思吗？而且，我不知道我是否做好当父母的准备了。

访谈者：（第四步：修改故事——通过鼓励反思）**你刚才说到你父亲给过你一些有用的建议，而你现在正在学习。**

卡勒姆： 是的。

访谈者：（第四步：修改故事——通过鼓励反思）**如果你能给自己一些好的建议，关于做父亲的建议，那会是什么？它听起来会是怎样的？**

卡勒姆：（很幽默地说）哟，伊恩，你今天真厉害，让我把脑袋都快想破了！怎么了，伙计？（访谈者轻轻地笑）哦，你今天心情不好，是吗？（使劲挠头）哦，伙计，嗯。（吸吮牙齿）天啊。我给自己的建议是什么？（**访谈者：是的。**）好吧，嗯……是的，你得陪着你的孩子……你明白我的意思吗？你要保持冷静，不要大喊大叫，不要，你知道。（示范摇晃手指）你得给他们空间，你明白我的意思吗？当他们需要空间的时候。在他们需要空间的时候给他们空间。你不能把他们拴在你的围裙上太久，你明白我的意思吗？……你得让他们走出去，并且，并且让他们找到自己的路。……呃，而且，是的，他们会犯错，你必须，你必须在那里，你必须准备好，而且无论，你知道，无论他们犯什么错误，你都要陪在他们身边，你知道我的意思，并准备好在他们跌倒时接住他们，你知道我的意思吗？因为对他们来说，这是从自己的错误中学习。……你知道，我可以告诉他们，比如，我可以说说我在自己的生活中所犯的错误。但这不一定会是他们要学习的经验教训。你知道我的意思，所以我不……我不希望他们这样想。……我也不想宠坏他们，你知道我的意思吗？就像被包裹在棉花里一样，让他们认为一切都很好，一切都很甜蜜，一切都很好。（**访谈者：嗯。**）那，因为事实并非如此。他们需要，你知道，保持真实。你需要教他们怎样，事情是怎样的，你知道我的意思吗？（**访谈者：嗯。**）而不是像，像那种势利眼……为他们做好一切，你知道，当他们应该做的时候，他们会收拾干净，你明白我的意思吗？我想，比如，你知道，因为……（叹气）……我从来没有真正觉得自己融入过群体。你明白我的意思吗？因为我父亲是黑人，（**访谈者：嗯。**）我母亲是白人。但是，你知道，事情一直都在变化，现在还在变化。我会确保我的孩子感到他们能够，能够融入集体，你明白我的意思吗？

访谈者：（第四步：修改故事——通过鼓励反思）嗯。是的。听了你，你说的话之后，卡勒姆，你知道吗？嗯，我想这里面包括了很多东西。你刚才说了很多。你谈到如果你的孩子摔倒了，你会接住他们，陪在他们身边，让他们从错误中学习，给他们空间，并且帮助他们感到自己能够融入环境……**看起来你对这个问题已经思考了很多。**

卡勒姆：（谦虚，安静）……是的，你知道……是的。（叹气）

访谈者：（第四步。修改故事——通过鼓励反思和换位思考）那么……**当你考虑到你和珍妮的一些压力时，比如孩子出生后，甚至在孩子出生前的三个月，你认为你有什么优势可以帮助她，并且，并且在她身边，使这些优势发挥作用？**

卡勒姆：（害羞地）……嗯，我的意思是，你知道，我，我爱她。这是一件事。但这还不足以支付房租，你知道的吧？就像，爱情不会给你钱去做任何事情，（笑）你知道我的意思吗？它不会给你房租钱。所以——我也可以赚钱，因为我已经在做了，你知道，我已经，我已经在我父亲的企业里了，而且，当我完成学业后，我会成为一名细木工。嗯，绝对的，就像，当你在这个时代做细木工，这，这是一个职业，当你有个职业的时候，你会得到更多的钱，你明白吗？所以，你知道，当我把这一切理顺的时候，我肯定会，我就会开始我自己的生意，这样我就可以提供，为……你知道，为我的家庭提供帮助。

访谈者：（第四步：修改故事——通过鼓励反思）**所以你已经有了你谈到的内在力量。你的爱，你对工作的渴望，还有抚养珍妮和孩子的渴望。**

卡勒姆：嗯。

访谈者：（第四步：修改故事——通过鼓励反思）**好的，那么，这让我想到另一个问题。如果你现在回顾一下你的童年，**（卡勒姆：嗯嗯。）**你认为你生命中的那段时间是如何为你现在成为父母做准备的？**

卡勒姆：（深思熟虑，微微一笑）……（叹气）……你知道吗，伊恩？如果我，说句实话，我真的不认为它让我做好了准备，你知道吗？（平静的语调）因为，你知道，我母亲，对吗？（**访谈者：**嗯。）她其实对我一无所知，你知道我的意思，比如我是谁，或者，我甚至认为她没有时间去了解。因为她有其他的孩子，或者身边有孩子，或者，你知道，她有一个新的男人在她怀里，或者类似的事情，而且她（**访谈者：**嗯。）她一直在做自己的事情，你知道我的意思，她脑子里有很多事情。还有，像我父亲，嗯，你知道，10 岁前我完全不了解他，对吧。（**访谈者：**嗯。）在那之前，他只是我见过一两次的人，虽然我知道他是我的父亲，呢，但我真的不了解他，你明白我的意思吗？但是当我现在想起来，你知道，想起我父亲，我想，你，我的意思是，我从他那里学到了一些东西。你知道，我是说……比如，因为……他经常说的那句话，关于行为的，"每个行为都有一个结果"。而且，我有时不得不停下来思考这个问题，你知道我的意思吗？所以……我的确认为我从他那里学到了一些东西，但是，就像，用你们专业的话说，是什么让我准备好成为一名家长，主要来自，像你，像你这样的人，你知道我的意思？（**访谈者：嗯。**）因为像你，你知道，你，你对我很好，因为你，你始终和我在一起，伙计。就像，给我建议和帮助，还有所有这些，你知道我，我从这里学到了很多。我真的很感激，你知道我的意思。然后，就像我看到的一些夫妻，他们是如何不离不弃的。像我的一个老师，你知道我的意思吗？呃，沙利文夫人。哦，我保证，是的，伙计。当，当她退休的时候，对，她结婚已经有，有 40 年了！（**访谈者：哇！**）40 年了，伙计。那就像……对我来说，那就像是一辈子，你明白吗？（**访谈者：是的。**）（微微一笑）40 年！这就是我想要的。你知道我的意思吗？当我，看着他们，我看着他们，心想，天哪，伙计。他们很幸福。他们在一起那么久了。我也想要这样的幸福。你知道我的意思吗？我不想要很多的钱，我不想要一个巨大的房子，不想要任何这些东西。因为我不是那种贪婪的人。但我只想要一份属于我的幸福。小小的幸福就能让我高兴。你明白吗？你知道，所以，我想尝试与我父母做得不同。你知道，他们抚养我的方式。你知道，我的意思是，因为，相信我，如果有人知道如何做得不同，那肯定是我和珍妮，因为我们俩都有一些糟糕的童年，你明白吗？

访谈者：（第四步：修改故事——通过鼓励反思）**是的，我想我明白。你，你刚才说到沙利文夫人，那个老师，她，她已经结婚 40 年了。对吧？嗯，你认为她是怎么做到的？你认为他们是怎么做到的——40 年？**

卡勒姆：我不知道，你知道吗？我从没结过婚，你知道我的意思吗？（微微一笑）但实际上，让我，让我问你一件事，伊恩。对，你为什么坚持和我一起工作？你知道，有时候我不知道为什么你没有放弃我。因为，就像，你知道，我甚至努力让你放弃我，只是想看看你是否真的会离开。

访谈者：是的，嗯，我记得那些时候！（访谈者笑，卡勒姆大笑）**但是，你知道，你知道我总是来找你，即使在你，嗯……**

卡勒姆：（为访谈者完成思考）像一个真正的白痴的时候！（大笑）

访谈者：（第五步：为访谈的互动过程命名）（微笑）**但这是你说的，不是我说的，卡勒姆。**（卡勒姆大笑）**但是，嗯，你认为当你每次逃跑或失踪时，我来找你是想给你什么信息？**

卡勒姆：（思考）……我想，你知道，不管我有多坏，对吧？你只是想让我知道，我值得你坚持。

访谈者：（第四步。修改故事——鼓励反思。还有第五步：为访谈的互动过程命名）**嗯。所以，如果我足够顽强地坚持为你做这些，你觉得这对于你能给珍妮和孩子提供些什么有帮助吗？**

卡勒姆：（深思熟虑）……是的……是的，你知道，也许，是的。嗯，我想，对，我可以坚持……与珍妮和宝宝在一起，你知道。这样，即使我有时候需要一些额外的援助，你知道，我仍然可以在他们身边。仍然坚持下去。你知道，就像，如果有人，比如，如果我摔倒了，有人会在那里接住我。你明白我的意思吗？你知道，因为我，我，我只是不想，你知道，就像我……在我得到珍贵的东西的那一刻，比如，珍妮和孩子。我不想把事情搞砸，你明白我的意思吗？

访谈者：好的，是的。我想你是对的。你知道，因为年轻的父母，像你一样，他们，他们经历过你所经历的事情，你知道，他们，他们确实需要后援。你知道，也许这就是我们可以讨论的下一件事——我们如何为你和珍妮提供需要的支持。

卡勒姆：是的，是的，是的。（**访谈者：嗯。**）这让我感到安全，伙计，这是安全的。

访谈者：很好。

卡勒姆的第二次访谈——评论

在这段话中，我们首先看到卡勒姆比较了父母的养育方法。他能够做出区分，并举例说明他对自己的父母持有两种截然不同的看法。同样值得注意的是，当卡勒姆想到他的父亲时，他放慢了语速。

这种缓慢的节奏使他有时间思考他从与父亲的关系中得到的一些好的经验，例如，关于"陪伴孩子"的经验，以及意识到自己行为的后果。因此，我们需要注意，当卡勒姆想到他的父亲，并且对访谈者感到安全时，他能够放慢速度，整理自己的想法，进行一些真正的反思。他不仅说话的速度放慢了，而且说出的句子和想法也更加完整和连贯。

访谈者主要关注的重点是培养卡勒姆的反思能力，换句话说，卡勒姆被鼓励使用他的工作记忆，并变得更加整合。当卡勒姆被问及他对自己做父亲的建议时，他表现出一定的反思能力。他给自己的建议是细致且可变的，例如，要"陪伴"你的孩子，同时也要给他们自由的空间，允许他们犯错。这展示出了他的成熟和思考能力；这不是机械的全或无的思维。在这段话的结尾，卡勒姆谈到他相信他和珍妮知道如何"以不同的方式养育孩子"，这是一个好的开始；下一步将是帮助他和珍妮对什么是"不同的"养育方式形成一个更清晰的认识，然后再去实践。

访谈者还鼓励卡勒姆表达他隐藏在嘲讽、喜欢说俏皮话的外表下的深层感受。例如，卡勒姆被鼓励表达他和珍妮争吵后的沮丧、恐惧和困惑的感受，以及这些感受如何导致他做出自杀的威胁。

在谈论他自己的感受时，他也能够看到他的威胁可能对珍妮产生的深远且令人不安的影响。这对卡勒姆来说是真正的进步，因为直到最近他还只愿意看到自己的观点。

还有一个时刻，在这个片段的最后，访谈者接过卡勒姆的邀请，探讨他们关系的性质。这是一个关键的时刻。在访谈者的一些提示下，卡勒姆可以看到让人们知道他们是重要的、有价值的，正如他所说的，他们是"值得他人坚持的"，这是多么重要。

访谈结束时，卡勒姆认识到，尽管他非常想成为一个好父亲，并过上良好的生活，但他将需要专业人士和机构的支持，让自己达成这个目标。这是一个积极的结局，预示着一个充满希望的前进方向。

下一步工作

在这次访谈中，你接下来会提什么问题？为什么？

你如何鼓励卡勒姆在他童年的生活故事和最近的事件之间建立进一步的连接？

你如何使用 LEARN 模型来帮助卡勒姆发展他对养育子女及与珍妮关系的想法？

你如何使用 LEARN 模型来帮助卡勒姆思考他与珍妮的关系模式，这种关系可能在重复什么，以及它会如何影响他们的孩子？

你能想到其他可以帮助卡勒姆的方法吗？例如，以外化的方式，如绘画、使用道具、时间线等。

你认为专业人员的连续性对卡勒姆来说有多重要？你如何使用 LEARN 模型来帮助卡勒姆思考他与专业人士的关系模式？

考虑一下，如果你想帮助卡勒姆的内心变得更强大、更有弹性，你会提哪些问题。回顾一下访谈内容，有哪些优势或潜在的优势被提及或暗示？

思考与练习：该案例对你的工作有哪些提示？

1. 卡勒姆是否让你想起了任何你目前的来访者？

2. 如果是，有哪些言语模式或话语标记是相似的？

3. 你的来访者还使用哪些话语标记（你可以参考话语标记表）？

4. 为了更全面地了解来访者的依恋策略，与来访者更深入地探讨哪些方面会有帮助？

5. 提哪些问题可能会有帮助（参考访谈指南）？

6. 你的来访者的依恋模式对来访者及其所关心／照顾的人有什么影响？

7. 你所识别的依恋模式对你的来访者处理人际关系的方式有什么启示，特别是当他们感受到任何威胁时的反应？

8. 还有谁与你的来访者有关，或者拥有关于你的当事人的信息，与之交谈会有帮助？

关于如何处理这些问题，请阅读第九章和"访谈指南"。

第八章

克里斯蒂和危险的"C"型策略

导读

这是克里斯蒂，她 26 岁。她正在接受一名社会工作者的访谈，这是养育评估的一部分。克里斯蒂有两个女儿，分别为 6 岁和 4 岁，目前又怀孕 3 个月。克里斯蒂长期以来的担忧在最近一次暴力冲突后达到了顶峰，这次冲突的诱因是她的男朋友克雷格嘲笑她并威胁要离开她。由于冲突事件的发生，他们两人都需要在当地医院的急诊部门接受治疗。由于这一事件是在一些机构长期持续关注的情况下发生的，因此这些机构决定将孩子们带走，并对情况进行全面评估。克里斯蒂的孩子们一起被安置在养父母那里。

克里斯蒂在当地的健康访视、儿童中心和家庭支持服务中非常有名。在儿童时期，她和家人曾经受到过儿童与青少年心理健康服务（child and adolescent mental health services，CAMHS）及教育心理和教育福利服务的关注。克里斯蒂的一生中有过许多次危机，引起了专业人士对她的关注。在生下第一个孩子后，克里斯蒂得到了儿童中心和健康访视持续提供的高强度支持。尽管这个时期机构一直关切着她，但最近在孩子面前发生的这起事件的严重性及克里斯蒂怀孕的事实促使社会服务机构正式介入。

克里斯蒂的背景

克里斯蒂的母亲琳达来自一个中产阶级家庭。在遇见克里斯蒂的父亲、一个严重的吸毒者后，琳达也开始吸毒。因此，琳达在成年后被她自己的母亲、克里斯蒂的外婆抛弃。

克里斯蒂4岁之前和父母一起生活，4岁时，她父母分开，她有时跟随父亲生活，有时跟随母亲生活。当克里斯蒂5岁时，她的母亲和一个叫弗兰克的男人在一起了，弗兰克有暴力倾向。他们在接下来7年里又有了3个孩子。尽管存在家庭暴力及频繁的分离，琳达和弗兰克的关系在接下来的10年里还是断断续续地维持着。

在此期间，琳达曾多次因身体疾病和精神疾病住院。但克里斯蒂当时年纪太小，无法理解这些疾病的确切性质。其中有一次，在弗兰克和琳达分居期间，克里斯蒂和弟弟妹妹在一个叫伊丽莎白的养母那里住了三个月。在克里斯蒂和弟弟妹妹回家后，伊丽莎白继续与她保持联系。事实上，克里斯蒂现在仍然偶尔与"丽兹阿姨"（即伊丽莎白）联系，并说"她要是我妈妈就好了"。

当克里斯蒂11岁、她母亲在医院里生下家里最小的孩子时，她被本应该在家照顾她和其他兄弟姐妹的弗兰克性侵。克里斯蒂在她的第一个孩子出生后曾向多方专业人士提及此事，包括一位健康访视人员。（警方已经录取了她关于那段虐待的口供，虽然没有人能够找到弗兰克，但逮捕令仍然有效。）

在青少年时期，克里斯蒂曾因与同学打架及对教师的愤怒和挑衅行为先后被两所学校开除。最后，她进入了一所为无法适应主流教育的学生开设的特殊学校。克里斯蒂费力通过了两类GCSE考试，但在16岁时离开了学校。

十七八岁时，克里斯蒂交过几个男朋友，并且曾经被她认识的男孩多次"约会强奸"。在此期间，她还有自残行为——划自己的手臂——并且她一直这么做。

克里斯蒂19岁时，她与21岁的达伦建立了关系。6个月后，她怀孕了。克里斯蒂和达伦在三年内有了两个孩子，但他们从未住在一起。他们的关系因达伦在酒吧打架被送进监狱而结束。克里斯蒂已经四年没有与他联系了。

克里斯蒂23岁时，她与同样23岁的克雷格建立了恋爱关系。他们是青少年时在邻居家认识的。建立关系几个月后，克雷格和克里斯蒂同居了。克雷格有重度毒品成瘾，也在当地小规模地售卖毒品。克里斯蒂开始偶尔吸食毒品，但她使用毒品更多是为了和克雷格生活在一起的刺激和生活方式。对她来说，这感觉就像雌雄大盗邦妮和克莱德式的冒险，克里斯蒂喜欢和警察玩猫捉老鼠的游戏。

克里斯蒂已经有好几年没有吸毒了，这是她为避免被捕和失去孩子而有意识地做出的选择。然而，她一直为她与克雷格不稳定的关系和他少数几次的犯罪／贩毒生活方式感到兴奋。克里斯蒂也一直担心克雷格会离开她，找另一个女朋友。

最近，克里斯蒂和克雷格总是争吵。这些争吵是由于克雷格一直在取笑和嘲讽克里斯蒂做饭不好和家里不整洁的状态而导致的。最终，克雷格再次威胁说要抛弃克里斯蒂和孩子，这很快演变成一场激烈的互相谩骂。邻居们听到了，克里斯蒂的女儿们也看到了，她们正蜷缩在楼梯上。在这场不断升级的争吵中，克里斯蒂一度朝着克雷格大喊大叫，而克雷格试图推开她走出厨房。在克雷格这样做时，克里斯蒂朝他扔了一把厨房椅子，划破了他的头。作为回应，克雷格猛烈地将她推倒在厨房桌子上，导致她的肋骨断了三根。

在与专业人士接触的整个过程中，克里斯蒂明确表示她爱她的孩子，并一直担心她们会被送去福利中心。在目前的评估中，克里斯蒂透露，她有时会对自己的暴力情绪感到害怕。

克里斯蒂不明白自己为什么会变成这样。她非常直接地描述了她过去令人震惊的遭遇，并表示有时无法相信经历了这些事情之后自己还活着。克里斯蒂表示，尽管寻求了帮助和支持，但没有一个专业人员能够帮助她。她将不惜一切代价地"把孩子们夺回来"。

虽然克里斯蒂偶尔会有顿悟，但她很容易陷入自己的模式：在"表达愤怒和拒绝愤怒爆发"与"为自己感到非常难过"间交替。她很容易与专业人员闹翻，转而去找另一个。专业人员经常觉得她在挑拨他们之间的关系，轮流地表扬一个人，然后批评其他人。因此，工作人员与克里斯蒂的沟通从来都不容易，他们经常感到疲惫。尽管如此，她生活中的危机模式仍然让专业人员保持参与，这不仅是出于对克里斯蒂的担忧，也是出于对她孩子的担忧。

克里斯蒂仅有的非专业支持来源是两位女性朋友和她最小的妹妹。她加入了当地的儿童中心。克里斯蒂说，除了她最小的妹妹，她不会让其他家人接近她的女儿。因为他们都如她所说，"疯了"。

克里斯蒂成长过程中的里程碑事件

克里斯蒂 2 岁半时

克里斯蒂 2 岁半时，她父母都在吸毒。克里斯蒂在尖叫，想把他们叫醒，她母亲仅仅能伸只手来安慰克里斯蒂。

克里斯蒂 2 岁半时的自我保护行为的功能是什么

父母双方都吸毒，克里斯蒂知道她不能预测他们什么时候是可接近的。有时，当母亲相对清醒时，她给予克里斯蒂基本照顾，她们偶尔会有一些美好时刻。其余时间里，当她母亲不在身边或处于药物昏迷状态时，克里斯蒂不得不学会放大自己的恐惧、愤怒和黏人，以获得回应。她也学会拒绝接受安抚或抚慰，使她的问题无法得到解决。这就要求母亲对她保持关注，通过这种方式，克里斯蒂就增加了母亲行为的可预见性。克里斯蒂经常被父母称为"厚脸皮""难缠"和"被宠坏了的女士"。

克里斯蒂 9 岁时

克里斯蒂现在 9 岁了，她和弟弟妹妹在养母伊丽莎白那里住了三个月。伊丽莎白对三个孩子表现出真正的关心和关注。克里斯蒂高兴地听着伊丽莎白给她读故事，并常常乞求"再讲一个"。伊丽莎白发现，她必须花大量的时间向克里斯蒂保证，她明天早上仍然会在那里。

克里斯蒂 9 岁时的自我保护行为的功能是什么

当克里斯蒂与伊丽莎白住在一起时，她能够放松自己，享受生活，她第一次成为一个爱玩的孩子。起初，克里斯蒂对伊丽莎白的关心和关注的反应是黏人和恐惧，需要伊丽莎白给予更多保证。最后，她意识到伊丽莎白说到做到、可预测且信守承诺。克里斯蒂有生以来第一次开怀地笑，畅快地玩并感到放松，而不必关注她的依恋对象是否在身边。

15 岁的克里斯蒂

15 岁时，克里斯蒂在全班同学面前对老师大喊大叫。她很兴奋，肾上腺素激增。她不确定自己会叫多久，但她知道无论老师如何回应，她都会占上风。她要么扮演受害者的角色，指责老师攻击或欺负她（"因为她对我有意见！"）；要么恐吓老师，使其屈服。随后，当面对校长时，克里斯蒂哭着说，她为自己的行为感到后悔，下次会表现得好些。这个模式持续着，因此，克里斯蒂先后被几所学校开除。

克里斯蒂 15 岁时的自我保护行为的功能是什么

当克里斯蒂因为上课迟到而被老师质疑时，她勃然大怒。她责怪老师，当她受到挑战时，她扮演着受害者的角色。短期的回报是每个人的注意力都完全集中在克里斯蒂身上。她会因为肾上腺素升高和权力感而感到兴奋，即使会有负面后果，如被学校开除。对克里斯蒂来说，夸大自己的愤怒、恐惧和对安抚的需求是获得成年人和同辈关注及与他们互动的方式。她在学步时期习得的策略仍在运作，主要在程序层面上而不是意识层面上。另一个复杂因素是克里斯蒂的策略包括在愤怒、恐惧和需要安抚之间快速转换。这使她周围的人感到困惑，因为他们无法弄清楚她真正想要什么。这种模式在她之后的生活中还会重复，许多专业人士都被克里斯蒂搞得困惑和疲惫不堪。

克里斯蒂的访谈

以下部分是根据录音整理的逐字稿。

克里斯蒂的访谈——简介

在下面的访谈中，26 岁的克里斯蒂正在接受一名社会工作者的访谈，这是养育评估的一部分，她 6 岁和 4 岁的两个女儿最近因克里斯蒂和她的男朋友之间发生的暴力事件被安置在寄养家庭中。

下面的片段取自克里斯蒂的第三次访谈。她的前两次访谈是关于建立工作联盟，并为克里斯蒂探索对自己的理解奠定基础——理解自己的生活、自己的行为模式，以及自己如何成为现在这样。作为这次探索的一部分，社会工作者帮助克里斯蒂描述她的家谱和重要生活事件。克里斯蒂明白在这个环节中，她将会被问及她早年与母亲的关系。她也同意与社会工作者讨论这个问题。

我们摘录了会谈的一部分。

访谈逐字稿——克里斯蒂的第一段访谈

访谈者：（第二步：探索故事）好的，克里斯蒂，我们将继续下一个问题。我希望你能用三个词或短语来描述你早年与母亲的关系。

克里斯蒂：是的，呃，是的。（安静地，看起来一副痛苦和受惊吓的样子）这真的很难。你说用词或短语是什么意思？

访谈者：（第二步：探索故事）那么，如果你回想一下，回想一下你小的时候，你能想到些什么……

　　克里斯蒂：（打断访谈者的话，变得活跃起来）嗯，她总是不在状态。我是说你想让我回想到多久远呢？她有那么多过错。你知道我的意思是什么吗？一方面，她是个瘾君子（海洛因成瘾者）。而这（下面说话时很愤怒）都是关于她和弗兰克的。"弗兰克，弗兰克这个，弗兰克那个，巴拉巴拉"，知道吗，这就像……（气急败坏的，轻笑）只是……完全没有时间陪伴我。事实上，我把自己养大的。如果你问我，我对我能活到今天感到惊讶，我经历了什么……地狱，这就是她让我经历的。（愤怒地）然后，她还好意思说我是个坏母亲！如果她在这里，你知道我会对她说什么吗？我会直接告诉她（愤怒，嘲弄）："你是我最不愿意求助的人！你连自己都控制不了！啊！对不起，你的问题是什么？"

　　访谈者：（第一步：倾听故事）好的。你提到她"总是不在状态"，而且"没有时间陪你"。我没有理解错吧？

　　克里斯蒂：是的。

　　访谈者：（第二步：探索故事）嗯，我想知道你能否想出第三个词或短语，这也许有帮助……

　　克里斯蒂：（打断访谈者）好吧，是的，嗯，哦，这就像，她就像，她就像，她是一个活得悲惨的例子，这是你想要的吗？她是活得悲惨的一个例子。在我整个童年期间，她一直在住院、出院。他们说她有创伤还是什么的，你知道，你们怎么称呼它来着？你知道的，好像是，创伤后应激？是吗？好吧，不管怎样，我也遭受了这个。你知道我的意思吗？

　　访谈者。好的，我已经在这里写下"她是一个活得悲惨的例子"。而且，嗯，我们可以稍后再来讨论这个问题。现在回过头来想一想你所说的第一个短语，你说她"总是不在状态"。

　　克里斯蒂：（弱弱地）是的。

　　访谈者：（第二步：探索故事）你能想起某个你母亲不在状态的具体时刻吗？

　　克里斯蒂：呃（叹气）我的意思是，呃，是的……好的，我想起这方面的一个例子，对，当弗兰克，她的男朋友弗兰克，（顺从地）嗯，他对我做了一些坏事，而她不在身边，她从不在我身边，从来没有，从来没有，从来没有。我现在想起这些来都觉得头疼，反正我已经和健康访视员谈了这个问题，也说了这个问题怎么影响了我和男朋友的关系。而且健康访视员也理解。还有然后是其他人，他们对我说，（嘲笑）"你不能一辈子责备你的母亲"。我应该相信谁？我是说，你可能认为我也像我母亲一样，对不对？我甚至知道（你们用的）那个词——这是一个循环？对吧，是这样吗？这是一个循环？我们在儿童中心做了这个，那时我给大家说过弗兰克和他令人毛骨悚然的手。儿童中心的玛丽安说，我的童年是她听说过的最糟糕的。而且，而且我有伤疤，可以证明这个。我是说……看看这个。（克里斯蒂慢慢地拉起羊毛衫的袖子，露出手臂内侧的疤痕。）你怎么看？

克里斯蒂的第一段访谈——评论，第一部分

到目前为止，你注意到克里斯蒂的说话方式吗，她如何组织自己的思维及如何调节自己的情绪？你从他和访谈者之间的互动中注意到什么吗？你可以在这里暂停，留出时间思考这些问题。你可能希望参考话语标记表或访谈指南。

克里斯蒂的第一段访谈——评论，第二部分

到目前为止，访谈中有许多"C"型策略的标记。例如，我们注意到，整个过程中，克里斯蒂在很大程度上站在她自己的角度，似乎很少能意识到其他人的观点，包括访谈者的观点。克里斯蒂在讲述她的故事时情绪也变得越来越激动，表现在她的音量越来越大，而当她谈到"弗兰克这个，弗兰克那个"时，她的语气也很强硬。当她重复用"从来没有，从来没有，从来没有"的短语时，以及当她想象她会对她母亲说什么时，几乎像她母亲就在房间里一样。克里斯蒂还嘲笑自己的母亲，当她说"你是我最不愿意求助的人"时，再一次，她表现得几乎像她母亲就在房间里。此外，克里斯蒂说话时倾向于使用流水帐似的句子结构。因为她很难组织自己的想法。

想想克里斯蒂和访谈者之间的关系，同样受到**程序性记忆**的影响，克里斯蒂首先问了一个关于访谈者的问题。过了一会儿，她一句话打断了访谈者。随着访谈的进行，她又问了访谈者几个问题，并谈到了她如何被其他工作人员批评。在最后一刻，她向访谈者展示了她的伤疤并问道："你怎么看？"这些例子共同构成了一种策略，让访谈者卷入一种"推拉式"关系。这非常像克里斯蒂与她母亲所经历的推拉式亲密关系。而且，这也是典型的"C"型策略。

从克里斯蒂对**图像／感官记忆**的使用来看，当她拉起袖子给访谈者看她的伤疤时，她创造了一个生动的图像——她把图像表演出来，或者说让图像生动化。她还回忆起和"弗兰克那双令人毛骨悚然的手"有关的强烈画面。虽然这个图像很可能与虐待有关，但克里斯蒂并没有为我们阐明这一点。这些图像提供了一个令人不安的关于虐待及其对克里斯蒂的情绪影响的物理表征，并且具有引起访谈者担忧的功能。

我们再来看看**语义记忆**，克里斯蒂很难想出描述她与母亲关系的词或短语。她最终

使用的三个短语都是对母亲的否定或贬低："总是不在状态""没有时间陪我"，以及是"一个活得悲惨的例子"。在"C"型策略中，依恋对象经常被这样否定。

关于**情景记忆**，克里斯蒂用弗兰克做坏事的片段来证明她的母亲"总是不在状态"这一描述，但弗兰克具体做了什么"坏事"并不明确。克里斯蒂告诉访谈者她被弗兰克虐待了，她的母亲没有保护她。然而，访谈者不得不把许多碎片拼凑起来，因为在这一点上，克里斯蒂还不能连贯地讲述自己被虐待的经历。

最后，关于克里斯蒂对其**工作记忆**的使用，在提到"创伤后应激"和"循环"等术语时，我们看到克里斯蒂从专业人士那里借用了一些短语——这些是其他专业人士给她的标签。通过使用"循环"和"创伤后应激"这样的术语，克里斯蒂试图使专业人士信服她正在学习并从课程中受益，同样，这也具有使专业人士保持兴趣，并为她努力工作的功能。

克里斯蒂的第二段访谈——简介

三次面谈后，我们再次加入评估过程。访谈者询问克里斯蒂与养父母生活的经历。访谈者邀请克里斯蒂反思她过去的经历，以及这些经历与她目前的情况有什么关联。在提了一些问题来帮助克里斯蒂**探索**和**改写**故事后，社会工作者意识到，克里斯蒂仍然很难组织自己的想法和讲述自己的故事。因此，接下来，访谈者调用克里斯蒂的力量，提了一些问题来帮助克里斯蒂**接触**并进入故事中被隐藏的部分。访谈者聚焦在"丽兹阿姨"这位养母身上，克里斯蒂和弟弟妹妹一起在她那里住了几个月。在访谈的这一刻，访谈者把"丽兹阿姨"作为潜在的资源。对克里斯蒂来说，丽兹阿姨是一个支持性的、调谐的依恋对象。访谈者希望，对"丽兹阿姨"的记忆能帮助克里斯蒂感到安全、包容，让她能够敞开心扉面对当时的真实感受、恐惧和想法。然后，为了消除克里斯蒂在面对访谈者和访谈内容时可能产生的恐惧或怀疑，访谈者**命名**了他们之间的**访谈过程**。随后，访谈者继续**修改**问题，鼓励克里斯蒂站在孩子的立场去反思，需要做些什么改变才能让孩子们获得安全。

访谈逐字稿——克里斯蒂，第二段访谈

访谈者：（第三步：通过寻找资源接触并进入故事的隐藏部分。）**克里斯蒂，我注意到早些时候，你提到丽兹阿姨，并说你希望她是你的母亲。嗯，你说当你 9 岁的时候，你和弟弟妹妹在她那里住了一段时间。**

克里斯蒂：是的。

访谈者：（第三步：通过寻找资源接触并进入故事的隐藏部分。）**所以我想知道，丽兹阿姨给了你什么，让你感到你所说的"内心感觉很好"。**

克里斯蒂：天啊，我从来没有真正想过……（叹气）它就是不一样。（克里斯蒂停顿并环顾房间，她看到书架上的一些书。）……哦，我记得……书……她，她总是读给我听，在弟弟妹妹睡着后，只读给我听。（她在回忆时笑了笑。）……我的灯会一直亮着，丽兹阿姨会坐在床边的椅子上，她会俯身读书，让我翻页。我会说："先别翻！现在翻！"你知道我的意思吗？我总是充满了疑问。有一个故事,（叹气）一个关于孩子迷路的故事。（她咬自己的手指甲）我当时，我当时真的被吓坏了，但丽兹只是坐在那里握着我的手，她说，她说，"有时候害怕也是可以的。"她是我唯一信任的人。

访谈者：那么，让我们来想想这个关于信任的议题。听起来你能够向丽兹阿姨表达你的真实感受。我知道，有时候你觉得无法与一些和你交谈的专业人士分享这些。

克里斯蒂：确实。（微笑和笑声）

访谈者：（第五步：命名这个过程——此时此刻）**有时你甚至和他们发生争执，我知道你说过，那时你觉得不能信任他们，他们不像丽兹阿姨那么好。我想知道在我们一起做这个评估的时候，你觉得你对我有多少信任？**

克里斯蒂：（叹气）我不知道，你知道的。信任对我来说是件大事。有时争执似乎是唯一的办法。但看看我现在的处境。那些事我都知道，但有时我只是，我只是无法控制自己。（恼怒地）我还担心我会把这些传给下一代，就像我母亲传给我一样，把这些传给我的孩子们。（恳求）那么，你认为我还有救吗？

访谈者：（第四步：修改故事，通过促进/发展对多个视角的反思，尤其是女儿们的视角）**我知道你很担心这会对你的孩子造成影响。所以让我们想想会有什么影响。你觉得你的孩子看到你和克雷格打起来会对她们有什么影响？**

克里斯蒂：（抱怨）不是一直都这样的。这不是他们看到的一切。那，那是，克雷格大部分时间对我很好。而且我，我不会，你知道，我不会无缘无故地大发雷霆。

访谈者：（第四步：修改故事，同上）**是的，但是你对为什么会担心你和你的孩子这点是**

怎么理解的？

　　克里斯蒂：嗯，都是因为我和克雷格的争吵，是的。可能还有我对健康访视员说的可怕的事情，还有，我一直和那些人闹翻……有时我只是觉得他们解决不了我的问题。

　　访谈者：（第四步：修改故事，通过促使人们反思过去与现在的关联）听起来你真的很担心可能会重复你和你母亲关系中的一些模式，在你与克雷格的关系中，也许更重要的是在你与孩子的关系中。因此，如果你回想一下，在你母亲不断地与不同的男人建立关系、结束关系时，作为一个孩子，你的感觉是怎样的……

　　克里斯蒂：（深思熟虑地）看看这些（慢慢拉起毛衫并展示疤痕）是的。看看它们吧。这给我的孩子们传递出什么样的信息？我只想给他们一些比我拥有的更好的东西。那是他们至少应该得到的。但是现在，我，你知道吗，现在我觉得我离它十万八千里。（哭）说真的，我所担心的是我将会，我将会和像你这样的人发生争执，而且……而且我将迫使我的孩子离开我。

　　访谈者：（第四步：通过提供一个反思性的总结来修改故事，同时也为克里斯蒂提供朝着积极的未来做出选择的机会）我能看到这对你来说真的很艰难，克里斯蒂，一定是需要很大的勇气才能如此坦诚地说出这一切，说出它们是如何影响你的孩子的。你知道吗，在我看来，这对你来说是一个真正的人生岔路口。你要么重复那些你熟悉的模式，在接下来的人生中继续和你的孩子们争吵；要么你可以选择一条与母亲所走的不同的道路，并成为你认为你的孩子真正值得拥有的父母。

　　克里斯蒂：……我知道你是对的。但我能做到吗？这很难。这真的很难。

克里斯蒂的第二段访谈——评论

　　当克里斯蒂谈到她的养母"丽兹阿姨"，她童年时所信任的、能为她提供安抚且至今仍保持联系、鼓励她的人，她变得平静而节制，这使她能够讲述并重新体验一个真正调谐和亲密无间的时刻——睡前故事时间，然后分享她对这个故事真实体验到的恐惧，以及她从丽兹阿姨那里得到安抚的快乐。克里斯蒂冗长含糊的说话方式已经消失了，她不再与访谈者陷入"推拉模式"，她终于在反思自己的真实感受了。因此，我们看到在之前的访谈中，在克里斯蒂夸张的感受之下，她真实的感受是恐惧。对克里斯蒂来说，反思这些真实的感受是一种进步。她也已经能够回忆起一个特定时间和地点的情景。比较她第一次和第二次是如何使用手臂上的伤疤可能有帮助：第一次是为了震惊和引起访谈者的关注，而第二次是作为考虑她的自残对孩子的影响的线索。换句话说，克里斯蒂开始真正考虑其他人的视角——在这个例子中，就是孩子的视角。

下一步工作

你接下来会向克里斯蒂提什么问题？什么能帮助她内心变得更强大、更坚韧？

你如何使用 LEARN 模型来帮助克里斯蒂处理她在童年时遭受的虐待？把需要留在过去的部分留在过去，需要用来保护自己和孩子的部分带到未来？

你如何使用 LEARN 模型来鼓励克里斯蒂思考她的养育方式、她的行为对她孩子的影响，以及为了让她的孩子有更好的发展，可能需要改变什么？

你如何使用 LEARN 模型来帮助克里斯蒂思考她与克雷格的关系？它可能在重复哪些模式，以及这些模式如何影响她的孩子？

考虑到克里斯蒂很难按照时间、地点、顺序等来组织她的思考，还有什么其他方法可以帮助她建立一个关于她生活的更连贯的故事，或者了解她的行为对她的孩子的影响？例如，运用绘画、时间线等外化技术，使用道具。

你如何使用 LEARN 模型来帮助克里斯蒂思考她与专业人员的关系模式，以及她如何发展一种与他们更合作的工作方式？例如，你可能已经注意到，在这里介绍的克里斯蒂的第二段访谈中，访谈者将注意力集中在信任问题上，并邀请克里斯蒂思考这可能会如何影响他们的工作关系。这种对 "此时此地" 的直接关注鼓励了克里斯蒂第一次真正地反思，因为她思考了她的反应模式对自己和孩子的影响。通过使用 LEARN 模型的所有步骤，包括对过程的命名，社会工作者帮助克里斯蒂从一个 "对手" 转变为一个 "来访者"，即一个知道自己有所收获，并积极参与这个过程的人。

你认为让与克里斯蒂工作的专业人员保持连续性对她来说有多重要？

思考与练习：该案例对你的工作有哪些提示

1. 克里斯蒂是否让你想起了你目前的任何来访者？

2. 如果是，他们之间有哪些言语模式或话语标记是相似的？

3. 你还注意到你的来访者有哪些言语模式 / 话语标记（你可以参考话语标记表或访谈指南）？

4. 在哪些方面与你的来访者进行更深入的探讨会有助于更全面地了解他们的依恋策略？

5. 提哪些问题可能会有帮助（你可以参考访谈指南）？

6. 你的来访者的依恋模式对来访者及其所关心的人有什么影响？

7. 你所识别的依恋模式对你的来访者处理人际关系的方式有什么启示，特别是当他们感受到任何威胁时的反应？

8. 还有谁与你的来访者有关，或者拥有关于你的来访者的信息，与之交谈会有帮助？

9. 关于你自己对这位来访者的反应，你注意到了些什么？例如，你是否发现自己以某种形式镜映了他们的模式？如果是，这可能是关于什么的？你的来访者的故事或沟通方式是否给你敲响了警钟，或者触动了你的"敏感按钮"？你会怎样处理这个问题？

第三部分
整合基于依恋的实践
——实践的工具和练习

导读

本书的第三部分包含两章，均着重于将基于依恋的方法应用于实践。

第九章首先概述了与来访者进行评估和治疗之前需考虑的要点。本章还提供了如何根据来访者的优势、需求、兴趣和学习的类型有针对性地调整方法的系列建议。这些预备知识为理解本章的主要内容奠定了基础。本章描述了 10 种实践练习、活动，以及用于评估和干预的工具。

第十章是基于依恋的督导，由托尼·莫里森及其长期合作的独立社会关怀培训者布里奇特·罗思韦尔共同撰写。本章重点关注依恋理论如何指导督导过程并支持从业者以基于依恋理论的方式工作。本章还包含几段简短的访谈（见根据录音剪辑转录的逐字稿），它们展示了调谐和非调谐的督导。这些访谈旨在促使读者反思自己的督导风格。本章还包含一些访谈者针对"亚当"和"克里斯蒂"的不良访谈的简短摘录。这些摘录是用来说明使用基于依恋的原则来交流的重要性，以及当访谈者与来访者"陷入""A"型策略或"C"型策略时，可能会产生什么问题。

实践的工具和练习

"如果你是来帮我的，那你是在浪费你的时间，但如果你来是因为你的自我解放与我的自我解放紧密相连，那就让我们一起努力吧。"

—— 一名澳大利亚土著女士

本章会帮助你理解以下内容：

- 和来访者开展基于依恋的治疗之前需要考虑的重要问题和要点；

- 反应性实践与有目的的折中主义原则，以及如何将这些原则应用于使用"A"型策略和 / 或"C"型策略的来访者；

- 基于依恋的视角，所有的有效治疗应包含的五个关键要素；

- 在评估或治疗中可使用的 10 个基于依恋的练习和实践活动。

导读

本章重点介绍评估和治疗，并描述了与来访者一起使用的协作任务和体验活动。我们选出了被认为是"十佳"的实践练习。这些练习聚焦于与依恋相关的主题，只要将背景、评估、工作关系、来访者的动机和从业者的技能适当结合，便可以灵活地应用于任何成年人。

必要的准备、背景和注意事项

以下是评估或干预之前需要考虑的问题和要点。

需要考虑的问题

- **背景**：我与此来访者或服务对象合作的背景是什么？我为什么要收集这些信息或对来访者开展这种干预或治疗？他们知道会谈的目的和宗旨是什么吗？他们的理解与我的理解相比是怎样的？是什么促使来访者参加这些访谈？我和来访者之间的权力关系是什么，即我是否处于对来访者有权力的或权威的位置？这将如何影响他们进行深度自我反思的意愿和能力？

- **工作关系**：我与该来访者有什么样的工作关系？他们觉得与我一起工作有多安全？他们是否感到足够安全，从而允许自己在我面前表现出他们的脆弱？我是否可以站在他们的立场，考虑如果我被要求进行这些活动，我将如何反应？

- **自我觉察**：我对自己在压力之下的应对策略、情绪的"触发点""敏感点""禁区"有多少了解？为了更好地整合并了解我让来访者做的这些练习和活动，我是否自己亲身尝试过它们？我对自己的专业水平有多了解？我的知识、技能或培训还有哪些不足？我在多大程度上愿意接受来访者、同事和督导师的反馈和批评？

- **支持 / 督导**：哪些组织或机构的要求可能会影响我与来访者开展这项工作的能力？例如，我的机构是否会支持这项工作吗——给予我足够的时间从事这项工作并提供足够的督导？

- **报告**：在与来访者的会谈结束时，我要完成哪些报告？这对保密问题有什么影响？我将如何与来访者协商这些因素，以便在我们工作的环境下，无论哪种程度的个人暴露都会让他们感到安全？组织或机构的期望和背景（如刑事司法、社会工作、精神健康等）对来访者的知情同意有什么影响？来访者是否即将出庭？是否正在接受定期的社会工作调查？

- **评估**：我对来访者有多了解？我花了多少时间进行评估，尤其是对来访者的生活史进行评估，并考虑他们面对危险的经历和性经历，以及任何可能未解决的丧失或创伤？我对来访者的优势、劣势、外部压力和支持系统有多了解？我的评估是否考虑了我的来访者可能对自己的问题没有一个清晰的概念，因为在程序性记忆（即前意识）的层面上，他们的头脑让他们回避了最痛苦和最困难的话题？因此，我将如何避免错过来访者最需要的东西？我是否对来访者的困难及它们如何随着时间的推移而发展形成了可靠的概念化（Ryle and Kerr, 2002; Beck, 1995）？我形成的概念化是否考虑了来访者症状的功能 / 意义，而不仅仅是关注症状（Crittenden, 2008）？当我与来访者进行这些活动时，我将如何考虑这种理解？（请注意，本章中的某些练习也可以作为评估过程的一部分。但至关重要的一点是，在你自己的头脑中及在你与来访者的工作中，你必须清楚你是在进行评估还是在进行治疗 / 干预。）

- **合作与透明——没有隐藏的议程**：我如何使我的来访者参与积极的合作，让他们在过程中和我"共同驾驶"，而不是被我领导（Beck, 1995）？例如，来访者怎么能参与选择我们将共同进行的练习和技术，以及使用这些技术的顺序？（这说明了透明性的原则，即我们对来访者提供的程序和技术都尽可能透明。）当来访者明显需要额外帮助或不愿合作时，我要怎么做？

- **苏格拉底法**：我对与来访者使用苏格拉底法的重要性有多清楚（例如，以"天真的询问者"姿态进行合作式询问，使来访者处于自己生活中"专家"的位置）？我提的问题是否始终是合作性的、开放式的、非主导性的？我将如何检查以确保我的提问是开放式的、非主导性的，能够让来访者在他们的最近发展区内参与进来？通过录像、录音，还是同事／来访者反馈？

- **投入深度**：我有多愿意深度投入与这个来访者的工作？如果要深度投入，成为来访者的过渡性依恋对象，那我有多了解自己扮演的角色？因此，我将如何与来访者进行连续的、调谐的工作？如果他们允许自己在工作过程中变得脆弱，那意味着我将在那里，"在他们跌倒时接住他们"。我是否愿意并准备好做这件事，为此是否得到支持？

需要考虑的要点

- **有目的的折中主义**：本章的练习和活动应遵循"有目的的折中主义"的原则进行。也就是说，在选择技术和练习的过程中，要考虑什么对来访者有效，以及他们的需求是什么。一旦选择和使用某些练习和技术，要不断接受来访者的反馈，以使该过程是动态的和合作的——而不是来访者被强加的或被动接受的（Crittenden，2008）。

- **基于依恋的方法提供的是一种取向，而非一套技术**：虽然本章及整本书都提供了一系列实用工具，但基于依恋的方法并不是一套技术或疗法。相反，该方法旨在提供一种理解、思考、帮助来访者及与来访者互动的取向。因此，它不能简化为一套技术，甚至是一种疗法。它是一种可以用来补充任何疗法的取向。

- **准备**：从业者运用本章中的练习时需要提前做好准备，了解其潜在的影响和结果。这些练习聚焦于情绪、危险、性和重要的人际关系，并有可能引发强烈的情绪和回忆。访谈者应意识到可能给来访者带来的好处和弊端。（例如，如果某些来访者自己已经做出了改变，但家庭成员还没有改变，那当他们回到家中时，遭受伤害的风险更大。）我们强烈建议从业者在与来访者一起使用这些练习之前自己先尝试过。这将帮助你理解和向来访者解释这些练习，也将使你对这些练习的本质及其涉及的议题更加敏感。

- **持续的支持和切合实际的自我评估**：从业者与来访者开展此类工作时需要良好的督导。在使用这些练习时，从业者对自己的技能水平、受训程度和经验保持客观也同等重要。协同工作和指导的机会也将支持和提升良好的工作实践，如与家庭工作。同样，不同的协作者可能会给予不同的家庭成员被容纳的感觉，因此在可能的情况下，协作工作当然是值得考虑的。

- **危险**：在访谈中意识到来访者在何时及在哪些点上可能会感到危险闯入是非常重要的。这可能是内隐的或外显性的危险。例如，一种形式的危险是来访者意识到向你进行某些类型的暴露会导致被制裁或遭受惩罚。这将使他们保持警惕，在这种情况下，从业者应该诚实地对待自己对来访者的期望。来访者可能会意识到的另一种危险是回忆未解决的生活事件、人际关系、创伤和丧失。这类主题要求访谈者具有敏感性、调谐性和明确的界限，并就讨论这些主题的目的与来访者达成共识。

- **团体和家庭**：这些练习主要是针对一对一工作的。它们也适用于二元关系（如伴侣、父母与孩子等）、家庭或小组工作。如果你在一对—工作之外的情境中使用这些练习和技术，因受限于篇幅，我们无法描述所有可能的影响和应该进行的调整。但是，从依恋的视角来看，当在二元关系或家庭工作中使用这些技术时，重要的是意识到需要确保所有参与其中的人感到安全，并考虑这种方式会带来哪些可能的结果（Gerstein，2002；Erdman and Caffery，2003）。尽管如此，在二元关系和家庭工作中使用这些技术有很多好处，主要包括以下几点。

◇让家庭成员反思和修改他们的个人故事和家庭故事可能产生巨大的治疗效益。

◇使用这些练习的过程将为家庭成员间或从业者与来访者之间的人际关系和调谐的情感交流提供活现的机会，这种活现本身对他们自身及他们之间的关系都具有修复功能，并可以促进整合。这样的时刻可以帮助他们"重写剧本"，并改变家庭成员对自己和彼此的期待。

◇该过程可以产生自发的见诸行动，这些行动可为家庭关系提供独特的见解，并有机会邀请家庭成员反思这些时刻，以及他们对变化的容纳度和适应能力。因此，此类活动可以成为持续评估的一部分。

所有心理治疗的共同目标和考虑因素

本章中的练习与几乎所有的心理疗法一样都有一个共同的目标。从本质上讲，所有形式的治疗都是为了帮助人们更充分地理解自己的内心世界，并对他们的生活、症状和未来希望赋予意义（Wilber，2000）。

除此之外，值得强调的是，从基于依恋的角度来看，心理治疗应优先考虑以下五个要素（Landini，2010）。

1. **评估**——全面评估，对来访者的心理问题形成综合的功能性概念化。评估应注意症状、情景或出现的模式，最重要的是，这些症状的意义／功能。换句话说，评估的结果应该对来访者的问题形成概念化，这种概念化应超越症状本身，而着眼于症状在来访者的个人史及生物－心理－社会层面的潜在功能。当这种策略第一次被使用时，它的功能是什么？现在的功能又是什么？

2. **过去的危险**——评估应包括了解来访者生命历程中关于危险和被安抚的体验和记忆，包括未解决的创伤和丧失。

3. **当前的危险**——从业者应考虑来访者当下对危险和被安抚的体验和感知（包括会谈中的当下）。

4. **关系和性**——评估和干预应该探寻来访者是如何在关系中，特别是亲密关系（包括性关系）中发挥功能的。与此相关的是，来访者如何与你进行交往。

5. **信息处理**——评估和干预应关注来访者的大脑如何处理信息，尤其是会影响安全、危险、关系和性的信息。他们如何平衡认知（想法）和情感（感受）？作为其自我保护策略的一部分，来访者是否通过以下任何方式来转化信息（based on Crittenden，2008，pp90-92）？

- 信息**错误**。他们在处理信息过程中出错了吗（例如，责怪不该责备的人，产生与情境不符的感受，弄错因果关系）？来访者对这些错误有多少觉察？

- 信息**遗漏**。他们会忽略自己或他人的想法、感受、行为或意图吗？来访者对这些遗漏的信息有多少觉察？

- 信息**扭曲**。他们会扭曲信息吗（例如，最小化或夸大感受或责任，或者偏向一种情感而不是另一种）？来访者对这些扭曲的信息有多少觉察？

- 信息**篡改**。他们的想法是否以虚假信息为基础（例如，他们是否篡改了有关事件、情绪、他们的行为或意图的信息，并将这些信息视为真实的）？他们在欺骗自己和／或你吗？关于对自己的欺骗和／或对你的欺骗，来访者有多少觉察？

考虑到这五个核心原则的重要性，本章中的 10 个练习是根据它们与这些原则的兼容性来选择的。

对每个来访者或服务对象做出回应：找到"合适的鞋子"

本章中的练习在选择或设计时都考虑了其灵活性和适应性，这是有效干预的基石。这种适应性将使练习能够根据任何来访者或服务对象的需求和学习方式使用。材料的改编应考虑来访者的文化、种族、性别、年龄、社会背景、性取向、残疾与否和生活经历（Gerstein，2002）。练习可以通过以下不同形式进行，并且鼓励你与来访者合作以找到适合他们的方法。

活动的变化形式

- **体验式的** / 身体的 / "基于游戏"的形式，例如，玩涉及信任的游戏，然后谈论生活中的信任问题。

- **投射法，** 如使用物品和 / 或面具来代表人物、地点、概念、故事等。

- **演练法，** 如使用技能训练 / 演练一个角色、一项技能、一种技术或一个情境（可以基于已经发生的实际情境或想象的未来情境）。技能训练随时都可以使用，只要它能满足学习需求。完成技能训练有时可以非常简单。例如，如果某项技能非常简单明了，则 5~10 分钟的训练就足够了。技能训练可以在以后的会谈中重复，以强化学习。更复杂的技能需要更长时间的练习，并且需要更多的重复，如果这是会谈的一部分，那么需要提前计划。

- **具体化，** 换句话说，使抽象概念变得有形或"具体"。例如，来访者在两个相互竞争的冲动之间左右为难。让他们坐在一把椅子上，从其中一种冲动的角度说话，然后坐在另一把椅子上，从竞争的冲动的角度说话。

- **创造的 / 假想的** 故事 / 戏剧 / 不同的视角，包括爱德华·德·博诺（Edward de Bono）的"六顶思考帽"的概念（从多个角度观察某个情景的理念）。创建假想的角色以供思考。一种有用的形式是建立积极的榜样形象，并在整个课程中一直将此人用作参考。这方面的一个例子是来访者花了大量心血创造了一个他称为"健康先生"的角色。这个角色经常被提及，并且来访者发现参考"健康先生在这种情况下可能会怎么做"很有用。当然，这些想法是来访者自己的。"健康先生"为来访者提供了必要的距离来考虑困难和令人痛苦的话题。

- **社会剧**是一个集体过程，该过程可以帮助人们演绎影响他们的社会问题和困境，以此作为探索影响和测试解决方案的一种方式。它是一种活动的方法，可探索塑造个人和集体的社会力量和系统（Browne，2011）。例如，一群有精神健康问题的成年人和 / 或一群精神卫生专业人员可以参加社会剧，从假想的患者、家庭成员、治疗人员、社会工作者和其他人的角度发言，来探索他们共同面临的问题。在此过程中，每位参与者都有机会从许多不同的角度发言。在随后的讨论中，人们被鼓励说出他们是如何与社会剧中提出的问题联系起来的，以及他们想从这个社会剧中学到什么。（Weiner et al.，2011）。

- **心理剧**可以帮助来访者（设置可以是团体或个体）演绎和探索他们在过去、现在或未来生活中的情况。演绎的场景可能基于一个人生活中的特定事件、他们当前或过去的关系、未完成的事务、期望的角色或内在的思想和冲突。心理剧通常会从当前的问题或困难开始，并追溯到早期的生活状况。例如，帮助来访者探索与伴侣的一次痛苦的分手，并在表演中通过行动展示在这段关系中他们内部和人际关系中发生了什么，看它们是否构成策略的一部分。如果是，该策略发挥了什么自我保护功能，是在何种情况下开始的？帮助来访者重现形成自我保护策略的场景或环境（通常在儿童或青少年时期），并探索新的回应方式。在这里，来访者（在心理剧中被称为"主角"）可能有机会体验当时所缺失但需要的东西。这通常是一个非常情绪化的场景，被阻隔的情绪释放出来，来访者体验到一个修复的场景。例如，他们的依恋对象以调谐的方式回应来访者的悲伤、恐惧、愤怒或被安抚的需要。随后，来访者被鼓励将他们的体验带回当下，并在当前的关系中测试新的应对方法，从而整合新的体验并将其付诸实践（Baim et al., 2007; Blatner, 2000; Moreno and Moreno, 1975）。

注意： 休·詹宁斯（Sue Jennings, 2011）的图书是一个基于依恋关系体验式学习的有用资源。克拉克·拜姆（Clark Baim et al., 2002）的资料包含了超过一百种能适用不同情况的体验式练习。

阅读、写作和交谈的方法

- **阅读**，如推荐阅读资源（这对某些来访者是有用 / 实用的）。
- **写作**，包括创意写作（可以通过录音完成）、反思日记、工作表、自传写作、诗歌和其他形式。在某些情况下，可以鼓励来访者写信给各种人，如调解员、家庭成员或生活中重要的人。这些信件不是要寄出去的，而是要在来访者与从业者的会谈中一起阅读的。
- **绘画 / 艺术表达**，包括代表人物和情景的简笔画。
- **谈话**，如在会谈期间和会谈之外（这可能包括与其他同事、家人、朋友等的对话）。
- **图像**，可以使用各种与主题和话题相关的观点创建简单的画板。这些可用作讨论和技能练习的提示。来访者甚至可以创造自己的画板，涵盖他们认为相关的任何主题。这可能包括思想、感受、行为、态度、地点、人物、想法等。

关于所有上述内容

- **应用**：将所学内容应用到自己的生活中。例如，"我能怎样使用今天学到的内容呢？"
- **时间和重复**：有的来访者可能需要更多时间和更多次重复来学习，以达到长期的稳定效果。

为"A"型策略和"C"型策略来访者做目的性改编

本章中的 10 个练习都可以与第三章中概述的 LEARN 模型加以整合，并在第四章至第八章中进行了操作说明。它们也可以被灵活地以任意顺序使用——尽管我们建议你从以优势为基础的练习入手。我们将其视为以五个关键问题为中心形成的 10 个半结构化练习。

1. 我 / 我们如何成为现在的样子？

2. 在我和他人的眼中，关于我 / 我们的故事是怎样的？

3. 这些故事如何帮助或阻碍我 / 我们？

4. 我 / 我们希望事情是怎样的？

5. 我 / 我们如何能达到自身期望的样子？谁可以帮助我 / 我们？

尽管这五个关键问题是本章所有练习的基础，但从业者仍需要辨别来访者是倾向于"A"型策略还是"C"型策略，或者同时使用两种策略中的一些部分，并依此调整自己的方法（要认识到你必须不断重新评估对来访者策略的判断；策略可能会发生变化，并且你与来访者的关系可能会随时间的推移而发展，从而引发不同的策略）。

我们在此提供与使用"A"型策略和"C"型策略的来访者一起工作时需考虑的一般原则（某些原则同时适用于"A"型策略和"C"型策略，即它适用于每个人）。

与使用"A"型策略来访者工作的启示

来访者的立场

- 使用"A"型策略来访者的底层核心困境是对情感亲密的恐惧与对被孤立的恐惧。

- 与对事情的感受相比，他们更关心发生了什么。

- 他们的核心观点："我的想法将确保我的安全并帮助我生存。"

- 总体策略的外部表现：抑制负面情感。

工作者的态度

- 治疗的核心挑战：倾听并与积极、中立或疏远的外表之下那个恐惧（渴望被安抚和保护）、悲伤或愤怒的人工作。

- 建立信任以克服怀疑。

- 注意不要试图找到快速解决的方法，做好"长期努力"的准备。

- 尊重来访者的故事，同时引出包含痛苦或困难情绪的更加平衡的故事。

可能有帮助的方法

- 鼓励用第一人称"我"进行陈述。

- 不要"攻击"理想化的依恋对象——这通常会导致来访者为他们辩护。

- 允许来访者展示出他们"隐秘的"情绪和冲动，而不必担心遭到报复。

- 剖析来访者的假设、错误、遗漏、扭曲和自我欺骗（与想法和感受有关）。

- 帮助来访者表达真实的情绪，如恐惧、愤怒、悲伤或被安抚的需要。

- 帮助来访者使用活动或投射的方法（如物品、绘画）来外化羞耻、内疚和懊悔之类的问题。"A"型策略通常会包含羞耻感，如果来访者能够把羞耻感"置于"自身之外，或许还能把羞耻感"还给"它的主人，这可能会对来访者有所帮助。

- 鼓励来访者表达对自我的慈悲心。

- 帮助来访者准确地分配自己在过去和现在的事件中应承担的责任。

- 帮助来访者发展亲密关系技能，尤其是寻求照顾或安抚及表达感受的技能。

- 帮助来访者发展心智化、自我反思和情绪的自我觉察技能。

- 教授解决问题的技巧（请参阅练习10）。

- 帮助来访者发展互惠关系的技能（目标导向的伙伴关系）。

- 帮助来访者发掘优势并建立自尊。

- 帮助来访者从自己的角度而非父母的角度进行自我评估。

与使用"C"型策略来访者工作的启示

来访者的立场

- 使用"C"型策略来访者的底层核心困境是对被抛弃的恐惧与对失去自主权的恐惧。

- 与关注发生了什么相比，他们更关心自己的感受如何。

- 核心观点："我的感受将确保我的安全并帮助我生存。"

- 总体策略的外部表现：夸大真实感到的恐惧或悲伤的表达，并与愤怒的表达交替出现（伴随着一种表现形式不同程度地占据主导），以使另一个人（如他们的依恋对象）参与一个持续的、无法解决的、永久的斗争。

从业者的态度

- 治疗的核心挑战：当外在表现是恐惧和对安抚的渴望时，倾听并解决深层的愤怒。当外在表现是愤怒时，倾听并解决深层的恐惧、脆弱和对安抚的渴望。在这两种情况下，从业者都需要帮助个体组织他们对人和人际关系的思考，以及当他们在人际关系中感到压力或受到威胁时是如何思考和行动的。

- 建立信任以克服怀疑。

- 注意不要试图找到快速解决的方法。

- 尊重来访者的故事，同时帮助来访者从不受控制的情感和无结构的叙述中获得更连贯的故事。帮助来访者在真实认知和情感之间取得平衡。

- 避免认同那些把依恋对象描述为"全好"或"全坏"的故事，这将强化"C"型策略。

可能有帮助的方法

- 明确工作设置和边界。

- 剖析来访者的假设、错误、遗漏、扭曲和自我欺骗（即与想法和感受有关）。

- 帮助来访者区分自己的感受与他人的感受。

- 帮助来访者找出例外。例如，他们的依恋对象表现不同的时刻。

- 帮助来访者在他们的感受和所描述的事件之间建立准确的联系。

- 帮助来访者准确地分配自己在过去和现在的事件中应承担的责任。

- 帮助来访者发展亲密关系技能，特别是寻求照顾或安抚及谈论感受的技能。

- 帮助来访者发展心智化、自我反思和情绪的自我调节技能。

- 鼓励来访者表达对自我的同情心。

- 帮助来访者发展解决问题的能力（请参阅练习10）。

- 帮助来访者进行准确的换位思考和从他人的视角看待问题以平衡不

同观点的能力。

- 帮助来访者使用投射和活动的方法来"具体化"抽象概念（如通过使用物品、图画、角色扮演）。通过能够"看到"这些问题并将它们具象化到现实的空间中，来访者可以更好地组织他们的思维，并使那些混乱的想法和感受变得有秩序。
- 帮助来访者发展互惠关系的技能（目标导向的伙伴关系）。
- 帮助来访者发掘优势并建立自尊。

练习

本节介绍了 10 种实践练习、活动和评估与干预工具。这些练习聚焦于与依恋相关的主题，只要适当地结合环境、评估、关系、服务对象的动机和从业者的技能，可以灵活地应用于任何成年人。在使用这些练习和活动之前，强烈建议你熟悉本章前面的指导要点和注意事项。

练习1　我的优势

简介

这个练习聚焦于来访者在会谈中呈现的各种优势。

练习的目的

- 发展自我效能和自我价值感。
- 加强个体与自己和他人的联结感。
- 发展自我反思的技能。
- 增强发生改变的动力和信念。

方法

开始探索优势，首先与来访者一起探索他们现在如何看待自己人生故事中的利弊得失，以及自己的优势可能是有用的。强调能够理解他们成为现在的自己的好处，即使过程会让他们感到很困难。持续围绕优势展开讨论。

与来访者讨论

本练习聚焦于对你很重要的各种优势。发掘这些优势很重要，因为"从优势开始"是所有个体发展任务的基本原则。当这些任务变得棘手、痛苦或困难时，你可能需要提醒自己具有这些优势。 在某些情况下，你可能会发现要找出一点优势都很困难。保持耐心，因为这通常是重要事情的线索。努力发掘优势，尽管它们看起来没那么重要。随着时间的推移，你可能会发现或发展出更多优势。

当你想到这些优势时，说出这些优势是如何发挥作用的。例如，朋友如何给予你力量，或者内在品质如何帮助了你。

我的优势	它怎样帮助了我
内在优势（如诚实、怀抱希望、关心他人、生存下来的能力、对自己和对他人的公平或正义感）	
给我力量的人（如家人、朋友、同事、社区中的人、社会工作者 / 专业人员）	

（续表）

我的优势	它怎样帮助了我
让我感到骄傲的事情（例如，工作、教育、社交、爱好或任何让我感到骄傲的成就。这个成就有多"小"并不重要）	
别的优势（例如，超越个体的力量，诸如信仰系统／宗教；能给我力量的地方；动物；宠物；艺术；音乐；自然）	

学习要点

- 优势有不同的类型，它们以不同的方式帮助我们。
- 在处理敏感的个人议题时，从寻找优势开始很重要。
- 知道我们具有自身的优势很重要，它可以在我们有压力或试着克服困难、痛苦的感受时帮助我们。

变化形式

某些来访者可能从一系列能够让其优势发挥切实作用的技术中获益。例如，从业者可以帮助来访者使用玩具、物品、道具、图画或任何其他投射方法来发现优势。特定的物品可以代表某种特定的优势。空椅子也可以用来代表不同的优势。体验性练习也可能有用，例如，任何有助于提出"什么使你保持坚强和脚踏实地"这类问题的练习［有关此类练习的示例，请见拜姆（Baim et al., 2002）的文章中称为"保持平衡"的练习］。

练习2　我的家谱图及其隐藏的"遗产"

简介

家谱图练习是许多不同类型的治疗和个体发展工作中使用的常规练习。基本的做法是画一张几代人的家谱图，尽量包括重要的信息。这应该包括与来访者有关的重要他人，无论是亲子、婚姻/伴侣/、收养还是寄养关系。家谱图可以包括那些已经去世的人，因为他们仍然是家谱的一部分。

练习的目的

- 更清楚地了解来访者的家庭和家庭历史中的关键事件。
- 理解跨代关系中"隐含"的联系，如未解决的创伤和丧失、心理障碍、药物滥用、犯罪、抛弃、战争创伤、身体疾病等主题。
- 帮助来访者理解并命名这些未被承认的或"隐形"的遗产，并"归还"那些不属于他们的东西。
- 帮助来访者找到在家庭历史中未被发现的优势，揭示他们个人/家庭历史中不为人知的方面。
- 帮助来访者对于他们自己及其在"全局"中的位置感到好奇。

方法

与来访者合作，并帮助他们绘制其家谱图。这可以在治疗中或治疗外完成。家谱图可以促使来访者更多地对了解自己的家谱保持好奇，家谱图至少要追溯到几代人。有时，来访者对这个过程非常感兴趣，并开始深入研究他们的家谱。

有多种方法可以深化家谱图练习的重要性。例如，如果家谱图中包括了重要的文化和历史因素或事件，以及重要的日期，则有可能发现特定的主题、重复的模式（如事件/疾病/丧失/创伤/主题的重复）及未曾预见的世代间关联。对某些患者而言，看到某些议题如何在家庭中代代相传可能会带来巨大的好处（McGoldrick et al.，1999；Schutzenberger，1998）。认识到家庭中的所有"错误"不仅是来访者的"过错"——他们变成现在的自己还受更广泛的家庭和社会力量影响，这也会很有帮助。绝对不要误认为这是"寻找借口"。解释和理解这种联系并不等同于"责备他人"。迈克·怀特（Michael White，2007）是叙事疗法发展的关键人物，他称此概念为将问题"外化"；这是一种很有用的方法，可以使自己避免被旧的想法、感受和行为模式束缚，其中许多是作为"隐形遗产"被世代相传。

绘制家谱图的说明

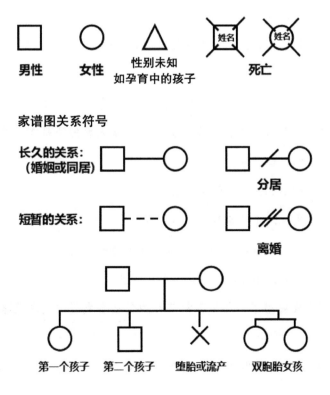

- 圆圈代表女性。

- 方框代表男性。

- 叉表示已经去世的人（如方框内一个叉表示已经去世的男性）

- 把他们的年龄、名字及与自己的关系放在圆圈内或方框中。

和来访者讨论 / 需要探索的问题

有些问题可能会很有用（运用你的灵活性和判断力去判断哪些问题是相关的和合适的）。

我的直系亲属

- 你觉得现在 / 过去的自己及自己在这个家庭中的地位如何？

- 你对你的母亲 / 父亲 / 兄弟姐妹 / 孩子的感觉如何？

- 为了确保在这个家庭中感到安全，现在的你 / 过去的你需要做些什么？根据你在这个家庭中的经验，你认为，为了确保在外部世界感到安全，你需要做什么？

- 关于世界是如何运作的、关系是如何运作的、你是谁、你拥有哪些权利这些议题，你从这个家庭中学到了什么？

- 如果我让你用一种颜色（或隐喻）来形容你的家庭，那么你会用什么颜色（或隐喻）？

- 这个家庭有秘密吗？如果有，那是什么？它们是无害的还是有害的？是什么阻止了秘密的外泄？如果秘密外泄会怎样？

- 这个家庭中成文和不成文的规则是什么？

- 在你生命中的这段时间（特定时间）里，你从自己和他人身上学到了什么？

- 在你生命中的这段时间（特定时间）里，你学会担任的主要角色是什么（如幸存者、受害者、被看到但不被理解、出气筒、宝贝儿子或女儿）？

- 你在这个家庭中发展出了哪些生存策略？为什么会发展出这种策略？什么时候发展出来的？

- 你那时为了生存而发展出的策略、态度和信念，有哪些在当前对你不再有帮助了？

追溯到两代人之前

- 我知道什么信息？哪里有差异？

- 我对我的（外）祖父母、（外）曾祖父母及更远的祖辈有什么了解？

- 在我的家庭历史中哪些主题很重要？

- 家谱图显示优势在哪里？我的祖先和亲戚在哪些方面取得了成功？他们以什么方式为自己和家人创造了成功和充实的生活？

- 相反，是否有战争、压迫、创伤、饥荒、移民、种族、贫穷、疾病、犯罪、遗弃、精神疾病、住院、夭折、流产、离婚、事故、家庭秘密等主题？

- 家谱图的某个部分是否显示存在宗教/精神信仰特征？

- 我从家族谱系中"继承"了哪些主题？这为我理解那些对他们而言可能无法言说、"无法看见"却传递给我的东西能提供怎样的洞察？我理解这些主题为什么一直未被提及或"未被看见"吗？

- 我能做什么决定来摆脱这些"遗产"带来的负担，过上自己的生活？

学习要点

- 回溯我们的家庭关系可以帮助我们了解我们在"全局"中的位置。

- 家谱图是一种有用的途径，让我们可以看到那些有意识或无意识传递给我们的东西。

- 我们对前几代人的所作所为和遭受的后果没有责任，但我们可能会承受那些后果。绘制家谱图可以帮助我们将责任归还给它所属之地、所属之人，并对我们可以改变的事情承担责任。

- 有时候，家庭中隐藏的主题可以通过家谱图揭示出来，如家庭秘密、重复的模式、纪念日综合征、精神疾病、虐待、战争创伤、丧失、受害和犯罪等。

变化形式

- 通常，在白板纸上使用不同颜色的标记就足够了。如果家谱图在一张纸上画不下，可以多准备几张白板纸。

- 需要时，使用物品、图画、图像或空椅子来代表家庭成员和后代。

- 家谱图练习的高级版本可以让来访者扮演家谱图中一个或多个重要人物的角色，并使用角色访谈这种心理剧技巧从他们的角度说话。这是一种强有力而又令人难忘的方法，可用来探索来访者对前几代人"传递"下来的东西的了解（Schutzenberger，1998）。即使来访者没有完全进入角色，他／她也可以受邀谈论不同的观点，以及这些观点是如何影响他／她的。对此的一种变化形式是从家谱图中某人的角度给自己写一封信，如我的（外）曾祖父／（外）曾祖母给我的一封信。

- 最好以放松活动来结束本练习。

家谱图的一个示例
下文展示的是一个虚构的完整家谱图的示例。

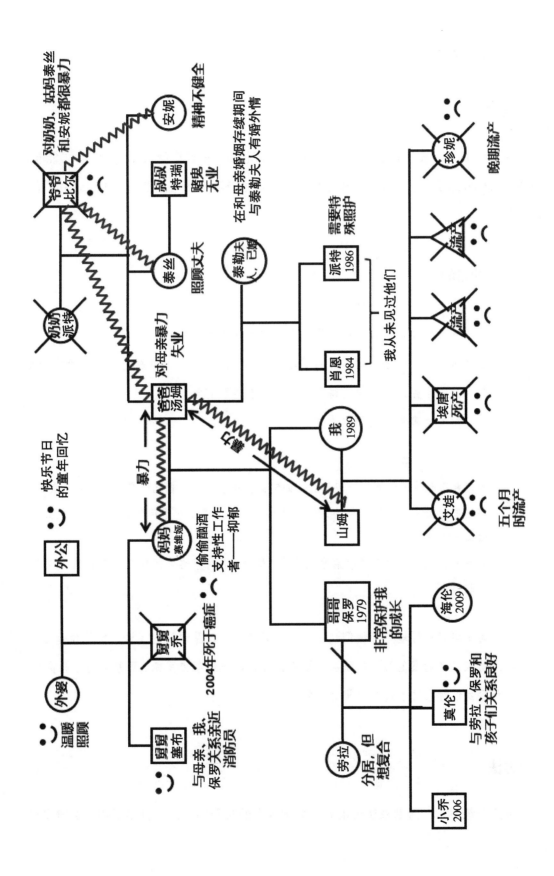

练习 3　我的生命线

简介

生命线练习与家谱图练习一样，在许多咨询和治疗中被广泛使用，所以你可能非常熟悉。我们介绍了一些变化形式来帮助你拓宽这个技巧的使用范围，并让它适用于依恋取向的治疗。

练习的目的

- 让来访者有机会记录并讨论他们生命中发生的重大事件。

- 帮助来访者反思这些经历，并将其与以后的发展做连接，特别是随着年龄的增长，这些早期的生存策略如何变得不具有适应性甚至有害。

- 特别注意关键事件的以下这些方面：

  ○ 他们当时的主要感受；

  ○ 他们在当时使用的策略，即他们是如何保护自己、满足自己的需求并生存下来的；

  ○ 在这些经历中，他们习得的关于自己和自己在世界中处于何位置的信念（图式/核心信念）是什么；

  ○ 如果他们能在上述三条和后来的模式/信念/应对策略之间建立任何联系，是怎样的联系？

- 帮助来访者更好地整合他们过去和当下的经历，以及他们的想法、感受和行为。

- 帮助来访者洞察他们的情绪应对模式，并帮助他们朝更平衡/更整合的方向重组。

- 加深我们对来访者及其动机的理解。

方法

在这个练习中，帮助来访者沿着出生到现在的时间轴去回想其生活中的关键事件。

在适当的时候，时间线可以被拉长到出生前九个月，因为在出生之前可能有关键事件发生。（有的来访者会回到几代之前，但这不是该练习的一个必要特征。针对那些积极的、善于反思的来访者，你可以把这作为一个选项。）这些事件被记录下来后，请来访者对事件进行好、坏、中性或好坏皆有的评价。用来描述事件的关键信息要记下来，来访者当时是怎么想的、有什么感受、如何应对的，以及他们针对这些关键事件发展出了怎样的核心信念或图式。也应该鼓励来访者把早期的应对模式和信念与后来的应对模式联系在一起。

与来访者合作完成生命线。在适当的情况下，来访者可以在访谈时间之外完成部分或全部生命线，以便在访谈中讨论。鼓励来访者运用他们想选择的任何形状、符号、颜色、图画和材料（如果他们愿意，也可以使用报纸上裁剪下来的资料）。

在每个关键事件的旁边或下面，来访者可以写下以下三类信息。

1. 什么事件，涉及哪些人？

2. 在那时，涉及的人分别有什么想法、有什么感受、做了什么？即他们当时是怎么应对的？

3. 他们从这个事件或相似的事件中习得哪些关于自己、他人及世界的核心信念？

和来访者讨论 / 需要探索的问题

当生命线部分或全部完成时，你可能想和来访者探讨下面这几类问题。

- 在重要的时间点上，你的想法、感受和行为分别是什么？
- 你学到了哪些可以让你生存 / 努力发展的应对策略？这些策略和信念在当时是怎么帮助你的？你现在仍然使用这些策略和 / 或保持着这些信念吗？这些策略到现在还有用吗？
- 关于世界如何运行，你获得的早期信息是什么？哪些是有用的，哪些是没用的？有没有你想改变的？如果有，你想改变什么？
- 你觉得哪些关于自己和他人的信念对现在的你不再有用？
- 你可以表扬自己的事情有哪些？例如，能够生存下来。

- 在你最好的时候，你对自己有哪些好的认识？那时你是怎么看待自己和他人的？你现在能从中学到什么，是否仍然坚持这些关于自己和他人的观点？

- 关于你是如何成为现在的自己，时间线给了你什么信息？

- 你认为你生命中发生的事件和你现在/最近的行为之间有什么联系？你对生命线上的事件和你当前/最近的行为之间的联系有什么看法？在你的生命线各阶段上表现出来的想法、感受和行为与你最近的想法、感受和行为有什么联系？

- 你认为你可以做哪些实际的事情来强化你的新想法、感受和行为？

- 当提到过去"未完成的事情"时，你想到了什么？你想要对哪方面了解更多信息？有什么问题是你想问你父母或其他家族成员的吗？（如果这个人不在世了或失去了联系，试着和他们互换角色，看看他们的回复可能是什么。如果他们还和你有联系且你觉得合适，那么试着询问他们这些问题。）

- 你是否有想要感谢或表达感激的一些人？他们可能是一个或多个在你生命中帮助过你的关键人物。你会怎样表达你的感谢？即使他们已经去世或联系不上了，你仍然有办法可以表达你的感谢。

- 让我们一起做一个清单，列出你做完这个练习后想做出的改变，可以是信念、应对策略或别的任何你想做出的改变。如果你能够改变一些策略或信念，那么你想把它们改成什么？这些改变能带给你怎样的帮助？

- 总体而言，你从这个练习中学到了什么？

学习要点

- 理解"我们的生活故事"，包括好的和坏的各个方面，是成为功能健全的成年人的重要组成部分。许多人成年后会对自己的早期生活存在高度扭曲，受其影响的记忆和信念也是如此。成年后，我们有机会重新思考我们早年形成的故事，并思考什么是人生故事最准确的理解。通过这个过程，我们可能会得出关于过去的全新的结论，这可能是一个痛苦而艰难的过程。但好处是巨大的：通过了解过去，我们可以更好地了解它对我们的影响，进而摆脱它对我们的影响（如

"未完成事件")。

● 通过思考对我们来说最重要的经验，我们可以开始了解，我们早年为了生存而学习的策略在之后的生活中可能会如何影响我们的行为。

● 了解我们在压力下的反应模式并学会调整这些模式是成为一个完全有意识、有觉察的成年人的关键。由于应对模式在儿童时期便形成，因此超越这些模式并完全进入成年期是个体发展中的一个挑战。否则，从情感上讲，我们仍然是个孩子，因为我们的反应和小时候一样。

变化形式

● 必要时，可使用玩具、物品、图画、拼贴画、图像或空椅子来代表时间线上的元素。如果来访者难以理解，可能有用的方法是先对一个虚拟人物做这个练习，让来访者补充细节。如果针对虚拟人物的练习让他们掌握了方法，再询问他们是否愿意自己尝试一下。

● 一些来访者喜欢添加家庭照片和其他自传材料来完成他们的生命线。鼓励来访者在适当且可以获取这些材料时这么做。

● 喜欢写日记或日志的来访者可能会有兴趣将其生命线转换为自传。这可以成为你们在会谈中一起讨论的一个话题。

● 该练习的高级版本可以让来访者在他们提到的不同时间点扮演他们自己的角色，使用角色访谈这种心理剧技巧。他们将会在一个或多个时间点用第一人称现在时说话，以便充分反映他们当时的经历，包括想法、感受、身体症状和行为。这对发现应对策略中的模式非常有帮助。这个方法的另一种变化形式是要求来访者以今天的自己给重大事件发生时那个年龄的自己写一封信。

● **最好以放松活动来结束本练习。**

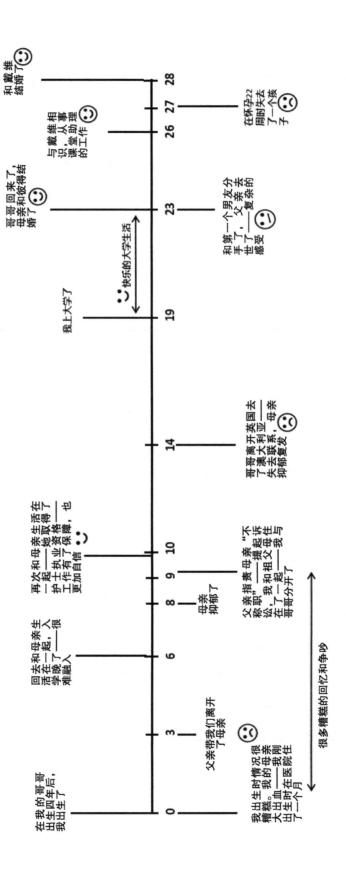

我的生命线——梅兰妮

练习 4　"我的世界"地图

简介

"我的世界"地图让来访者有机会绘制人物、地点、物品和任何其他对他们重要的文化方面的"地图"。

练习的目的

- 给来访者机会去描绘出他们的世界中所有重要的东西，包括积极的、消极的和中立的。
- 帮助来访者更好地整合自己，整合其与他人的关系。
- 加深我们对来访者及其动力来源的理解。
- 帮助来访者反思他们的"地图"在过去可能是什么样子，以及他们希望它在未来又是什么样子。

方法

"我的世界"地图和家谱图有些类似的地方，但是着重点不一样。这个地图包含了没有血缘关系的人，而且可以包含文化特征及重要的地点和事物。"我的世界"地图有时候也被称为"生态图"，因为它试图捕捉并勾勒来访者周围的社会／文化生态。

作为一种变化形式，"我的世界"地图可以用来描绘个体生命不同时间点的"剪影"。这可以说明一个人的社会和文化关系网如何随着时间的推移发生变化或保持不变。当我们在思考我们生命早期意识层面记忆之外的世界是什么样子时，它也可以提供有用的精神食粮。这总是可以促进我们去反思并重新思考那些过去被接受的故事和未被挑战的想法。

与来访者讨论

"我的世界"地图是一个人社会／文化世界的地图。它可以包括家庭、朋友、同事、不同类型的优势、专业知识、重要的物品、信仰/想法、价值观、宠物、地点、建筑、书籍、电影、音乐——任何你认为对你的价值观和你的生活重要的内容。该地图可以包含那些已经逝去的人。

当开始画这个地图时，先在中间用一个标志代表自己，然后在自己的周围画出其他元素。注意远近、大小、颜色等。你可能想用不同类型的线条来表示不同的关系。例如，实线代表稳固的连接，锯齿状的线代表有冲突的关系。一个打"X"的线代表负面关系。运用你自己的创造力和想象力画一幅对你来说最恰当的地图。

学习要点

- 我们可能对家庭成员产生依恋，也可能对朋友、伴侣、同事和宠物产生依恋。很多人也会与一些地方、建筑及一些文化/宗教活动产生很强的连接。
- "我们的世界"地图中的人和其他元素可能对我们产生正面或负面的影响。
- 知晓并理解"我们的世界"中的不同部分如何连接在一起是很重要的。这可以帮助我们做出是否进行改变的决定。例如，你的世界的一部分可能包括了一个总是贬低你并让你觉得糟糕的人。你的世界也可能有另一部分能够帮助你面对那个贬低你的人并拒绝让他们羞辱你。

变化形式

- 就像家谱图一样，一般用不同颜色的记号笔画在一张白板纸上就足够了。但也要做好需要好几张白板纸的准备，"地图"有可能会超出白板纸的边缘。
- 在来访者需要时和对来访者有用时，用玩具、物体、图画、拼贴画、图像或空椅子代表地图中的元素。
- 鼓励来访者把不同层次的文化影响画进去。例如，社会和社会历史的元素；育儿理念和不同年龄段性别行为的文化观念；来访者的家族及其历史；来访者的伴侣和他们作为伴侣的历史，以及他们其他的亲密关系，如与孩子的关系。向来访者解释这些影响就像俄罗斯套娃一样，每一层都被更大的影响层包围。

- "我的世界"练习的升级版是让来访者扮演一个或多个重要人物、物体，或者其他元素，并使用角色访谈这种心理剧技术从他们的角度说话。例如，来访者可以被要求以自己好朋友的角色发言，谈论他们对来访者的支持。即使来访者没有完全进入角色，也可以让他/她谈论不同的人，以及他们是怎么影响她/他的。

- **最好以放松活动来结束本练习。**

以下是一个完整的"我的世界"地图的示例。

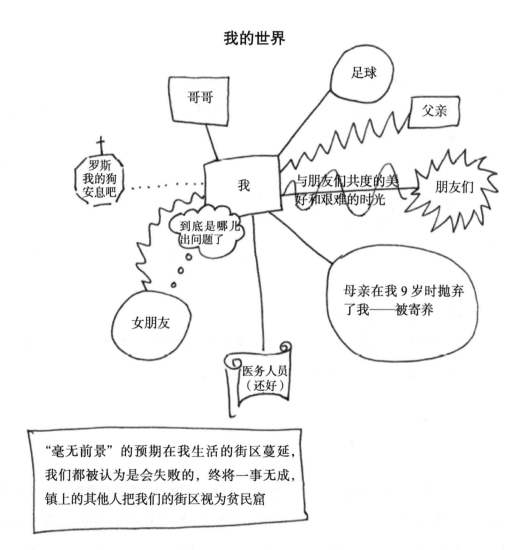

我的世界

练习 5　识别、表达和谈论感受

简介

本练习旨在帮助来访者和咨询师识别、表达、容纳、调节和谈论他们的痛苦或困难的感受。

练习的目的

- 帮助来访者学会识别、表达、容纳和调节痛苦和困难的情绪，给这些情绪命名并谈论它们，而不是向内压抑或向他人发泄。

- 帮助来访者发展"情感言语"（例如，给感受命名，理解它们的功能，以及它们在身体的哪个部位被体验到）。

- 帮助来访者更好地理解自我的情绪调节策略。例如，低唤起（情感疏离／对亲密的恐惧——"A"型策略）、高唤起（先占的情绪／被遗弃的恐惧——"C"型策略），或者在两种唤起状态中切换。

- 让来访者在一个安全、包容、支持的环境中分享困难或痛苦的个人经历，从而了解与他人分享及形成心理层面的亲密感是有可能的，并让这种经历得到验证。

- 聚焦在需要改变的事情上。

- 加深我们的理解，包括对来访者、来访者对自己的看法、来访者如何调节情绪，以及来访者如何与其他人联结。

方法

这个练习解决了许多来访者的常见困难——识别、表达、调节和容纳痛苦和困难的感受，然后谈论这些感受。造成这种情况的原因有很多：早年养育环境／人物的无法预测或不调谐的照顾，性别训练和从主流文化接收的信息，以及生理／神经生物学因素等。这些因素和其他因素会导致来访者要么隔绝自己的痛苦和困难的感觉，以致无法有意识地体验它们（但可能会体验到模糊的"糟糕"的感受），即"A"型策略；或者相反，他们如此沉浸在痛苦和困难的感受中，以致无法抽离出来去加工这些感受在"说"什么，即"C"型策略。

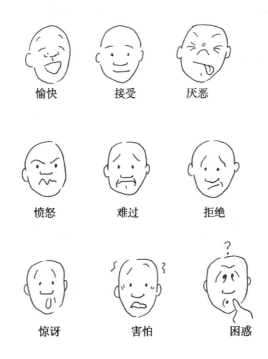

愉快	接受	厌恶
愤怒	难过	拒绝
惊讶	害怕	困惑

与来访者讨论/合作完成

要进行练习，请与来访者讨论和探索以下这些问题。

- 这个练习旨在解决识别、容纳、交流和管理情绪的问题，让我们尽可能多地说出我们能想到的不同的感受，包括正面感受，也包括糟糕或痛苦的负面感受。将这些感受记录下来并形成感受清单。这个感受清单可以在接下来的咨询会谈中被展示出来，作为"情绪词语"备选库。

- 感受（或情绪）和想法之间有什么区别吗？

- 我们会在身体的哪些地方体验到不同的感受？例如，我们身体的哪些部分容易感受到恐惧、愤怒、悲伤、厌恶、快乐或性冲动？

- 什么可能会阻碍个体意识到自己的感受？

- 你觉得个体是否可能产生了强烈的情绪却意识不到？（科学告诉我们，有85%的感受从未进入我们的意识。）

- 你觉得人们是否能在拥有强烈的负面或痛苦的感受时耐受它而不向自己/他人表达？如果可以，人们是怎么做到的？你是怎么做到的（如果你做到了）？

- 是什么让人们感受到情绪？（想一想让人感受到情绪的各种事件和情景。）

- 男性和女性如何表达感受，如爱、悲伤、受伤、愤怒等？男性和女性表达这些感受的方式是否有不同？如果有，是怎样的不同？你觉得为什么会有这样的不同？你觉得这在每种文化中都是一样的，还是有所不同？

- 在表达感受方面，成年人和孩子有何不同？

- 如果一个人可以更加公开、真实地表达自己的感受，不再害怕被拒绝，那么这可能对其人际交往产生怎样的影响？这对于他们自己、家庭成员、伴侣、配偶或同事等有什么好处？

- 为什么有的人不能清楚地表达自己的感受？（该问题适用于男性、女性和孩子）一些可能的原因包括：

  ○ 害怕被拒绝；
  ○ 害怕看起来愚蠢；
  ○ 害怕失去控制；
  ○ 害怕伤害他人；
  ○ 想取悦他人；
  ○ 想保守秘密；
  ○ 不想打破现状；
  ○ 不想屈服/丢脸；
  ○ 不知道怎么做。

把这些理念应用在来访者身上

- 给来访者解释依恋策略的"ABC"模型。可询问以下问题：就你的情绪表达而言，你通常处于从"A"型到"B"型到"C"型连续谱的哪个位置？这是否会因你和不同的人在一起而变化？当你还是个孩童时，处在连续谱的哪里？作为一个青少年呢？未来三年你想去到连续谱的哪里？在连续谱上不同的位置移动可能会有什么好处和坏处呢（如朝向"B"型的时候会更加整合）？

让来访者思考以下问题

- 我在最近的几个月里体验到最多的感受是什么？
- 哪些感受是我容易表达的？为什么会这样呢？
- 哪些感受是我难于表达的？为什么会这样呢？
- 如果我表达了这些感受，我认为会发生什么？
- 在哪些情景下我会感受到这些情绪？
- 在我的生活中，我能和谁谈论这些感受？
- 在与我亲近的人中，有没有我认为不想聆听我感受的一些人？为什么我会觉得他们不想听我分享自己的感受？
- 我能想出其他建设性的、积极的方式来和他人谈论我的感受，或者以更好的方式容纳或管理我的感受吗？
- 让我回想一个在强烈感受时采取行动的时刻。我当时想到了什么，感受到了什么，做了什么？回顾和反思那个时刻和当时的情景，我现在怎么看待那个情景和我当时的行为？我如何才能以不同的方式整合我的想法、感受和行为？
- 我能否想到另外一个过去的情景，当时我完全不经过思考而是凭直觉就行动了，或者我过多地思考、分析、抑制和自我谴责，以致我在应该表达自己的感受时完全没法表达？

感受及其在我们身体的哪个部位被体验到

感受往往存在于身体中：我是否曾感到难过、生气、恐惧、孤单、无聊或其他糟糕或痛苦的情绪？我身体的哪个部位体验到了这些情绪？有什么生理信号？别的感受呢，例如，性冲动或正面感受，譬如快乐和被逗笑，或者欢愉和满足。这些感受在我们身体的哪个部位被体验到？

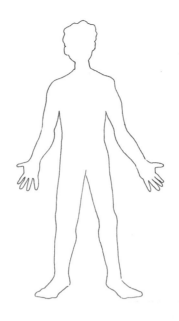

关于个人生活史的可选练习：使用上一页中的大纲绘制"我的身体和我受伤的地图"。考虑以下问题：这些伤害是如何发生的？它们被治愈了吗？其他人知道我哪里受伤了吗？我曾经和任何人分享过它们的存在吗？（那是什么感觉？我学到了什么？）如果别人太接近我受伤的地方，我该如何应对？我该怎么做才能保护这些受伤的地方？在我的一生中，我对这些受伤的地方的体验有改变吗？它们对我有什么影响？未来我该如何思考和体验这些旧伤？关于如何从过去中吸取教训并继续前进，我想做出什么样的决定？

学习要点

- 如果来访者在本次或任何一次会谈中体验到强烈的情绪，那么应将其视为处理"活现"的机会，并立即以积极的方式识别和调节情绪。换句话说，来访者可以在会谈的此时此地使用"活现"的素材（即他们的情绪）"做出不同的反应"。这可能是来访者（和你）衡量他/她在识别和调节情绪方面进展的最佳方法。
- 没有人需要被过去的经历所困。
- 过去的事件可以帮助理解个体当前的态度和行为，但不该成为虐待行为的借口或理由。

变化形式

- 该练习通常是通过讨论和探寻想法来完成的。但是，你也可以使用对来访者最有意义和最有效的任何方法。这可能包括投射（使用简单的物品/玩具/简笔画）、摄影故事会（使用照片或其他图像来开始一个故事，以多张照片或图像作为提示来创作故事）、假想的例子、角色创作、讲故事或简单的戏剧/叙述场景。

- 此练习的高级版本是让来访者说话，"就像"他们正处于不同的时间点（如两年前/两年后），或者"就像"他们是被讨论的各种主题一样。例如，来访者可以"就像"他们的愤怒、悲伤或恐惧一样讲话（这是心理剧中常用的一种技术）。在这样的角色中，来访者可以谈论这种情绪的特征。例如，当它出现时，它在身体中的位置，它的功能（好的和坏的），如何对其进行调节，等等。同样，来访者可以与他们的情绪或情绪化的自我进行对话（或者给它们写信），对自己遭受痛苦的任何方面给予慈悲和理解，并发展出自我保护策略和满足安抚需求的策略，以避免其随后变得具有破坏性。与此类似的一种变化形式是要求来访者"就像"受到情绪影响的身体各个部位那样说话。例如，他们可以扮演自己的拳头（"我是大卫的拳头，当他生气时我会握紧并打出去，然后他才会再提问"）或扮演自己的脚（"我是大卫的脚，每当他害怕时，如有人给他善意或正性反馈时，我就跑开"）。这种换位思考的好处是可以（取决于来访者的兴趣和能力）增加对情绪及其激发的反应的理解和"拥有感"。这些变化形式可能是高度情绪化的，要谨慎对待，并留出充足的时间。

- 讲授暴力的循环，有时也被称为暴力之轮（Davies and Frude，1999）。这个循环分为六个阶段：（1）认为受到了侮辱；（2）感到无能为力和被伤害（退行到"战斗、逃跑、冻结"状态）；（3）自以为是和义愤填膺，感到自己更有力量（"你怎么敢！"）；（4）激昂的想法（"走着瞧，你这个……！"）；（5）暴力与攻击；（6）自我辩护（"他/她活该！"）。向来访者解释这个循环，并要求他们举出"经历过这个循环"的例子。讨论循环中每个阶段的选择及想法、感受和行为的策略，这将帮助来访者充分意识到他们何时开始进入循环及如何以不同的方式做事。暴力之轮不需要设置成"自动驾驶"模式。一个关键信息是，循环的每个阶段都允许不同的选择或策略，以"停止车轮的旋转"。例如，在第一步（感知）中，来访者可以选择考虑对他人行为的其他解释。在第二步（战斗 / 逃跑 / 冻结）中，他们可以使用情绪自我调节的技能，依此类推。

- "倾泻式表达"：想象一些情景，确定在这些情景中你可能感受到什么情绪，然后在连续谱上标记出你在这种情境中是"遏制"还是表达你的情绪。你觉得最好的方式是什么？选做：在实践中测试这种方法。
- **最好以放松活动来结束本练习。**

练习 6　关于未解决问题的十类对话

简介

这项练习有多种目的，主要聚焦于解决早年受虐待的经历，并深入了解早期经历如何影响自伤行为或伤害他人行为的发展。

练习目的

- 促进疗愈和整合，尤其是与未解决的儿童 / 青少年创伤及丧失有关的疗愈和整合（可能包括身体、性、情感或言语上的虐待、疏忽、惩罚、公开羞辱或中断的依恋，如被寄放在照护中心或被寄养）。
- 帮助来访者认识到成为受害者和之后做出的自伤行为或伤害他人行为之间的联系。
- 让来访者在一个安全、包容、支持的环境中分享糟糕或痛苦的个人经历，从而习得与他人分享和形成心理层面的亲密感是有可能的，并让这种经历得到证实。
- 专注于需要改变的地方，并确定过去的痛苦如何影响现在的自我形象和人际关系（确定"痛苦及其对我的影响"）。
- 加深我们对来访者及其对自己看法的理解，加深对他们如何调节情绪及如何与他人相处的理解。

方法

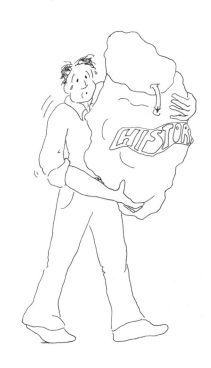

　　该练习是基于克拉克·拜姆和苏茜·泰勒（Clark Baim and Susie Taylor，2004）的工作，也借鉴了与创伤幸存者工作的经验（Hudgins，2002）。该模板提供了一个结构化的"对话"序列，适用于经历过童年虐待和存在未解决创伤的来访者（见图 9.1）。

　　图 9.1 提供了一个结构，让来访者自身的各个方面与影响他们或受到他们影响的人之间进行十类对话或会面。主要目的是促进疗愈和整合，并了解自我的各个方面之间的联系及它们如何受到他人的影响。

　　十类"对话"不需要按照所示的顺序进行，但可以为工作提供一个底层结构。换句话说，在他们治疗的某个时刻，每位来访者都应该有机会进行模型中列出的每类对话 /会谈。促进对话的重点是让来访者自己的"最佳自我"和"最佳判断"出现。

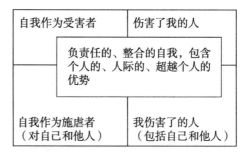

图 9.1　十类对话的模板

推荐的对话顺序如下：

1. 设定目标——负责任的、整合的自我和自我优势元素之间的内部对话

2. 自我作为受害者——伤害了我的人

3. 自我作为施虐者——伤害了我的人

4. 自我作为受害者——自我作为施虐者

5. 自我作为受害者——我伤害了的人

6. 自我作为施虐者——我伤害了的人

7. 负责任的、整合的自我——我伤害了的人

8. 负责任的、整合的自我——自我作为施虐者

9. 负责任的、整合的自我——伤害了我的人

10. 负责任的、整合的自我——自我作为受害者

注意：这是一个推荐的顺序，不同元素可以根据需要互换或重复使用。

在探索之前或探索过程中与来访者讨论

为了使来访者为接下来的对话做好准备，做一些有助于增强优势和复原力的预备工作是很有必要的。这些基础工作还为从业者提供了必要的信息，以帮助其为后续工作制定正确的目标、顺序和节奏。 以下是推荐的练习顺序和要解决的问题，以便为后续工作打下基础。

- 来访者的优势是什么（参阅练习 1 我的优势）？

- 来访者在哪里感到安全 / 舒适 / 感觉得到保护？（这里要强调的是，他们的内部工作模式，即包容／安全／舒适的体验是怎样的。）注意：当提供支持性照料的人也是施虐者时，要特别注意。

- 关于来访者在什么情况下会变得愤怒、疏远、退缩和防御，我们需要了解什么？与来访者讨论在这种情况下你能做些什么来帮助他们。如有需要，可提前练习。

- 在过去受到压力或威胁时，来访者的应对策略／防御机制是什么（如毒品、酒精、暴力、性、自残、幽默、孤立、忙碌、理智化等）？参阅练习3"我的生命线"。

- 来访者在关系中的模式是什么？

- 来访者对早期养育者的体验如何？他／她对人际关系如何运作的一般经验和期望是什么？他／她的施虐者是什么性别？对他／她实施了哪种虐待？身体、情感、性虐待、忽视？在照料方面是否存在重大中断，如被送去与亲戚同住、被寄养等？他／她与施虐者有什么关系（如果有）？注意：请特别注意施虐者同时也是养育者或信任的人的情况。

- 来访者对自己、他人和世界的核心信念是什么？例如，我是坏的、一文不值的、不被爱的、无能的、没有权力的、受害的、失控的、不被需要的，等等；其他人是不可信任的、危险的、比自己更好的、可利用的对象、总是被指责的、挑衅的、易受骗的，等等；这个世界是危险的、不可预测的、不安全的、需要因过去的错误而受到惩罚的，等等。

- 在房间中建立一个暂停／外部（中立的）观察者或暂停时间。这是一个安全的地方，来访者可以与可能非常艰难的工作保持距离。这是一个反思的地方，来访者可以在这里停下来做出选择。

进入对话

在完成上述初步工作后，来访者可以按照以下顺序进行对话。

1. **负责任的、整合的自我与优势元素之间的对话（"我想从这项工作中获得什么，以及为什么我知道我能做到这一点"）**

要提的问题：你对这项工作的目标是怎么理解的？你将利用什么优势来做到这一

点？什么情况表明你可以安全地采取下一步的行动？其他人可以如何帮助你？

2. 自我作为受害者与伤害了我的人之间的对话（"你以这些方式伤害了我……"）

来访者在这里努力表达，在受害者的角色中表达恐惧、痛苦、悲伤、后悔、困惑，最终能表达对所发生的事情的愤怒；在施虐者的角色中表达虐待的"原因"，例如，施虐者物化他们、虐待他们的方式，照顾他 / 她自己的需要，过于沉迷于自己的感受，为虐待辩护，等等。在此过程中，来访者努力了解是谁应该对虐待负责。

为了实现最大程度的治愈，有必要让虐待行为受害者的痛苦得到他人的承认和尊重。重要的是向来访者提供一种经验——在讲述被虐待的故事时，能感受到安抚和被赋能，这有助于他们克服恐惧，允许他们悲伤和逐步适应，从而使记忆更容易耐受。

以第六章中亚当的案例分析为例

> 亚当从受伤和充满恐惧的孩子的角度（或者在角色扮演中）讲述他的观点，并告诉他的父亲——由椅子或物品代表——他对自己这个儿子和整个家庭的伤害有多大。然后，他以父亲的角色（或扮演父亲）讲述观点并回应。

停一下，在负责任的、整合的自我角色中进行反思 / 整合。鼓励来访者通过写日记、录音或艺术创作等方式记录学习要点。

3. 自我作为施虐者（对自己或他人）与那些伤害了我的人对话（"我和你在这个方面很像……"）

在这里，来访者努力了解他们（对自己或他人）的虐待行为如何反映了他们自己的虐待经历。回顾过去可能是一个机会，可以直接解决和修正导致虐待的破坏性冲动。施虐者的角色可以追溯到其产生的源头，并在源头上得到解决和修正。施虐者和受害者角色都来自同一个源头事件，因此，追踪破坏性角色的源头，并促进被压抑的情绪释放是关键——这些压抑的情绪对虐待行为有重大影响。

以第六章中亚当的案例分析为例

亚当作为一个伤害过自己孩子的成年人，讲述（或扮演）了他的观点，并告诉他的父亲——用椅子或物品代表——他看到了父亲对他的暴力与他对自己儿子丹尼的行为之间的联系。然后，他以父亲的角色（或扮演父亲）讲述观点并回应。

注意：如果来访者认同自己的施虐者／与施虐者共谋，请使用下一阶段来挑战这种共谋。

4. 自我作为受害者和自我作为施虐者（对自己或他人）之间的对话（"这些部分的我在以下方面是有益的和有害的……"）

在这里，来访者被鼓励去挑战他们自己作为施虐者的角色。其目的是让其"施虐者"的部分承担全部责任，不再责怪受害者。

以第六章中亚当的案例分析为例

亚当从受害者的角度（或角色）讲述他的观点（即认识到自己幼时受伤的一面）。他从自己的这一部分说到自己是如此害怕和愤怒的部分（他的施虐者部分），以致他最终伤害了丹尼。他挑战了自己的这一部分，以停止责怪过去，不再制造更多的伤害。然后，他以虐待自我的角度（或角色）讲述并回答。

停一下，在负责任的、整合的自我角色中进行反思／整合。鼓励来访者通过写日记、录音或艺术创作等方式记录学习要点。

5. 自我作为受害者和被我伤害了的人之间的对话（"我在这些方面就像你……"）

在这里，来访者试图理解他们自我作为受害者的经历与被他们伤害的受害者（也包括他们自己，如果他们在伤害自己）的经历之间的相似性。目的是鼓励来访者发展出对虐待受害者的感受和想法的共情意识。

以第六章中亚当的案例分析为例

> 亚当从受害者的角度（或角色）讲述他的观点（即认识到自己幼时受伤的一面）。他从自己的这一部分说到他的儿子丹尼（用椅子或物品代替），然后注意到自己作为受害者的部分与丹尼所遭受的痛苦相似的地方。然后，他以丹尼的角度（或扮演丹尼）讲述，并挑战自己，控制发脾气，"让他自己平静下来"，因为他的儿子需要他，想在他身边感到安全。

停一下，在负责任的、整合的自我角色中进行反思 / 整合。鼓励来访者通过写日记、录音或艺术创作等方式记录学习要点。

6. 自我作为施虐者和被我伤害了的人之间的对话（一个施虐者道歉的情景，即"我在这个方面伤害了你……"）

在适当的情况下，可以鼓励来访者象征性地对那些他 / 她伤害过的人道歉，并原谅他 / 她自己的虐待行为，这样他 / 她才可以继续前进。来访者努力承认虐待行为及其给受害者带来的影响，并对此承担责任。如果选择道歉的形式，那么道歉必须以不期待受害者原谅的方式传达出去。

以第六章中亚当的案例分析为例

> 亚当从让孩子手臂骨折的愤怒的父亲的角度（或角色）讲述他的观点。他向丹尼（用椅子或物品来表示）说话并道歉，然后，他从丹尼的角度（或扮演丹尼）讲述观点并回应。他从丹尼的视角挑战自己，让自己努力成为一个好父亲，并不再造成更多的伤害。

停一下，在负责任的、整合的自我角色中进行反思 / 整合。鼓励来访者通过写日记、录音或艺术创作等方式记录学习要点。

7. 负责任的、整合的自我和被我伤害了的人的对话

第 7 步是直接从第 6 步发展出来的，可以作为在第 6 步工作完成后的进一步整合。

以第六章中亚当的案例分析为例

亚当以负责任的成年人和朝向整合的父亲的角度（或角色）讲述他的观点。他对丹尼（以椅子或物品代表）讲述了他要做一个好父亲的承诺，表达了改变的计划，并且希望在接下来的一段时间会尽他所能来修复这段关系。

停一下，在负责任的、整合的自我角色中进行反思 / 整合。鼓励来访者通过写日记、录音或艺术创作等方式记录学习要点。

8. 负责任的、整合的自我和作为施虐者的自我之间的对话

在这里，来访者朝着整合这一角色的方向努力，并对自己的角色和带来的影响负责。

以第六章中亚当的案例分析为例

亚当以负责任的成年人和朝向整合的父亲的角度（或角色）讲述他的观点。他对自己愤怒地抓住丹尼，用力拉扯丹尼的胳膊使其骨折的那部分说话。他承认自己有做出施虐行为的可能，并承诺会在生活中做出改变。他向自己的施虐者部分发起挑战，并告诉它，它永远不能再干扰他的养育方式或人际关系了。

停一下，在负责任的、整合的自我角色中进行反思 / 整合。鼓励来访者通过写日记、录音或艺术创作等方式记录学习要点。

9. 负责任的、整合的自我和伤害了我的人之间的对话

在这里，来访者要求施虐者承担责任，并以更健康的方式管理虐待的后果／影响。

以第六章中亚当的案例分析为例

亚当以负责任的成年人和朝向整合的父亲的角度（或角色）讲述他的观点。他对着他的父亲（用椅子或物品代表）并告诉他，他自己再也不会对他的儿子或伴侣表现出愤怒了。他说他理解了他早年的生活经验是怎么来的，但现在他正在做出不同的选择。他把暴力和愚蠢的行为"还给"他的父亲，并承诺做一个更好的父亲，随着时间的推移，修复他和丹尼的关系。

停一下，在负责任的、整合的自我角色中进行反思／整合。鼓励来访者通过写日记、录音或艺术创作等方式记录学习要点。

10. 负责任的、整合的自我与作为受害者的自我之间的对话（对年幼时受伤的自我给予宽恕）

在这里，来访者努力实现自我宽恕，并将这个角色及和创伤相关的任何角色与自我的其他部分进行整合。

以第六章中亚当的案例分析为例

亚当以负责任的成年人和朝向整合的父亲的角度（或角色）讲述他的观点。他与自己作为父亲暴力的受害者的部分对话。他对自己在情感和身体上受到伤害的部分表现出慈悲和宽恕。他解释，没有必要把所有的痛苦都憋在心里，也没有必要因为父亲的虐待而苛责自我。他承诺会变成一个更好的父亲，不再重复他父亲的暴力模式。

一些来访者喜欢给"年幼的自我"写一封信，以表达对自己的慈悲和宽恕。如果你的来访者这样做了，随后你可以问他一些问题。

- 你给自己写这封信的体验是什么？创作时你有什么想法和感受？
- 根据这封信，你给自己设定了什么"小目标"，如生活方式的目标、自我管理的目标或人际关系的目标等。
- 你会向年幼的自己传达哪些关于你现在和未来将怎样看待他们的信息（如宽容、尊重、宽恕、保护等）？
- 如果我们因为生活经历和行为而相信自己是坏的、愤怒的或悲伤的，并且认为我们无法改变，那么你认为这种态度带来的危险是什么？

停一下，在负责任的、整合的自我角色中进行反思／整合。鼓励来访者通过写日记、录音或艺术创作等方式记录学习要点。

结束练习

花一些时间来思考本系列对话中逐渐增加的反思。这些内部对话可能会激发个体的动力，激发其自我决定和选择的意识。

学习要点

- 没有人需要被过去的经历所束缚。过去不容忽视，但也不应阻止个人通过设定新的个人目标而前进。我们都可以决定让过去的苦难如何影响我们。这可以成为治愈的强大动力。
- 过去的事件可以帮助我们理解当前的态度和行为，但它们不是虐待自己或他人的借口或理由。
- 新的学习可以取代无益的方式和不再具有适应性的技能。

变化形式

- 根据来访者的需求和学习风格，可以通过多种方式完成此练习。可以使用艺术、讲故事和写故事、拼贴画、写信、空椅子技术、角色互换、雕刻或任何能帮助来访者开展"对话"的体验式方法。

- 此练习的升级版本将让来访者"就像"他们是自我或他人的各个部分那样讲话，如模板的不同部分所示。例如，在练习的第 2 步中，来访者将以第一人称现在时，从自己作为受害人的角度对那些伤害了他的人说话，然后互换角色，以另一个（些）角色说话作为回应。来访者可以继续在第 3 步至第 10 步所有练习的变化形式中继续使用这种方法。

- **这项练习可能会引起很大的情绪波动；要谨慎对待，并留出足够的时间处理、整合所学内容，留出足够的时间进行放松。**

练习 7　我的依恋关系：过去与现在

介绍

该练习与练习 6 相关，涉及过去的问题，旨在帮助来访者解决"未完成的事件"，也就是说，过去未解决的议题会继续影响现在的心理功能。

练习的目的

- 理解和整合过去未完成的事件，尤其是与早年依恋对象相关的，如母亲和父亲。

- 深入了解过去的应对方式，以便自由地"从过去走出来"，并成为自己人生脚本的作者。

- 当一个人尝试审视自己的人生故事和影响成年期心理功能的因素时，没有什么是"禁忌"的话题

- 为学习获得情感上的满足提供机会。

方法

请来访者在房间里放两把椅子，一把代表母亲，一把代表父亲。如果来访者年轻时有两个以上的主要依恋对象，那可以放两把以上的椅子。如果来访者由单亲父/母抚养或在孤儿院长大，你可以与他们讨论合适的椅子数量，以及应该关注的对象。

如果合适，让来访者和他们的父母（即空椅子）"谈谈"下面列出的话题。**请注意，此练习可能会激发来访者的强烈情绪，所以需要来访者对治疗师高度信任。** 但是，根据我们的经验，许多来访者反馈，这是他们所做的最有用的练习之一。 这是一个触及问题核心的练习。

将此练习与成年人依恋访谈的使用相结合

这些陈述中的几个问题改编自成年人依恋访谈（George et al., 1985/1996；Crittenden and Landini，2011）。当完整的成年人依恋访谈用于评估时，只应由受过培训的临床工作者按照可靠的标准进行。如果在你的工作中，你的来访者可能将接受 AAI 评估，那么强烈建议你在他们完成 AAI 评估后再做这项练习。其目的是让 AAI 对来访者而言是全新的，让其"出乎意料"（出乎意料不是本练习的重点）。

与来访者讨论对父母（和/或其他童年期依恋对象）的陈述

时间

- 当我还是个孩子时，你花了多少时间和我在一起？有多少时间你和我是同频的？我记得的某个特定时间是……它对我的影响是……

身体接触

- 当我还是个孩子时，对你的身体接触，我有怎样的体验？我记得的某个特定时间是……它对我的影响是……

情感

● 你会允许我看到你表达什么情感？我记得的某个特定时间是……它对我的影响是……

● 我被允许对你表达什么情感？我记得的某个特定时间是……它对我的影响是……

● 如果我哭了，或者表现出弱点，或者需要安抚，你对此有何反应？我记得的某个特定时间是……它对我的影响是……

● 如果我很高兴且对自己感觉良好，你如何回应？我记得的某个特定时间是……它对我的影响是……

● 我们如何在家庭中彼此表达爱意？我记得的某个特定时间是……它对我的影响是……

危险

● 如果我害怕或处于危险中，你如何帮助或安抚我？我记得的某个特定时间是……它对我的影响是……

● 当你生我的气或对我感到失望时，你是如何表达的？我记得的某个特定时间是……它对我的影响是……

● 当我们在家庭中经历死亡事件（如果有）时，你是如何帮助我应对的？我记得的某个特定时间是……它对我的影响是……

性

● 你教会了我哪些性知识？我记得的某个特定时间是……它对我的影响是……

● 我最初是如何知道性的？我记得的某个特定时间是……它对我的影响是……

● 从你的举止中，我了解到哪些关于性和性亲密的信息？我记得的某个特定时间是……它对我的影响是……

关系

- 当我还是个孩子时，我们的关系是怎样的？有一段时间我们的关系是 ____（用词语描述），当时……对我的影响是……（针对关系的不同性质重复几次）。
- 我怎么做才能接近你？我记得的某个特定时间是……它对我的影响是……
- 我怎么做才能引起你的关注／称赞／接纳？我记得一个特定的时间是……它对我的影响是……
- 我们什么时候真正以一种良好的方式相处过？（或者，在什么时候我真正感受到了你的爱？）我记得的一个特定时间是……它对我的影响是……
- 我小时候与你在一起的最美好的回忆之一是……
- 我小时候与你在一起的最糟糕的回忆之一是……
- 在我们的关系中，我真正希望发生却没有发生的事情是什么？我记得我错过的一件事是……对我的影响是……

影响

- 这一切对小时候的我有什么影响？我记得的是……
- 这一切对现在的我有什么影响，特别是在我的亲密关系中［以及在我与孩子（如果有）的关系中］？影响是……
- 关于这个，我想对你说的是……

现在，用成年人而非孩子的视角看待你自己

- 我现在理解，你那样对待我的原因是……
- 我认为你在以下几个方面误解了我的意图……
- 我想我在以下几方面误解了你的意图……
- 我认为我们在以下方面错过了联结的机会……
- 我现在对你那时怎么会成为那样的人的理解是…
- 我对你怎么会成为现在这样的人的理解是……

整合

- 作为成年人，我现在是这样看待这些经历的……

- 小时候，我最讨厌你的是……我现在对此的看法是……

- 我希望我们能以不同的方式来做的是……

- 作为成年人，我不想重复的是……

- 相反，我想积极前进，实现自己的人生目标，包括……

- 过去发生的事情现在已经成为我人生历史的一部分。我感谢你的是……

- 我从孩提时代的经历中学到的是……

学习要点

- 我们年幼时的依恋关系对我们具有重大的意义，而且我们经常会高度扭曲地认为，他们的养育方式是唯一的方式，或者"世界就是这样的"。作为成年人，我们有机会重新审视这些早期的假设，并在时间的长河中反思我们被养育的经历。这对我们成为心理功能完整、成熟的成年人是非常有益的。

- 我们不必被过去或过去的关系所困。

- 面对过去的痛苦经历需要很大的勇气，尤其是当这些经历涉及我们的依恋对象时。

- 父母也是人，他们有好的一面，也有不好的一面，做过好事，也做过不好的事。如果我们在孩童时期倾向于认为父母中的一方或双方都是"全好"或"全坏"的，那么当我们长大成人后，我们有机会重新审视我们小时候可能拥有的一些简化的看待事物的方式。

变化形式

- 作为一种常见的变化形式，这些陈述可以以书信的形式来完成（不是为了寄出）。

- 如果来访者发现使用物品、空椅子等方法将他人和概念"具体化"是有用的，那么他们可能还会发现，将这个理念扩展到生活故事的其他方面也很有用，而不仅仅限于他们重要的依恋对象。例如，你可以鼓励来访者使用物品、图画或椅子讲述他们一生中的重要故事。例如，可以让来访者为他们的家庭创作"美好的一天"或"糟糕的一天"（过去或现在）的故事或图像。还可以延伸到"理想的一天"（包括：我们如何到达那里）。另一个话题可以是：我希望我的家庭是什么样子的。

- 鼓励来访者讲述他们生活中与重要的事件、地点和关系相关的故事。
- 鼓励来访者将自己的见解和决定付诸实践。

练习 8　我的心智、大脑和人际关系及它们之间的整合

简介

这个练习本身可以是一门完整的课程，因为这个主题涵盖的内容太广泛，所以和来访者共同决定工作重点是很重要的。

练习的目的

- 了解大脑的三个主要部分，以及它们在成年人的整合功能中各自发挥的重要作用。
- 了解杏仁核在编码生活事件的情感重要性方面所具有的作用。
- 了解大脑以"两种速度"运转，即较快的情感速度和较慢的认知速度。这就是为什么对某件事具有非常强烈的情感和躯体感觉并不意味着你的感知是准确的。认知和情感需要以一种整合的方式共同发挥作用。
- 了解心智与大脑的不同之处，即"心智是老师，大脑是学生"，以及这种认识是如何带来希望和成长的。
- 了解心智、大脑和人际关系是如何相互联系的。
- 了解整合意味着什么，并尝试自己进行整合。

方法

你可以通过多种方式与来访者进行此练习。一种方法是绘制简化的大脑图像，如下图。

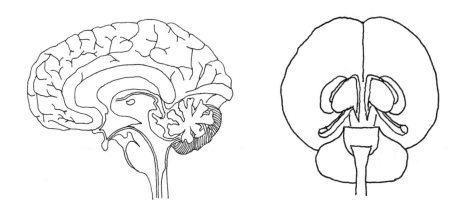

与来访者讨论

与来访者合作，帮助他们了解大脑的三个主要部分（脑干、边缘系统和大脑皮层），以及简单来说，它们是如何分别与行为、感受和思考的领域相对应的。以下举例说明当主要由大脑的某一部分工作时的情况。

- **行为——当脑干掌控全局时**　脑干是大脑进化得最早的部分，是我们与所有脊椎动物（即有脊柱的物种）所共有的。如果你不小心碰到了熊熊烈火，你会在有意识地思考之前缩回手。之后，你可能对此有多种感受和想法，但在必要的时刻，你的脑干是生存所必需的大脑的主要部分。脑干控制着身体所有的基本功能，如呼吸、心跳、消化、温度调节、荷尔蒙平衡等（即那些你不需要思考和几乎不受意识控制的功能）。

- **感受——当边缘系统掌控全局时**　边缘系统是大脑的情感中心，它让我们知道生活中什么是重要的，什么时候采取行动，以及什么是应该优先考虑的，这至关重要。如果你感觉自己受到威胁（例如，在一条黑暗的街道上，听到身后有脚步声，或者如果你在人群中看不见你的孩子），那么你将感受到非常强烈的情绪，在面对威胁的当下，这种情绪可能会支配你所有其他大脑的活动。这时，你正在使用你大脑的边缘系统。正面情感体验也由边缘系统管理，例如，亲密而充满爱意的性经历、过山车的快感，或者在美好的一天从海滩上跳入海中。在以上三种情况下，边缘系统在集中你的注意力和编码重要记忆方面都非常活跃。由于边缘系统在处理情绪中非常重要，因此它也是大脑参与社交和情感交流的关键部分。如果你仔细想想，这是有道理的——我们需要大脑中负责情绪的部分，以便以情绪敏感的方式与他人交流。关于边缘系统很重要的一件事是，大脑中负责情绪的区域能够比大脑中负责思维的区域更快地做出反应。确实，当我们感知到重大威胁或侮辱（导致战斗、逃跑或冻结的本能反应）时，皮层通常需要大约六秒的时间才能"赶上"大脑中负责情绪的部分。这就是为什么当我们仅依据自己的情绪做出反应时，有时将其称为"情绪捷径"，因为我们的行为已经绕开了大脑的思维部分。为了阻止大脑中的这些"捷径"，许多人采取了"深呼吸""数到 10"或"停下来思考"的策略。这些策略中的每一种都是为了让大脑皮层跟上"情绪脑"，让大脑对生活中充满挑战的时刻做出更深思熟虑的反应。

- **思考——当大脑皮层掌控全局时** 如果你正在学习一项新技能，或者获取新信息并试图理解它，或者即使你只是在经历一种有意识的思考，那你就是在使用大脑皮层——换句话说，你正在使用大脑的思维部分。其他物种的大脑也有大脑皮层，但在人类的大脑中，大脑皮层占比更大、更复杂。这部分大脑通常被认为使我们成为人类，并使我们与其他物种相区分。在人类进化过程中，它是大脑中进化最晚的部分。它负责说话、计划、创造、交流、思考生活中的挑战、理解大脑和身体的其余部分正在发生的事情，以及想象他人的观点（因此能够在人际关系和友谊中与他人成功相处）。这仅仅是大脑皮层的部分重要功能。

- **进行整合——当自我掌控全局时** 你能想到你的行为主要受到大脑某一部分影响的情况吗？你偏好使用大脑的哪一部分？你是一个感性的人还是一个善于思考的人？你是否曾经历过大脑使用"捷径"的情况？你如何处理这种情况？或者你是否平衡了大脑的这两个部分？你对身体向大脑传递的信息有多少觉察？你是否与身体中正在发生的事情保持一致？如果是，那你就向另一个重要的信息来源敞开了大门。人们常说，我们只使用了大约5%的大脑。不管这是不是一个准确的估计，似乎很明显，很多人都偏好使用大脑的一部分。你认识这样的人吗？你认为使用大脑的最佳方式是什么？在哪种情况下，你可以更好地平衡各种信息来源——身体的感觉、情绪、思维及外界（包括其他人）的信息？对你而言，什么代表着成为一个更整合的人，意味着你将这些不同的过程整合为一个功能完整的整体？另一个要问自己的重要问题是：心智和大脑之间是否存在差异？一些人用这两个术语来表示同一件事。另一些人则认为它们是两个表示截然不同的事物。大脑是人体的生理器官，是上述所有功能所必需的。相反，心智可以理解为大脑工作的产物，是我们作为有意识的、觉醒的自我所经历的，也是我们提出诸如"心智和大脑之间是否存在差异"这类问题的那部分自我。这是重要的差异，因为一旦我们了解到自我的内容远大于大脑和身体，我们就可以更好地理解如何调整我们的想法、感受和行为，毕竟这是大脑中发生的过程——如果我们愿意，我们可以用自己的心智对大脑进行管理。

从僵化到整合到混乱的连续谱

让我们想象一条从左到右的连续谱。连续谱的左端代表僵化，右边代表混乱。中间代表整合。

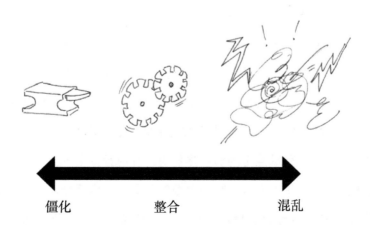

僵化　　　　　整合　　　　　混乱

现在，阅读下文将描述的不同类型的整合并思考，你认为自己在这些类型的整合中处于什么位置。你是倾向于僵化，还是混乱，或者你在这方面是整合的？过去的你在这个连续谱的哪个位置？你想在三年内到达什么位置？

六个领域的整合

1. 整合大脑和身体

- 将大脑与身体整合在一起，由于神经系统延伸至身体的各个部位，大脑也延伸至整个身体。这种整合形式包括关注身体传递给自己的信息，并根据这些信息做出适当的反应。当身体信号被忽略或回避时，它们有升级为躯体症状的趋势（焦虑、外伤、溃疡、胃灼热、胃病、心脏问题、呼吸困难、极度疲劳、头痛、腰痛等）。

- 学会活在"自己的身体里"并充分融入自己的身体（即不仅是"顶在身体上的头"或一组功能器官的集合。）

- 整合自己所有的感官知觉，如听觉、视觉、触觉、味觉、嗅觉及时间知觉和空间知觉。

2. 整合心智和大脑

- 通过调节和关注心智活动来整合心智和大脑，我们知道，自己使用心智的方式会对大脑的神经元连接产生深远的影响。因此，我们可以用自己的心智来塑造自己的大脑（Kabat-Zinn，2005）。

- 将"高级脑"的功能与"中级脑"和"低级脑"的功能整合在一起。西格尔（Siegel，2007）将这称为"垂直整合"。

- 整合自己的想法和感受。

- 整合各种情绪"状态"，如兴奋、快乐、贪玩、沉思、有趣或无聊。理解这些都是情绪的正常状态，且每种状态都有其作用。

3. 将自我的各个"部分"整合成一个功能性整体

- 将感知中可以退一步观察心智、大脑及人际关系的部分与沉浸在经验中的部分整合起来。有时，这被称为"元"功能（即独立于或高于经验，客观地看待"我"），例如，我们能够有意识地关注并调整我们的行为，以便更好地与他人建立联系。有时也被称为"与自我对话"。对于许多人来说，"元"功能这部分自我也被认为是个体精神本质的一部分——这部分自我体验到深刻的内在真理、经验，以及存在的一致性（Kabat-Zinn，2005）。换句话说，当我们用心智进行这种类型的整合时，我们对"自我"和"我们是谁"的感觉最一致。

- 整合"自我的各个部分"（有时称为内在角色），这些部分可能有相互竞争的需求。例如，将我想"逃跑并加入马戏团"的部分与"我要稳定工作以实现长期目标"的部分整合在一起。为了能够充分地整合自我的各个部分，一个有用的内部角色是所有内部角色的"指挥官"，这个"指挥官"能够将所有相互竞争的内部角色整合成一个功能性整体（Blatner，2007）。这个角色有时被称为"执行自我"或"内部管理者"。

- 整合创造性、直觉的（右脑）自我与理性、逻辑的（左脑）自我。

- 整合不同部分的自我，使自己朝着成长、发展和积极变化的方向发展。

- 以开放和好奇的态度调谐内部世界和感知的各个方面（Wallin，2007）。

4. 整合记忆并以连续的叙事方式对其进行时间和空间定位

- 将感到熟悉和安全的部分与记忆中过去可能是"禁区"的部分进行整合，这样心智或记忆中就没有"被排除"或"被禁止"的区域。这是一种重要的整合方式，因为如果"被禁止"或"阻挡在视野之外"的部分始终处于分离或防御的状态，它们就会习惯性地以一种隐蔽的方式呈现。我们所抗拒的东西会一直存在。

- 整合不同类型的记忆（例如，我对事件的记忆，以及事件发生当时我对事件的看法和感受，并与我现在的看法和感受相对比），这样我给自己讲述的关于过去的故事就充分利用了我所有的整合能力。

- 整合过去、现在和未来，并了解事件和关系发生的时间，这包括坚持记忆中确定的部分，承认一些记忆的不确定性。这种形式的整合包括有目的地、调谐地将自己完全定位在"当下"，进而有目的地、调谐地进入未来。

- 整合现在的观点与过去的观点，并且能够追踪自己不断发展的理解力来区分自己的观点如何随着时间的推移而变化。例如，我们过去可能对自己和生活中的重要人物有一些看法，而这些看法可能会随着时间的推移而改变。这种类型的整合包括能够理解自己在不同年龄拥有不同的能力。当人们感到无助或"责备"年轻的自己时，这样的整合变得至关重要。这种类型的整合包括"宽恕"和对年轻时的自己表示慈悲的能力，以及借鉴经验教训的能力。

5. 在与他人的关系中整合心智和大脑

- 整合自己与他人的观点、需求、兴趣、感受和目标，并相应地调整自己的行为，因此可以与他人建立合作关系，实现彼此满意的目标，形成并维持有爱的关系。
- 将他人告诉我的部分和榜样示范给我的部分，与我自己的想法和决定进行整合。对在儿童时期受到有害信息或不良榜样示范的个体，这是非常重要的整合形式。整合代表拒绝有害影响的能力，以及对情感虐待和言语虐待说"不"的能力。
- 整合理解：我现在的需求、兴趣和能力与小时候的有所不同，其他人也是如此，包括我的孩子（如果有）。同样，我认识到我的父母可能随着时间的推移而改变，我与他们关系的性质及他们对我的权力和权威也发生了变化。

6. 将我与更大的世界 / 更高的意识中的其他部分整合

- 整合我认为世界"应该"有的样子与世界真实的样子（即进行"现实检验"）（Kabat-Zinn，2005）。这并不一定意味着要被动地适应现状，而是要充分认识并接受当下的处境，以使自己最好地适应现实，这可能包括努力改变现状。
- 将我的行为角色与周围的环境整合起来，以便充分发挥适合我的处境、人际关系和目标的角色。将我的生活定位于做贡献并鼓励他人（尤其是下一代）成长和幸福。
- 将自我与生命的存在整合为一个整体，并了解自己在人类历史长河、生与死的循环、地球生命的进化及不断膨胀的宇宙中的位置。对万物之间的联系有更高的意识。

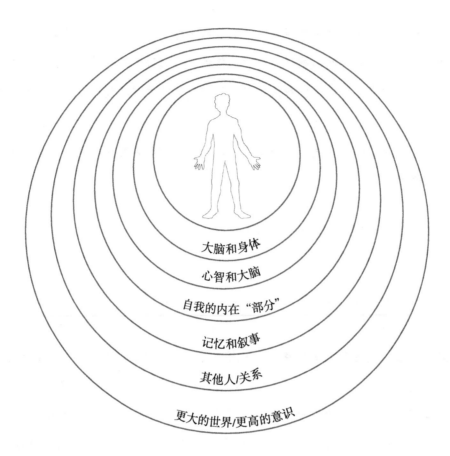

大脑和身体

心智和大脑

自我的内在"部分"

记忆和叙事

其他人/关系

更大的世界/更高的意识

学习要点

- 脑干、边缘系统和大脑皮层都有专门的功能。它们在我们成年后的整合功能中各自发挥着重要作用。

- 大脑以"两种速度"工作，即情绪的速度和相对慢一些的、认知的速度。

- 对某件事有非常强烈的情绪和身体感受并不意味着你感受到的是"真实存在的"。例如，仅仅因为你感到害怕并不意味着目前存在威胁；或者仅仅因为你感到被冒犯并不意味着别人侮辱了你。

- 心智、大脑和关系是相互联系的。

- 有许多不同的方式来实现整合，对许多人来说，这是一生的旅程。

变化形式

- 你可以通过多种方式进行这一练习，例如，通过讨论、教学、创造性的方法，诸如绘画、借用物品和讲故事、用黏土雕刻等。
- 关于大脑区域和功能的讨论本身就有助于讲述或表演个人故事，例如，当大脑的某个部分或另一个部分处于支配地位时。(例如，"上周我发脾气的时候"，或者"在我的人际关系中，我们从不谈论任何重要的事情，回避感受"。)
- 关于整合的讨论是一个对大部分人都有吸引力的话题，我们建议你给这个话题充足的时间。就像上面讨论大脑的例子一样，这些不同形式的整合都可能使用个人故事、表演甚至技能练习（即在特定情况下，以特定方式练习更多的整合技能）来进行说明或呈现。

练习 9　指挥我的"内在交响乐团"

简介

这个练习由前面的练习延展而来，尤其是探索不同类型的整合那部分。

练习的目的

- 了解到对于成年人来说，拥有许多内在与外在的"角色"或多个维度的自我是正常而自然的。
- 了解到这些不同维度的自我可能保持平衡，也可能失去平衡，但可以在有觉察和集中注意力的情况下恢复平衡。
- 帮助来访者练习演奏和调节他们"内在交响乐"的技能。

方法

询问来访者他们是否曾经对某件事情有过"两种想法"。一个典型的例子是吸烟者想戒烟，但同时又有强烈的吸烟冲动；或者心里想和某人约会，又觉得不应该或不可能。关键在于这是很正常的，大多数人都会经历这种相互矛盾的想法和感受。重要的是要成为"乐团的指挥"，而不是简单地让自我的各方面随意地演奏，互不协调。

向来访者解释，对这些内在冲动、自我的不同角色和不同方面获得理解和控制感的一种方法是用物理的、外显的方式来表现它们。可以是绘画的形式，也可以是书面的形式，也可以用物品或空椅子，也可以是"从自我的一个或多个维度说话"的形式（Blatner，2007）。

与来访者讨论

以下是一些内在的想法、冲动、角色和自我的各个方面在三个维度上活现或呈现的例子。

我和我自己的关系

- 那时的我，现在的我。
- 现在的我，作为一个睿智的老年人坐在摇椅上回顾人生的我。
- 自我批判的自我，自我慈悲的自我。
- 有要求的、自控的我，随和的、顺其自然的我。
- 活在当下的我，目标导向的我。
- 自我作为无助的受害者，自我作为有能量的、苗壮的成年人。
- 自我作为一个退缩、羞怯的人，自我作为一个勇敢的、自我实现的成年人。
- 沉浸在生活中的自我，作为我的生活与关系的观察者。

我和他人及世界之间的关系

- 我如何看待我自己，他人如何看待我。

- 我的观点，他人的观点（在他人的角色中，如果来访者假装自己是他人并用第一人称开始说话，这是心理剧技巧中的角色扮演，有时也叫角色互换）。
- 与环境分开的我，作为环境的一部分并与其和谐相处的我。

我与生活中的问题、挑战和困境之间的关系

- 从"理性之椅""感性之椅""睿智之椅"出发分别处理一个困境。
- "只管做，别想"的冲动，"停下来想想结果"的冲动。
- 打开"自动驾驶"模式并让事情自然而然发生的我，想要完全地、有意识地主导自己生活的我［例如，成为我自己的故事的作者，或者就像威廉·欧内斯特·亨利（William Ernest Henley）在他的诗歌《永不屈服》里写的一样，成为"我命运的主人……灵魂的船长"］

学习要点

- 绝大多数人都拥有很多不同的内在角色和外在角色，以及多个不同的自我。
- 这些不同的自我可能平衡或不平衡，而且可以随着觉察和集中注意力恢复到平衡的状态。
- 把这些抽象的概念变得真实且可触及是有帮助的，这样我们就可以更加细致地研究它们，并决定我们要怎样去调控它们。

变化形式

可以以许多不同的方式来呈现自我的各个方面和上述的不同视角。这可能包括绘画、写作、讨论、使用物品或椅子，以及活现。即"扮演 X 的角色"，并从那个角度或自我的方面去讲话。

要了解更多像这样的基于心理剧的理论和技术，请见莫雷诺（Moreno and Moreno，1975）所写的相关图书或布兰特纳（Blatner，2000）所写的相关文章。

练习 10 STOP-MAP—— 一种基于依恋的问题解决方法

介绍

STOP–MAP 代表优势（Strengths）、问题出现（Troubling Occurrence）、模式（Pattern）、意义（Meaning）、替代选择（Alternatives）和计划（Plan）。我们已经将它设计成以依恋实践为基础的解决问题的过程。也可以理解为，这是一种在实践中基于依恋理论的、聚焦于问题解决的方法。

练习的目的

- 理解 STOP–MAP 是怎么解决问题的。
- 找到 STOP–MAP 可能适用的例子。
- 练习 STOP–MAP 并把它应用在自己的生活里。

方法

如果来访者提出了他们面临的问题或困境，你可以提议运用 STOP-MAP 的方法。这意味着来访者要和你合作完成这个练习，最终来访者可以将它吸收到他们自己解决问题的工具箱里。这个方法包括以下的步骤。

STOP–MAP

- **优势**（S） 提醒自己拥有的各种优势，包括内在的、人际的和超个人的力量（如果需要复习，请参阅练习1 我的优势）。
- **问题出现**（TO） 我正面临的问题、决策、困境或令人不安的事件是什么？ 这确实是一个问题或危机，还是可以换个角度来看待（重新建构）？
- **模式**（P） 我现在如何应对这个问题？过去我是如何应对这个或类似问题的？ 我

的反应中存在一种模式吗? 这种反应或感受使我想到什么? 我还记得过去什么时候有过类似的感受和相同或不同的反应吗? 这种模式从哪里开始? 我能记得多久以前的事?

- **意义（M）** 我的反应的意义或功能是什么? 例如,我过去的反应是在回避还是面对问题? 我以前的反应多大程度上满足了我对依恋的安全性、可预测性、舒适性或与他人亲近的需求? 我能否对年轻时使用这些策略的自己表示慈悲? 我现在是否决定以不同的方式来做事情?

- **替代选择（A）** 在这种情况下,我过去使用了哪些成功的应对 / 解决方案? 如果我过去的解决方案现在无效,那么我能想到哪些替代选择来帮助我高效地管理或解决此问题? 谁能帮我?

- **计划（P）** 我的行动计划是……

与来访者讨论

在这个时候,如果需要,你可以帮助来访者练习新的技巧。需要练习的常用技巧包括以下内容。

自我管理

- 正念练习,包括正念冥想（Kabat-Zinn,2005）。
- 制订计划并坚持执行。
- 自我激励。
- 辨别和练习怎么管理生活中的重大阻碍。
- 应对技巧。
- 管理焦虑和其他情绪。
- 识别触发因素并进行自我对话。
- 应对无聊。
- 应对拒绝 / 失败 / 失落。
- 处理嫉妒的感受。

- 花点时间进行客观思考。

社会 / 人际交往的技巧

- 亲密关系技巧 / 情感交流（练习与自我和他人的调谐）。
- 恰当地表达自己的感受（任何感受，包括正面的或负面的）。
- 健康的性行为 / 以积极的方式管理性的感觉。
- 应对批评、拒绝或失落。
- 倾听朋友的问题。
- 求职 / 积极地谈论自我。
- 说"不"。
- 表达同理心。
- 应对挑衅 / 侮辱。
- 道歉。
- 表示感谢。
- 开始一场艰难的谈话。
- 开始 / 结束一段关系。
- 和伴侣交流重要的情感话题。
- 寻求帮助。
- 加入一段谈话。
- 管理诱惑 / 同伴压力。
- 育儿技巧。
- 给予表扬和鼓励。
- 帮助我的孩子发展出内在的 / 自我管理技巧或人际交往技巧。
- 处理警察到访 / 盘查。
- 避免肢体冲突。

提示：有很多好书解释如何进行技能练习，我们在这里不再重复指导。欲了解更多信息，我们推荐戈德斯坦（Goldstein，1997），拜姆（Baim et al.，2002）或贝拉克

（Bellack et al.，1997）的相关著作或文章。

学习要点

- 依恋理论不仅仅是关于我们小时候发生的事情，也与我们如何处理现在的压力相关。作为成年人，我们仍然需要安全感、可预测性、舒适性及与他人的联结；有时，满足这些需求可能会带来巨大的挑战、困境和困难。
- 通过 STOP-MAP 的步骤不仅可以寻找满足当前需求的解决方案；这种方法鼓励我们深入研究我们面临的问题，并反思我们的回应模式和功能。这样，我们不仅可以为我们的日常问题提供短期解决方案，还可以寻找并发展促进个人成长的长期策略。

变化形式

如上所述，STOP-MAP 通常会引导来访者使用上述技巧练习。这种方法与其他方法略有不同的是，来访者可以决定他或她希望用什么方式来发展技能。STOP-MAP 方法不是直接从问题转向解决方案，而是鼓励来访者反思自己的反应、反应模式及这种模式在小时候发挥的功能。这样，来访者就能在充分意识到练习目的的情况下发展技能，从而有更大的动力将新技能整合为新的生存方式的一部分。

复习

请阐述以下内容。

- 在对来访者开展基于依恋的治疗之前，需要考虑的重要问题和要点是什么？
- 什么是有反馈的实践和有目的的折中原则，如何将这些原则应用于使用"A"型策略和 / 或"C"型策略的来访者？

- 基于依恋的视角，所有有效治疗都应具备的五个关键要素是什么？

- 本章中的 10 个基于依恋的练习和实践活动是什么，你将如何在实践中使用它们？

第十章

从业者的持续支持与督导

（与布里奇特·罗思韦尔合作编写）

"掩藏感受的问题在于被我们掩藏时它们仍活跃着。"

理查德·鲍尔比（Richard Bowlby），依恋理论讲座，伍斯特，2009 年

本章将帮助你理解以下内容：

- 基于依恋的督导的意义及其重要性；

- 调谐与非调谐的督导示例，揭示了其对从业者的潜在影响；

- 从业者是如何卷入来访者所使用的 "A" 型策略或 "C" 型策略的，为何这是督导中的一个重要话题；

- 如何将 LEARN 模型应用于督导中。

导读

本章介绍了基于依恋的督导的理念，该督导视角借鉴了第一章到第九章中所涵盖的概念。本章不会出现前文介绍的实践材料之外的新概念。更确切地说，它是从一个略微不同的角度——督导师的角度——来考虑同样的访谈。

本章首先对当前社会关怀工作面临的挑战进行一些反思。然后，将重点放在督导上，并提出能产生重大影响的小改变。

随后是几个简短的督导会谈逐字稿，演示了调谐与非调谐的督导。这些访谈旨在促使读者思考自己的督导风格，它的功能是什么，以及它从何而来。

本章还包含了几个简短的表现不良的访谈节选，这些节选来自"亚当"和"克里斯蒂"的访谈者。加入这些节选是为了展示，未使用基于依恋基本沟通原则的不良访谈会给来访者带来怎样的影响。它们被纳入本章，是因为它们突显了在督导中可以有效解决的重要议题。

良好督导的重要性

良好的督导对从业者的重要性怎么强调都不为过，因为他们既要评估那些遭遇或制造麻烦的个体生活中情绪化的、常常是未解决的议题的影响，还要与之工作。这些问题是风险评估、安全规划和风险管理的核心，对专业能力和情感能力都提出了很高的要求。

基于依恋的督导包括帮助从业者明确自己的目标和任务，并帮助从业者在情感方面和意义方面反思其工作。基于依恋的督导为从业者提供了一个可预测、专注、包容和反思性的机会，不仅帮助他们的来访者，也帮助他们自己探索正在发生的事情。这意味着在督导师和受督导者之间正在发展一种关系，在这种关系中，受督导者可以庆祝和巩固取得的成就，探索遭受的挑战，在批判性地评价自己的实践时（常常唤起高度焦虑时）得到支持。对于督导师来说，这是一个非常有收获但具有挑战性的角色（Ruch et al., 2010）。

督导的定义

> "督导是一个过程，在这个过程中，组织 / 机构授权一名督导师与一名（或多名）
> 受督导者合作，以实现组织 / 机构的、专业的和个人的某些目标，最终共同促进工
> 作，以使服务对象获得最好的服务效果。"
>
> Morrison，2005，p32

这个定义特别适用于社会工作 / 社会关怀机构的从业者和督导师。和许多发展关系
的词一样，"督导"一词也是有争议的。一个人所从事的特定学科或职业会影响其定义。
督导是一个由专业、组织和个人定义的概念，必然会有差异。只要督导师和受督导者之
间就督导的内容和过程进行了清晰的交流，这种差异并不重要。关于如何制定有效的督
导合同，详见莫里森（Morrison，2005）所著图书中的观点。

无论我们的职业头衔是什么，只要我们的工作涉及理解和帮助（弱势）群体，我们
就需要兼顾以下四点。

1. 有人了解并帮助我们评估履行职责的情况（管理 / 责任 / 质量保证）。

2. 有人帮助我们反思我们的工作及工作中的自我（反思性），以便我们可以学习和适
应（专业发展）。

3. 有人帮助我们协调我们与工作的社会和组织环境的关系（调解）。

4. 有人帮助我们处理工作中个人情绪的影响（支持）。

如同在许多社会工作组织中一样，这四种督导功能可以在同一种关系中实现，也可
以在工作场所内外的不同关系中分别实现。

什么是基于依恋的督导

本节提出一些观点，皆在促使你对基于依恋的督导的概念及其所包含的内容进行
反思。

督导不是治疗

督导师普遍关心的一个问题是："我不是治疗师，督导也不是治疗。当然，如果我使用一种治疗方法并将其应用到督导中，我就会变成受督导者的治疗师，于是我们就会失去对手头工作的焦点。我的工作职责是让人们对他们的工作负责！"

这体现了复杂的督导过程中的矛盾心理，在这个过程中，相互冲突的需求要被不断地平衡。这种矛盾心理反映了所有与弱势群体工作中存在的"照顾和控制"的两难困境（Clulow，1994），也反映了督导的职能包括支持情感的复杂工作，并确保其质量。这种矛盾心理也反映了所有与工作结果有利害关系的人的需求之间的冲突。

面对这些人类普遍的困境，人们试图简化工作，只关注输入、转换和输出的过程，就好像如果我们足够努力，我们所面临的问题就会有"显而易见的答案"一样。事实上，并不存在显而易见的答案。然而，我们可以更清楚地意识到我们在做复杂的、多层面工作时的焦虑和不确定性，并且我们可以有意识地选择如何控制这些焦虑（Morrison，2009）。这就是基于依恋的督导所发挥的关键作用。这并不意味着督导需要像治疗一样：相反，如同奥伯霍尔策（Obholzer，1994）所说，我们提倡"心理层面的管理"，即充分利用我们对人类心理过程的了解，并将这些知识应用到系统中的所有人，而不仅仅是被称为"来访者"或"服务对象"的人。

这是一种合作式的、近距离的带领

在与弱势群体工作时，从业者遇到的许多问题都类似于领导力理论家基思·格林特（Keith Grint，2006）所说的"棘手问题"。这些问题可能以前没有遇到过，而且没有明显的"结果"或"解决方案"。

　　"对于棘手问题，你需要非常清楚地了解你正在处理什么。这意味着你需要与人合作，并对正确的人提出正确的问题。"

Grint，Sunningdale Institute Briefing，2006，p2

我们如何定义"问题"将决定我们如何寻找"解决方案"。在"棘手"问题的概念中隐含着这样一个观点：我们需要一种反思性的方法来理解它，并在理解它的过程中"突然发现"前进的道路。这需要我们在工作中有能力运用"集体智慧"和"灵感涌现"——解决方案可能会"突然出现"，而非已经存在——作为反思功能的预期结果。正如著名心理剧作家泽尔卡·莫雷诺曾说："除非你不知道下一步是什么，否则你无法取得进步"（Moreno and Morena，1975）。

第二个与"合作"有关的观点引用自一本具有广泛影响力的关于儿童依恋的书，《为什么爱很重要》（*Why Love Matters*）。此书的作者苏·格哈德（Sue Gerhardt）指出

> *"婴儿是自我的原材料。婴儿是互动的产物，不是自我驱动的产物。"*
>
> Gerhardt，2004，p18

婴儿如何成长为一个有能力、有技能和有个性的"自我"取决于"原材料"和环境的相互作用，而最重要的环境便是他们的依恋对象。我们相信这一领域的从业者也是如此；我们的专业自我是在组织背景和文化背景中发展起来的，其中最重要的因素通常是我们的督导关系。

我们认识到这是一个巨大的挑战。在我们作为培训师和顾问的工作中，我们清楚地认识到，在社会发生重大变革和资源匮乏的时代，这种思维方式很难被应用。然而，我们也从诸多参加我们课程的人那里得知，培训对他们作为督导师和从业者同样有用。我们希望利用这种集体智慧。

奥伯霍尔策（Obholzer，1994）提醒我们，"我们的大型公共机构是人们基本焦虑的容器"，从它们内部及相关组织来看，我们受制于强大的投射和不可能的期望——解决、整理、处理复杂的人类处境。目前，这些期望还伴随着对提高"效率"的需求，"效率"一词似乎主要被理解为"用更少的人和更少的互动"。

我们经常看到，组织/机构剔除了人际互动和（自我）批判性反思的过程。目前，大幅度地削减预算是许多公职人员的头等大事，自主权、专业精神和胜任力等术语往往是"只管去做"和"不要寻求帮助"的代名词。仅举一个我们最近看到的示例：为了追求效率，一个曾经充满生机的家庭中心关闭了食堂，这让该家庭中心变得黯然失色，因

为食堂曾是滋养该中心蓬勃发展的核心。

如果我们剥夺了人们充分、自发地进行互动的地方，就会得到一个非人性化的工作场所。依恋理论的核心原则是人与人之间的意义是共同建构的；我们的世界是由社会建构的，并通过我们理解的迭代而不断更新（Marris，1996）。如果我们不能进行对话，从而帮助我们认同我们所做的事情的意义，那我们的组织将如何继续与服务对象沟通？

目前对生计、工作方式和职业身份的威胁氛围唤起了所有从业者的自我保护策略。我们从依恋理论中了解到，如果我们没有安全感，发展和学习是非常困难的，甚至是不可能的。我们知道，如果压倒性的情绪是逃跑、战斗和冻结，我们就无法反思自己的处境，也无法理解自己的处境。此外，技术效率进一步将我们的劳动者原子化，并用手持"平板电脑"和机械化报告系统把员工分隔开。目前实施的官僚主义和技术统治论的解决方案存在的巨大风险在于提供了遏制的假象；它们似乎果断地处理了照顾和控制、效率和有效性之间的矛盾，但它们只是否认了这些矛盾，把固有的模糊性和不确定性转嫁给一线从业者，或者把这些问题完全抛给服务使用者。我们的"效率"很可能会把焦虑从工作场所本应提供的"容器"中驱赶出来，进入我们员工的家庭和人际关系。在员工得不到支持的情况下，这些焦虑可能反过来被遗留给需要从服务中得到帮助的人来处理。

调整挑战的大小

我们为未来的实践创建了什么样的组织？我们作为督导师，在加强、挑战和改善这些影响方面的角色是什么？我们可能会问，我们从事督导工作所在的组织／机构的依恋风格是怎样的？鉴于上述情况，我们究竟该如何解决整个系统的问题？

首先，要有勇气坚定自己的信念。

"永远不要怀疑，一小群有思想、有决心的公民可以改变世界；事实上，这是唯一发生过的事情。"

Margaret Mead，quoted in Hope and Timmel，1995

其次，重新关注你作为督导师的角色。你不必改变整个世界，你可以关注的是一个更有限的世界。这是督导关系中的"小空间"，正是从这个小空间开始，你可以产生影响。你可以通过两种方式做到这一点：

● 第一种方式，你可以通过保持一致性、可获得性、回应性和可预测性使你的受督导者大为改观。在制订计划和持续督导的实践中，当你优先考虑督导是一种关系时，就能帮助受督导者容纳焦虑并建立一个安全基地。

● 第二种方式，通过认识到督导中发生的事情是整个组织 / 机构工作的缩影，你可以做出很大改变。就像池塘里的涟漪一样，你在督导中做的工作将引发强烈反响，并对未来产生深远的影响。埃莉诺·罗斯福（Eleanor Roosevelt）在反思人权问题时指出权利开始之处。

"……在离家很近的小地方——如此之近，如此之小，以至于在任何世界地图上都看不见它们。然而，它们是个人的世界；他居住的社区……他工作的办公室。那里没有歧视，每位男士、女士和每个孩子都在寻求平等的正义、平等的机会和平等的尊严。除非这些权利在那里有意义，否则它们在任何地方都毫无意义。如果没有同心协力的公民行动来维护这些权利，那我们在更大的世界里寻求进步将是徒劳的。"

Eleanor Roosevelt，1958

良好的督导对话同样从督导关系中的"小空间"开始，并从那里开始对团队、组织 / 机构和我们工作的部门产生影响。

实践中的督导，第一部分：对克里斯蒂的社会工作的督导

在本部分，你可以阅读三个督导环节的片段，在这些片段中，督导师在对与克里斯蒂开展工作的社会工作师（以下简称"社工"）卢进行督导时使用了"A"型策略、"B"型策略和"C"型策略。我们选取这些片段，是为了说明依恋策略是如何在督导中显现

的，以及它们如何对督导中处理和决定的内容产生关键影响。

三段督导剪辑的介绍

以下三个片段强调了平衡型督导对促进准确评估和有效干预的重要性。

平衡型（"B"型）督导——介绍

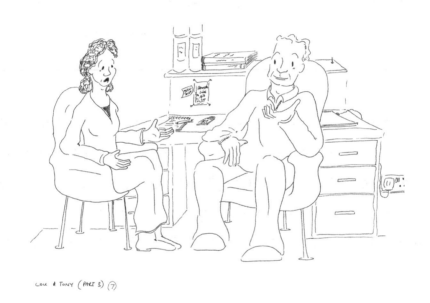

LOU & TONY (PART 3) ⑦

回想一下克里斯蒂和她的社工卢的访谈。

卢正在接受督导，第一段逐字稿展现的是卢正在接受一位调谐的督导师的督导，该督导师有意识地整合了他的想法和感受，并在不控制卢自己的决策下提供指导。

从依恋的角度来看，我们可以认为这位督导在这段简短的督导中使用了"B"型策略，即平衡和整合的人际策略。

督导逐字稿——卢和她的督导师，平衡型（"B"型）督导

受督导者：我和克里斯蒂的关系真的很纠结。我常常不知道我和她的关系到底推进

到了哪里。前一分钟她还迫切地需要帮助，后一分钟她就不想见我了。这感觉就像一个真正的推拉场景，我想，让我担心的是，这可能会影响我的能力，让我难以真正看到这对她的孩子意味着什么。

督导师：卢，这，嗯，听起来这个情况让你感到非常困惑，也非常沮丧和担心。嗯，我想知道，我们对克里斯蒂的童年或依恋模式是否了解，这或许可以帮助你理解她的行为模式。

受督导者：是的，那可能会有帮助。嗯，我想我要做的是在我下次见她之前先查看她的档案，看看能不能找到一些线索让我了解我和她之间到底发生了什么。

督导师：好的，卢。而且我想，这份档案不仅能显示她的童年是否存在一些模式，还能显示克里斯蒂是否有之前与其他机构或工作人员的关系模式，进而为我们提供线索。但不管怎样，我认为这是个好主意。让我们在你完成这些后见面，当然，是在你下次见克里斯蒂之前。

平衡型（"B"型）督导——评论，第一部分

你从督导师的工作方式中注意到了什么？他有多大的意愿及能力调谐受督导者，证实她的观点并提供建议？与思考和感受有关的语句之间是如何平衡的？谁的观点得到了考虑？你注意到督导师和受督导者（卢）之间的互动是什么？你将用什么隐喻来描述这种互动？例如，它是一场拔河比赛，一场猫捉老鼠的游戏，一次悠闲的散步，一场音乐二重奏？你认为督导师在这个环节的方法如何？

你可以在此暂停，留出时间思考这些问题。

平衡型（"B"型）督导——评论，第二部分

在这个片段中，注意督导师如何反映和证实受督导者的经验和感受。这一点尤为重要，因为受督导者显然在努力理解克里斯蒂，并在访谈中处理他们之间发生的事情。督导师提出了一个问题，促使受督导者对克里斯蒂的背景做更多的调查，这有一个额外的好处，那就是鼓励受督导者更深入地反思克里斯蒂的成长背景，并将其与她当前的应对

策略联系起来。通过请受督导者这样做，督导师帮助其寻找相关联的模式，从而帮助受督导者在更广泛的互动和历史背景下理解克里斯蒂带给她的体验。这减少了受督导者将她和克里斯蒂之间的困难过程个人化的危险。同样重要的是，督导师不是简单地让受督导者做更多工作，而不跟进其工作进展。相反，他明确表示，他愿意帮助受督导者为她与克里斯蒂的下一次会谈做准备。他没有让她独自挣扎。

疏离型（"A"型）督导——介绍

在下面的片段中，这名受督导者再次讨论了她与克里斯蒂之间似乎存在"纠结"的挫败感。这次督导师采用了"A"型策略。让我们看看这种方法是如何影响受督导者的。

督导逐字稿——卢和她的督导师，疏离型（"A"型）督导

受督导者：我和克里斯蒂的关系真的很纠结。我常常不知道我和她的关系到底推进到了哪里。前一分钟她还迫切地需要帮助，后一分钟她就不想见我了。这感觉就像一个真正的推拉场景，我想，让我担心的是，这可能会影响我的能力，让我难以真正看到这对她的孩子意味着什么。

督导师：好的，卢。我认为在这种情况下要做的第一件事就是，你需要非常清楚你的角色。像这样的来访者需要了解其边界。不管怎样，你不能让她开始依赖你。这种情况太容易发生了。所以我认为现在最重要的是要有一份明确的协议，规定我们将会做什么，不会做什么。她真的需要明白在这种情况下她作为父母的责任是什么，明白我们要求她做什么。

受督导者：对。所以，你的意思是她需要非常清楚地了解不遵守我们要求的后果。

督导师：没错，卢。我认为我们需要在下周末之前看到协议签字并存档。

受督导者：好吧，如果你觉得这是最好的办法，那我就去做。

疏离型（"A"型）督导——评论，第一部分

你从督导师的工作方式中注意到了什么？他有多大的能力调谐受督导者，证实她的观点并提供适当的建议？督导师对受督导者及其反思自己与克里斯蒂互动的能力有什么影响？这让受督导者在与克里斯蒂的关系中扮演了什么角色？如果你是处于这种情况中的受督导者，那么你有哪些想法和感受是不会告诉你的督导师的？

如果受督导者对待克里斯蒂的方式和她在督导中被对待的方式一样，克里斯蒂最有可能的反应是什么？你将用何种隐喻来描述这种互动？（例如，它是一条流动的河流，一次交通堵塞，一片波涛汹涌的大海，还是一次战地演习？）

你可以在此暂停，留出时间思考这些问题。

疏离型（"A"型）督导——评论，第二部分

在这个片段中，我们看到督导师对受督导者使用了"A"型策略。"A"型策略倾向于使用控制、僵化、等级制度和规则，我们在访谈中看到了这一点。督导师与负面情绪保持距离，甚至不承认它们——尤其是受督导者表达的"纠结"、不确定的感受，以及她对克里斯蒂绝望的观察。相反，督导师直接采取行动，通过指导受督导者对克里斯蒂强化规则来快速解决复杂的问题。

不难想象，克里斯蒂对受督导者强加一份不可谈判的协议的敌意反应，以及这将带来的困难。虽然督导师无疑会认为他的行为是对受督导者的保护和关心，但从另一个角度来看，这削弱了受督导者通过自己的方法与克里斯蒂协商一份合适的协议的角色、自主性、信心和能力。有意思的是，督导师关于避免依赖的规则，这也是典型的"A"型策略。他没有认识到，一些来访者在发生变化的过程中会经历一段依赖期，因为变化有时会相当不稳定。

先占型（"C"型）督导——介绍

在第三个督导片段中，受督导者卢再一次督导了她与克里斯蒂的工作，这一次督导

师使用了"C"型策略。让我们看看这对受督导者有什么影响。

督导逐字稿——卢和她的督导师，先占型（"C"型）督导

受督导者： 我和克里斯蒂的关系真的很纠结。我常常不知道我和她的关系到底推进到了哪里。前一分钟她还迫切地需要帮助，后一分钟她就不想见我了。这感觉就像一个真正的推拉场景，我想，让我担心的是，这可能会影响我的能力，让我难以真正看到这对她的孩子意味着什么。

督导师： 哦，又是克里斯蒂（轻笑）。她真的是那种让你很难应对的来访者，不是吗？但我告诉你——她让我想到——她和我一个来访者，切丽，简直一模一样，所以我完全知道你的感受。你知道，所有的困惑、沮丧，上一分钟高涨，下一分钟低落，你知道的，这是我的感受还是她的感受？诸如此类的事情？天啊，我真的回想起来了。但，但是，你知道，对付这种来访者的关键是，卢，你得确保他们不会控制你。你知道吗？就是那种——你必须是那种坚定且温柔的存在。那种感觉。

受督导者： 好吧，但我不太确定你现在说的是什么，而且我，我想我还是不确定我做得对不对——你知道，如果她真的要对她的孩子做些什么，该怎么办呢？

督导师： 是的，不，我的意思是威胁总是存在的。但是，你知道，听起来你和她保持着良好的、密切的联系，而且，你知道，这只是其中的一件事——密切监控将是很重要的。所以，你要记住这一点。

先占型（"C"型）督导——评论，第一部分

你从督导师的工作方式和话语中注意到了什么？督导师向受督导者传达的信息有多清晰或矛盾？这如何影响受督导者？如果你是这种情况下的受督导者，你会如何回应？你认为督导师实际上在告诉你什么？如果受督导者对待克里斯蒂的方式和她在督导中被对待的方式一样，克里斯蒂最有可能的反应是什么？你将如何用隐喻来描述这种互动？

你可以在此暂停，留出时间思考这些问题。

******

先占型（"C"型）督导——评论，第二部分

我们在这个片段中看到，当受督导者表达她的挫败感时，督导师用他自己实践中的故事作为回应。虽然我们可以看出他这样做的原因，但我们也可以看到这对受督导者的影响——不仅没能让她安心，反而让她感到更加困惑和焦虑。正如我们在克里斯蒂和卡勒姆的访谈中看到的，"C"型策略倾向于夸大痛苦或糟糕的情绪，并打破边界，因为说话者太沉浸于自己的观点和感受。简单来说，督导的回答是"我……我……我……"。

督导师给受督导者的建议是，不要让克里斯蒂"控制她"，要坚定但温柔地出现，并保持密切的监控。这些建议本身就很模糊，没有一个建议能解决受督导者最关心的问题——她正在与克里斯蒂的关系中纠结，并且这可能会使她被蒙蔽而难以看到孩子们所面临的风险。

此外，督导师没能为受督导者或克里斯蒂考虑，导致受督导者在面临相互矛盾的建议时感到孤独且负有责任，这种体验实际上镜映了受督导者和克里斯蒂之间的经历。通过这个示例，我们可以看到，一个使用"C"型策略的督导师可能充满了生动的想法和建议，其中一些听起来很有同情心和洞察力，但实际上可能会使受督导者的问题恶化。

与来访者的工作中陷入"A"型或"C"型策略的受督导者

在本章接下来的两节中，我们将回顾对亚当（来自第六章）和克里斯蒂（来自第八章）的访谈。在接下来的片段中，访谈者采取了非常不同的方式。他们不是采用"B"型策略的或平衡型的访谈者，而是采用"A"型策略或"C"型策略进行访谈，所以我们可以看到这种访谈风格对来访者的影响。

这些片段旨在强调受督导者在与来访者的会谈及其他互动中保持整合和平衡的重要性。这些片段可以用于督导，帮助受督导者提高他们的技能。或者它们可以用于督导师的培训和提高（例如，询问督导师如何帮助这些受督导者发展他们的技能）。

督导实践，第二部分：亚当的访谈者——督导的议题

使用疏离型（"A"）策略与亚当的访谈——介绍

下面两个片段展示了与亚当访谈的不同方式——如果亚当的访谈者采用不同的方式，访谈中会发生什么。对于克里斯蒂的访谈也有类似的变化形式。

从广义上讲，本书致力于帮助受督导者更好地成为"B"型——即平衡和整合的访谈者。本书第四章到第八章主要呈现了平衡型和反思性访谈的例子。在下面的示例中，我们呈现使用"A"型策略和"C"型策略的不良访谈所带来的影响。

在第一个示例中，访谈者对亚当使用了"A"型策略。我们来看看这对亚当的影响。

访谈逐字稿——使用疏离型（"A"型）策略与亚当的访谈

亚当：（……）所以，你知道，这就是我的意思，他给我上了一课，对吧，关于如何在学校表现，他就是这样表达爱的，你知道，关于如何在这个世界上正确地养育你的孩子。嗯，那是，啊，我的意思是，他是用那种方式来表达爱的。你知道。

"A"型策略的访谈者：对。嗯，所以你住在，呃，一种联排房屋里。（亚当：对）嗯……你觉得桶有多重？

亚当：哦，我不知道，大概每个有半块石头重吧，你知道吗？（微微一笑）。我是说，我，我，你知道，我应该能把它们举起来的，但是我那时，我，我，我那时不强壮，你知道吗？我，我是个小矮个儿。（笑）所以我做不到！（笑）这很可悲，你知道吗？

"A"型策略的访谈者：嗯，你觉得你父亲当时在想什么，在那个时候，当他对你大喊大叫的时候？

亚当：哦，他疯了，伙计！你知道，他对我大发雷霆！嗯，因为我已经——你知道，我在学校打架了，我要被学校开除了，而而而且，我提不动这些桶，所以——我又错了，像往常一样，你知道吗？（笑，叹息）哦，天哪。

使用疏离型（"A"型）策略与亚当的访谈——评论，第一部分

你从访谈者的访谈方式中注意到了什么？哪些部分显示出"A"型策略？在访谈者的讲话中，你注意到哪些话语标记？访谈者的方法如何影响到亚当？访谈者是帮助了他，还是让他对他父亲和自己的扭曲看法变得更加复杂？

你可以在这里暂停，留出时间反思这段访谈。

使用疏离型（"A"型）策略与亚当的访谈——评论，第二部分

在此简短的片段中，我们看到访谈者使用了一种疏离型或"A"型策略，即与糟糕和痛苦的感受保持一段距离。访谈者关注的是联排房屋和桶的重量。

这导致亚当强化了自己不强壮、是弱者的想法。接着，访谈者问亚当他的父亲在想什么，亚当非常愿意通过他父亲的眼睛看到自己是一个弱者，一个麻烦制造者，总是出错。亚当自己，正如我们前面看到的，使用了一种典型的甚至是危险的"A"型策略，并且我们可以看到访谈者的"A"型策略如何加剧了亚当认为自己本质上是软弱、无能和可悲的倾向。

作为一般原则，当与倾向于使用"A"型策略的来访者工作时，我们必须非常谨慎地提出那些鼓励他们从他人角度去思考的问题，尤其是从带来危险的依恋对象的角度。

这样做往往会使他们的问题变得更糟，因为这强化了导致他们陷入困难的扭曲部分。对于使用"A"型策略的访谈者，首要任务是鼓励他们坚持自己的观点、自己的感受和想法——他们在早年很少有机会这样做。之后，可以帮助他们从那些可能有支持、保护或赋能观点的人的角度看问题。

使用先占型（"C"型）策略与亚当的访谈——介绍

在下面的示例中，访谈者使用的是"C"型策略。让我们看看它是如何影响亚当的。

访谈记录——使用先占型（"C"型）策略与亚当的访谈

亚当：（……）所以，你知道，这就是我的意思，他给我上了一课，关于如何在学校表现，嗯，他那，他就是这样表达爱的，你知道，关于如何在这个世界上正确养育你的孩子。所以他是用那种方式来爱的。

"C"型策略的访谈者：哦，天啊，亚，亚当，只是听你说，我发现自己真的很生气，关于你父亲如何对待你。我认为那是一个可怕的故事。你知道吗，我真的对 10 岁的你感到抱歉。

亚当：呃。（微微一笑）我，我不太清楚你在说什么（微微一笑）。

"C"型策略的访谈者：我想，我想说的是，这，这，这，这对你来说一定是很大的创伤！你知道，我的意思是，我的意思是任何人在这种情况下——我的意思是，什么，什么，还有什么，你还能做什么？我的意思是，你还能怎么应对？我是说，有趣的是，前几天我在跟一个来访者说话，呃，她告诉我发生在她身上的事，而且，你知道，她的父亲过去常常把她搞得一团糟，而且，他很残忍，这真的让她很崩溃。而且，呃，这是……事实上，这是本周我第二次听到这种事情，嗯，我的意思是，听着就让人很崩溃。我觉得真的被影响了。呃，我想这对你来说也一定很困难。

亚当：（笑了笑）好吧，（轻叹一声）随你怎么说。

使用先占型（"C"型）策略与亚当的访谈——评论，第一部分

你从访谈者的访谈方式中注意到了什么？谁的感受和观点被访谈者优先考虑？访谈者与亚当的观点在多大程度上一致？在你看来，访谈者的方法有多慎重？访谈者的方法对亚当有什么影响？如果这次访谈继续这样下去，对亚当有多大帮助？

你可以暂停，留出时间反思这段访谈。

使用先占型（"C"型）策略与亚当的访谈——评论，第二部分

在这个示例中，我们看到访谈者在"C"型策略下如何被自己的观点所束缚，并被

自己的困难和痛苦所淹没。他失去了对亚当的关注，迷失在以前的来访者及其问题所呈现出的图像和感受中。他发表了很多关于亚当别无选择的评论，以及他对亚当感到抱歉，然而我们可以从亚当的反应中看出，他几乎没有接受访谈者的任何评论。

"C"型策略可能是一种具有诱惑的模式，因为从表面上看，它可能是充满激情的、情感上可及的和有吸引力的。仔细观察，我们会发现访谈者完全没有关注亚当，反而对自己的情绪更感兴趣并与之调谐一致。对于访谈者来说，在与来访者和服务对象工作时了解自己的感受是非常有益的，甚至是必要的，但这并不意味着访谈者要沉浸于自己的感受，并以我们在这个示例中看到的未经加工的方式分享自己的感受。

督导实践，第三部分：克里斯蒂的访谈者——督导的议题

使用疏离型（"A"型）策略与克里斯蒂的访谈——介绍

以下两个片段是克里斯蒂访谈的不同方式。呈现这两个片段是为了证明不良访谈的影响，包含"A"型策略和"C"型策略。与亚当的访谈相似。

在第一个示例中，访谈者对克里斯蒂使用了"A"型策略。我们来看看接下来会发生什么。

访谈逐字稿——使用疏离型（"A"型）策略与克里斯蒂的访谈

克里斯蒂：（……）就在那时我告诉了所有人弗兰克和他的……令人毛骨悚然的手——儿童中心的玛丽安说，我的童年是她听过的最糟糕的，我的伤疤可以证明这一点。（克里斯蒂慢慢拉起开衫的袖子，露出手臂内侧的伤疤。）看，你怎么想？

"A"型策略的访谈者：是的，我，我看到你有很多伤疤。嗯，并且它们看起来是在不同时间造成的。而且，它们大概在医院得到过治疗？

克丽丝蒂：有些是的。

"A"型策略的访谈者：好的。我现在想讲的是儿童中心。你是如何被送到那里去的？

克丽丝蒂：我一点头绪也没有。这有什么关系？我现在在这里。

使用疏离型（"A"型）策略与克里斯蒂的访谈——评论，第一部分

你从访谈者的访谈方式中注意到了什么？哪些言语显示了访谈者使用"A"型策略？访谈者的方式对克里斯蒂有什么影响？你如何描述访谈者和克里斯蒂之间的关系？你可以暂停，留出时间反思这段访谈。

使用疏离型（"A"型）策略与克里斯蒂的访谈——评论，第二部分

在这简短的片段中，我们听到访谈者使用了一种疏离型，或"A"型策略与糟糕和痛苦的感受保持距离。访谈者没有回应克里斯蒂关于她童年的陈述或导致她自残的情绪。相反，访谈者把注意力集中在关于伤疤的事实信息上，并迅速将话题转移到克里斯蒂被送到儿童中心的事情上。

克里斯蒂的反应是愤怒和怨恨。如果访谈继续以这种模式进行，我们可以看到克里斯蒂将会被激怒，引发一场争论，或者她可能会在怨恨中退缩。这是与克里斯蒂和危险的"C"型策略工作面临的巨大挑战：如何承认痛苦和糟糕的感受，并与来访者保持融洽的关系，同时也提供框架和脚手架，鼓励反思和更多的整合。

使用先占型（"C"型）策略与克里斯蒂的访谈——介绍

在下面对克里斯蒂的访谈示例中，访谈者使用了"C"型策略。让我们看看它如何影响与克里斯蒂的互动。

访谈逐字稿——使用先占型（"C"型）策略与克里斯蒂的访谈

克里斯蒂：（……）就在那时我告诉了所有人弗兰克和他的……令人毛骨悚然的手——儿童中心的玛丽安说，我的童年是她听过的最糟糕的，我的伤疤可以证明这一点。（克里斯蒂慢慢拉起开衫的袖子，露出手臂内侧的伤疤。）看，你怎么想？

"C"型策略的访谈者：我知道，我知道，我想你应该是有这些伤疤的，克里斯蒂。当我看到那些伤疤时，我知道你经历了什么，我知道你的痛苦有多深。但你知道你现在是幸存者，克里斯蒂。你并不孤单。我们是在一起的，你，我，玛丽安，我们所有人。我不会让你失望的。

克里斯蒂：你知道，没有多少人能理解。现在你知道其他工作人员从来不理解我。只有你……和玛丽安。但这只是循环的一部分，对吧。我，我在重复一个模式，不是吗？

"C"型策略的访谈者：（打断）是的。

克里斯蒂：我从来没有别的选择，不是吗？

"C"型策略的访谈者：是的。

使用先占型（"C"型）策略与克里斯蒂的访谈——评论，第一部分

你从访谈者的访谈方式中注意到了什么？她反复使用"我知道"这句话的效果是什么？谁的感受和观点被访谈者优先考虑？

访谈者在多大程度上真正地调谐了克里斯蒂的观点？访谈者的方法对克里斯蒂有什么影响？你怎么看待在访谈者的最后两次回应中，她同意克里斯蒂说她从来没有选择？这给了克里斯蒂什么信息？如果这个访谈继续以这种模式进行，它有多大可能帮助克里斯蒂反思她的想法、感受和行动？

你可以暂停，留出时间反思这段访谈。

******

使用先占型（"C"型）策略与克里斯蒂的访谈——评论，第二部分

在这个示例中，我们看到，使用"C"型策略的访谈者面对克里斯蒂暴露自我伤害时如何强调了访谈者自己的感受和反应。一方面，访谈者愿意承认克里斯蒂的痛苦和折磨，这是好事，但当她免除了克里斯蒂的所有责任，并同意她别无选择时，就做得太过

了，这是一种危险的共谋，它让克里斯蒂保持在无能为力和受害者的角色。

正如我们在亚当的访谈中所看到的一样，"C"型策略可以是具有诱惑性和吸引力的。起初，我们可能会觉得访谈者很投入，能感同身受，情感上可及，是弱势人群的真正捍卫者。然而，经过反思，我们可以看到，访谈者很可能会使克里斯蒂的问题变得更糟，因为访谈者鼓励她把自己视为一个无能为力的受害者，她只能像现在这样做，别无选择。最危险的是，通过支持克里斯蒂将自己视为受害者的观点，这位访谈者很可能会忽视克里斯蒂给孩子带来的风险。

将基于依恋的督导用于实践：LEARN 模型的应用

现在你已经有机会考虑"A"型策略和"C"型策略如何影响督导工作及与来访者和服务对象的直接工作，你可以更广泛地思考对其他角色和工作环境的影响。

回想一下这五个人物——贝丝、亚当、安妮、卡勒姆和克里斯蒂。问问你自己：作为一名督导师，当讨论像亚当或像克里斯蒂这样的人时，我需要如何做到调谐？诸如此类。

举个例子：如果亚当的访谈者有很强的被惩罚的感受，那你如何帮助这位访谈者看到他的感受与亚当父亲的感受是相似的？

同样值得考虑的是，如何将 LEARN 模型（第三章至第八章）应用于督导，就像直接应用于与来访者的工作一样。在督导中，我们可以反思以下问题。

- **倾听**：你听到受督导者说了什么，以及他们是怎么说的？
- **探索**：与受督导者探索什么可能是有用的？
- **接触**：你怎样才能接触到受督导者故事中隐藏的部分呢？
- **修正**：你如何帮助受督导者修正他对来访者的理解及他们所采取的方法？
- **命名**：命名哪些内容可能有好处？有没有"房间里的大象"需要被指出？还有未完成的事情吗？是否有未被承认的"影子"主题需要被公开？督导必须有足够的勇气来命名这个过程——在他们的观察中需要有挑战性、专注性和敏锐性。命名此时此地正在发生的过程是需要勇气的，因为这在通常的社会性话语中是不寻常的。尽管如此，命名过程是理解受督导者与来访者的互动和观察的关键。他们是如何描述来访者的？他们在关注或回避什么？当受督导者讨论他们的来访者时，他们的话语是如何受到影响的？督导师的部分工作是了解/注意到受督导者的反思是否连贯，并了解这是如何与他们和来访者的互动形成平行关系的。（注意受督导者反思来访者对他们的影响是多么重要，如厌烦、害怕、悲伤、挑衅或困惑等）

此外，作为一名督导师，你可以帮助你的受督导者应用 LEARN 模型反思他们与来访者的互动。

- **倾听**：他们听到来访者说了什么，他们是怎么说的？
- **探索**：与来访者探索什么可能是有用的？
- **接触**：受督导者如何帮助来访者接触他们故事中隐藏的部分？
- **修正**：受督导者如何帮助来访者修正他们对生活经历、应对策略和人际关系的理解？
- **命名**：命名哪些内容可能有好处？有没有"房间里的大象"需要被指出？例如，在会谈过程中发生的互动模式？有没有未被承认的"阴影"主题需要被公开？

对于熟悉科尔布的"经验学习周期理论"的读者来说，将 LEARN 模型作为督导的反思工具并不困难（Kolb，1988；Morrison，2005）。二者的过程相似，都需要类似的技能：倾听，提出智慧性的（和产生智慧的）问题，对情绪和过程保持关注。

给督导师的重要启示

- 督导关系可以唤起依恋策略，尤其是在有压力的情况下。
- 使用基于依恋的方法将提高受督导者的洞察力，帮助他们对自己负责，同时认识到，真正安全的关系包含了持续相互依赖的可能性。
- 自我觉察是有效实践的一个关键。记住努力成为一个"B"型策略的督导师和从业者的重要性。
- 基于依恋的督导是一种同等关注内容与过程的工作方式。这种工作方式增强了督导师与受督导者、受督导者与来访者互动过程中言语和非言语部分的理解。

- 在督导中发生的事情通常反映了从业者和来访者／服务对象之间的动态过程。
- 基于依恋的督导并不需要比"糟糕的"或不调谐的督导花费更多的时间——特别是一旦你掌握了其中的窍门之后。

思考

- 我能找到什么机会来反思我目前对依恋理论的认识？例如，什么是依恋理论，它从何而来，以及我目前如何在督导中使用依恋理论？
- 我怎样才能帮助我的机构发展一种通用的言语来描述基于依恋的实践如何改善受督导者和整个组织／机构的工作？
- 我怎样才能通过分享这本书中的实践工具，积极参与每位员工的技能发展呢？
- 我怎样才能更调谐地关注受督导者分享的关于他们的案例，甚至他们自己作为从业者的"故事"，并帮助他们成为更整合的从业者？

复习

请阐述以下内容。

- 基于依恋的督导的意义和重要性？
- 当督导师对受督导者使用"A"型策略、"B"型策略或"C"型策略时，督导会是什么样子和感觉？
- 当受督导者对他们的来访者或服务对象使用"A"型策略、"B"型策略或"C"型策略时，他们的实践会是什么样子和感觉？
- 如何将 LEARN 模型应用到督导中？

最后，我们想给你一个鼓励和一个温和的挑战：

你怎样才能和你的下一个受督导者进行不同的对话呢?

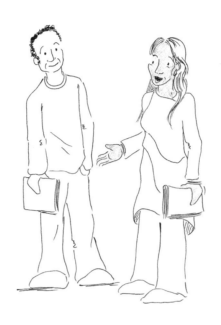

致　谢

　　本书的许多读者，特别是那些在过去 20 年里一直关注托尼·莫里森的著作和培训的人，都知道托尼在 2010 年年初的一次事故中不幸早逝。成千上万认识托尼的人，接受过他的训练的人，受到他的影响和启发的人，都对他的离去感到震惊和悲痛。他是一个拥有独特天赋、精力充沛、干劲十足、对生活充满热情的人，他具有将许多领域的知识汇集在一起的洞察力。他也是我非常要好的朋友。

　　托尼去世时，本书已处于写作的后期阶段，经过 12 个月的停顿思考，以及来自同事、课程参与者、朋友和亲人的许多鼓励，我已经"洞悉"了它的结论。这个项目是 10 年以来与托尼合作、发展、测试和完善的结果，在这本有着我们密切合作成果的书上印上我们两人的名字是完全合适的。他的想法、他的话语和他鼓舞人心的方法交织在本书的每一章中。完成这项工作是我的荣幸，我知道，看到这种重要的工作方式继续发展，托尼一定会感到非常高兴。

　　在许多人的帮助下，我们开发了这门课程并完成了本书的写作。首先要感谢布里奇特·罗思韦尔，她是第十章的合著者，她坚定地引领着我们把船驶向正确的方向。布里奇特是一名独立的社会关怀培训师，也是托尼多年的同事，能在那一章与她合作是一种荣幸。还要感谢三大洲的许多人，他们在课程的发展中发挥了关键作用，并在写作过程中提供了重要的反馈，包括卡西·阿普尔比（Cathy Appleby）、伊登·拜姆（Eden Baim）、朱莉·博尔杰（Julie Bolger），以及布雷穆尔路儿童之家（Braymoor

Road Children's Home）的工作人员、安·玛丽·布拉德利（Ann Marie Bradley）、凯瑟琳·邦德森（Kathryn Bundesen）、安·巴特勒（Ann Butler）、朱丽特·巴特勒（Julet Butler）、乔·巴特沃思（Jo Butterworth）、杰拉尔丁·坎贝尔（Geraldine Campbell）、莫拉格·坎贝尔（Morag Campbell）、琼·彻里（Joan Cherry）及其同事，艾莉森·库普（Alyson Coupe）、桑德拉·卡明斯（Sandra Cummings）、曼彻斯特道尔顿埃利斯学院（Dalton-Ellis college）的工作人员、马库斯·艾鲁加（Marcus Erooga）、阿尼·弗里德·柯尼斯（Ane Freed-Kernis）、英国鹅剧院、杰里米·冈森（Jeremy Gunson）、克莱尔·哈林顿（Clare Harrington）、玛丽·哈顿（Marie Hatton）、简·赫克斯特（Jan Hext）、简·霍瓦特（Jan Horwath）、戴维·豪（David Howe）、瓦莱丽·海德（Valerie Hyde）、安妮特·杰克逊（Annette Jackson）和贝里街的 Take Two 团队、伊夫·琼斯（Eve Jones）、罗斯玛丽·凯利（Rosemary Kelly）、罗杰·肯宁顿（Roger Kennington）、贝基·基德曼（Becky Kidman）、卡伦·勒皮涅尔（Karen Lerpiniere）、克莱夫·莱兰（Clive Leyland）、玛丽·莱兰（Mary Leyland）、克莱尔·洛（Clare Lowe）、埃兹拉·洛（Ezra Loh）、奥利维亚·林奇（Olivia Lynch）、安娜·梅森（Anna Mason）、海伦·马森（Helen Masson）、朱迪思·麦克布赖恩（Judith McBrien）、帕特·麦基弗（Pat Mckeever）、帕姆·米兰达（Pam Miranda）和贝里街的同事、英国 In-Trac 培训与咨询机构的帕特里夏·莫舍（Patricia Mosher）、西沃恩·奥布赖恩（Siobhan O'Brien）、弗兰·奥格雷迪（Fran O'Grady）及其同事、阿曼达·奥谢（Amanda O'Shea）、伊恩·普林格尔（Ian Pringle）、达米安·普赖斯（Damian Price）、凯瑟琳·奎格利（Catherine Quigley）、瓦尔·雷迪（Val Ready）、林达·里甘（Lynda Regan）、卡特里奥娜·里奥克（Catriona Rioch）、吉尔·希恩（Jill Sheehan）、瓦莱丽·希恩（Valerie Sheehan）、海特·索撒尔（Heidi Southall）、乔·沙利文（Joe Sullivan）、理查德·斯旺（Richard Swann）、特斯·塔克特（Tess Tackett）、朱莉·沃卓斯基（Julie Wachowski）、萨莉·瓦塞尔（Sally Wassell）、乔恩·沃森（Jon Watson）、珍妮特·韦斯索普（Janet Westhorpe）、莫林·惠特尔（Maureen Whittle）、阿米莉亚·威尔逊（Amelia Wilson）和简·旺纳科特（Jane Wonnacott）。我们也非常感谢许多服务使用者、课程参与者、从业者、督导师和管理人员，他们提供的想法对本书产生了影响。

　　我们也要感谢帕特里夏·克里滕登博士，她最初用动态-成熟模型（DMM）的教学启发了我们。她的训练和她的思想是变革性的，其敏锐的心智和深刻的人性引人入胜。随着大量研究继续深化 DMM 方法并证明其临床实用性，我们希望 DMM 继续为许多国家的研究、政策和实践提供参考。如果本书能鼓励读者更多地了解 DMM，那么它就达到了一个有益的目的。

感谢 Pavilion 出版社的简·奥尔科（Jan Alcoe）和克里·贝彻（Kerry Boettcher），他们鼓励了这本书的出版，并在起草和编辑阶段提供了重要的反馈。我还非常感谢乔·哈撒韦（Jo Hathaway）的插图和文字编辑，以及她在项目摇摆不定时给予的温和鼓励。事实证明，乔是那个与依恋有关的关键问题的答案："如果我跌倒了，谁会接住我？"我特别感谢莉迪亚·格思里（Lydia Guthrie），我在转折点学习和发展公司（Change Point Learning and Development）的同事，感谢她对这篇文章的逐字反馈，并在最近几个月与我共同开设了基于依恋的访谈课程。我也非常感谢玛丽·莱兰（Mary Leyland）在数百个培训研讨会上的合作，以及我们关于依恋理论的多次对话。我们的合作在本书中的多个方面得以体现。

最后，我要感谢托尼的妻子杰奎伊（Jacquie），是她鼓励我完成了这个项目。我们关于托尼的谈话帮助我在可怕的悲痛里探寻意义的挣扎中找到了一致性。这些年来，我有幸了解托尼的家人。怀着感激和爱的心情，将本书献给他们全家：杰奎伊、安娜（Anna）、詹姆斯（James）、克里斯托弗（Christopher）和斯蒂法妮（Stephanie）。

克拉克·拜姆，于英国伯明翰

2011 年 5 月